JN214682

一歩進んだ麻酔管理

～常識は常に真実か?～

[編集]

旭川医科大学
麻酔・蘇生学講座 教授

国沢 卓之

克誠堂出版

執筆者一覧 （敬称略）

国沢　卓之	旭川医科大学麻酔・蘇生学講座
須田　康裕	旭川医科大学麻酔・蘇生学講座
小原　伸樹	福島県立医科大学医学部麻酔科学講座
菅原　亜美	旭川医科大学麻酔・蘇生学講座
増井　健一	昭和大学医学部麻酔科学講座
高木　真奈	旭川医科大学麻酔・蘇生学講座
岩崎　肇	旭川医科大学麻酔・蘇生学講座
川村　大資	旭川医科大学病院麻酔科蘇生科
萩平　哲	関西医科大学麻酔科学講座
位田みつる	奈良県立医科大学麻酔科学教室
林　健太郎	旭川医科大学麻酔・蘇生学講座
萬　知子	杏林大学医学部麻酔科学教室
岩田　千広	名寄市立総合病院麻酔科
篠原　征史	旭川医科大学麻酔・蘇生学講座
井上　真澄	旭川医科大学麻酔・蘇生学講座
吉村　学	宇部興産中央病院麻酔科
木山　秀哉	東京慈恵会医科大学麻酔科学講座
讃岐美智義	広島大学病院麻酔科
秋吉浩三郎	九州大学病院麻酔科蘇生科
溝部　俊樹	京都府立医科大学麻酔科学教室
高橋　桂哉	旭川医科大学麻酔・蘇生学講座
飯田　高史	旭川医科大学麻酔・蘇生学講座
小野　大輔	岡山大学大学院医歯薬学総合研究科麻酔・蘇生学講座
賀来　隆治	岡山大学大学院医歯薬学総合研究科麻酔・蘇生学講座
佐藤　暢一	東邦大学医療センター大森病院麻酔科
植木　隆介	兵庫医科大学麻酔科学・疼痛制御科学講座
林　浩伸	奈良県立医科大学麻酔科学教室
和泉　俊輔	琉球大学医学部麻酔科学講座
垣花　学	琉球大学医学部麻酔科学講座
遠山　裕樹	旭川医科大学病院麻酔科蘇生科
水田　幸恵	九州大学大学院医学研究院麻酔・蘇生学分野
辛島　裕士	九州大学大学院医学研究院麻酔・蘇生学分野
﨑村正太郎	九州大学病院手術部

執筆者一覧 （敬称略）

矢野　喜一	旭川医科大学麻酔・蘇生学講座
廣井　一正	岡山大学大学院医歯薬学総合研究科麻酔・蘇生学講座
角　　千里	関西医科大学麻酔科学講座
中畑　克俊	関西医科大学麻酔科学講座
安濃　英里	旭川医科大学麻酔・蘇生学講座
佐藤　　慎	東京都立小児総合医療センター麻酔科
大嶽　浩司	昭和大学医学部麻酔科学講座
森本　康裕	宇部興産中央病院麻酔科
小野寺勇人	旭川医科大学麻酔・蘇生学講座
山谷　修一	旭川医科大学麻酔・蘇生学講座
工藤　愛理	旭川医科大学麻酔・蘇生学講座
宮﨑　世理	旭川医科大学麻酔・蘇生学講座
長坂　安子	聖路加国際病院麻酔科
早水　憲吾	九州大学病院手術部
鈴木　真也	旭川医科大学麻酔・蘇生学講座
宮澤　知穂	旭川医科大学麻酔・蘇生学講座
久良木 ルーテ彩来	旭川医科大学麻酔・蘇生学講座
呉　　健太	旭川医科大学麻酔・蘇生学講座
鷹架　健一	旭川医科大学麻酔・蘇生学講座
杉浦　孝広	東京医療センター麻酔科

序

　限られたモニターしか利用できず、"何事もなく、無事に、手術室から退室させる"ことが重要な目標であった数十年前とは違い、手術終了直後に、手術室で覚醒させるのは、とても容易になりました。そのため私たち麻酔科医の目標は、患者の術後状態をよりよくすること（術後の痛みが少ない、吐き気が少ない、合併症が少ない、早期に飲食を開始できる、在院日数が少ないなど）に移行していることは明らかであります。実際の麻酔管理はレミフェンタニルやスガマデクスの登場により、誰でも簡単にバランス麻酔を施行することが可能となり、鎮痛薬・鎮静薬・筋弛緩薬投与量のどれもが過量投与でも過少投与でも覚醒時間への影響はほとんどなくなりました。"バランス麻酔を施行することが一歩進んだ麻酔管理"でしたが、次は"患者の回復強化につながるバランス麻酔を施行することが、さらに一歩進んだ麻酔管理"になると考えられます。そこで、今回は、患者予後に影響を及ぼす可能性のある項目を取り上げ、次世代の麻酔管理の方向性を提案させていただける書籍を企画いたしました。

　本書では、これまでの周術期管理を見直し、臨床現場で即効性、または、将来性のある実践書を目指しています。内容としては、①多くの医師が当然と思っていることなのに逆のエビデンスもある内容、②以前から皆に認識されている内容に対して、新知見を示した内容、③知見は古いが知らない若い医師が多い内容、のいずれかを取り上げ、項立てさせていただきました。タイトルは抽象的にせず、何が留意点、または問題なのかを具体的に文章化させていただきました。項目内の構成は、可能なかぎり相反する結論の論文（論文化されていない場合は、逆の考え方）も併記し、読者の皆様に考え方を知っていただく（問題を提起する）内容を目指しました。紙面は参考論文のエッセンスとキーとなる結果の図表1-2枚のみを記載し、1項目を可能なかぎり簡潔にまとめ、最新の知見を素早く習得できるように執筆していただきました。そのため、細かい内容は割愛されていますので、深く掘り下げたい場合は、参考文献に当たっていただけると嬉しく存じます。

　術中麻薬の使用量を例に挙げると、

《20年前に習った内容》

❶フェンタニルを投与すると覚醒遅延が生じるので、短い手術は1アン

プルまで、抜管するためには、大きな手術でも 2-3 アンプルまで

《15 年前の認識（薬物動態シミュレーション施行開始時）》
❷フェンタニルは分布容積が大きいため、執刀前に 5 アンプル投与して
も短時間手術でも覚醒に影響はなく、執刀時に痛みを感じさせないので先
行鎮痛として有効で、かつ、V_2・V_3 コンパートメントに蓄積するので、
効果部位濃度の低下が緩徐になり、疼痛が軽減する

《最近の見解》
❸-(1) フロントローディングは急性耐性などの影響で、術後痛を増強
する可能性があり、麻薬単独の過度な先行鎮痛は避けたほうが無難
❸-(2) 麻薬の耐性は、鎮痛に対するものよりも呼吸抑制に対するもの
のほうが生じやすいため、術中麻薬の使用量が多いと、術後死亡率を増や
す可能性が指摘され始めている

　と、上記のように、常識は非常識に変わり、新たな常識も、さらに非常
識へ変わろうとしています。既成概念にとらわれず、常に臨床判断の基準
を検討し、新しい知識とエビデンスの知見を得、また、その質と効果を検
証される方が増えることを願っております。
　本書の上梓にあたっては、当教室員のみならず、各領域の多くのエキス
パートにもご快諾いただき、直接、執筆の労をとっていただけました。豪
華執筆陣による玉稿もお楽しみいただけますと幸いでございます。また、
本書籍項立ての一部は、公募させていただきました。採用の有無にかかわ
らず、この場をお借りして、アイディアを提供していただきました皆様に
は、深く感謝の意を表します。"もっと、こんなアイディアがあるよ" と
いう方がいらっしゃいましたら、第 2 版の参考にさせていただきますの
で、ドシドシ、お知らせいただけますと幸いです。
　最後に、本書が、皆様の臨床現場における実務の再考、かつ周術期管理
方法の変更のきっかけとなれば幸甚に存じますし、ひいては、患者さんの
アウトカムに良い影響を及ぼすことを祈念しつつ、出版に関わられた多く
の皆様に感謝を申し上げ、編者の序を締めさせていただきます。

　2019 年 4 月 7 日

　　　　　　　　　旭川医科大学麻酔・蘇生学講座　国沢　卓之

目　次

A　術中管理（Ⅰ）：術後状態を意識した麻酔管理

B 術前管理

C 術中管理（Ⅱ）：基本的な管理法・手技

D　術中管理(Ⅲ)：麻酔法の選択

E　術中管理(Ⅳ)：各論

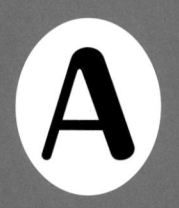

術中管理（I）：
術後状態を意識した麻酔管理

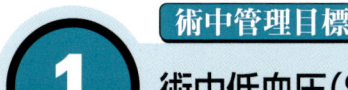

術中管理目標

1 術中低血圧（SBP＜80 mmHg、MAP＜55 mmHg）の累積時間が術後死亡率を上昇させる

➡ ～1分でもダメですか～

（Monk TG, et al. Anesth Analg 2005；100：4-10／Walsh M, et al. Anesthesiology 2013；119：507-15）

　術中低血圧が持続すると、患者さんにとって良くないことが起こりそうな気がするのは、共通の認識と思います。麻酔管理の長期予後に関する報告はあまりなかったのですが、Monk ら[1] は、非心臓手術を受ける1,064 名を対象として前向き観察研究を行いました。1 年死亡率は、全体で 5.5％であり、65 歳以上の場合は、10.3％でした。死亡率に一番関与する因子は、もちろん合併症であり、チャールソン併存疾患指数（37 点満点、例：心筋梗塞あり 1 点、うっ血性心不全あり 1 点、三大合併症のない糖尿病 1点）が 2 点以下の患者と比較し、3 点以上の患者の 1 年死亡率は 16 倍（相対危険度＝

16.116, P＜0.0001）でした（**図 1**）。しかしながら、術中低血圧の累積時間も独立した予後予測因子であることが明らかとなり、低血圧（SBP＜80 mmHg）が 1 分あるごとに1 年死亡率が 1.036 倍（相対危険度＝1.036/min, P＝0.0125）することが示されており、累積低血圧時間が 1 時間あれば 1 年死亡率が 8.3 倍にも上昇してしまうことを示しています（**図 1**）。もちろん状態の悪い患者に低血圧の頻度が多かった可能性も否定できませんが、術中低血圧を避けること、術中低血圧は早く治療することが重要、ということが再認識されます。

　Walsh ら[2] は、33,330 症例の麻酔記録を

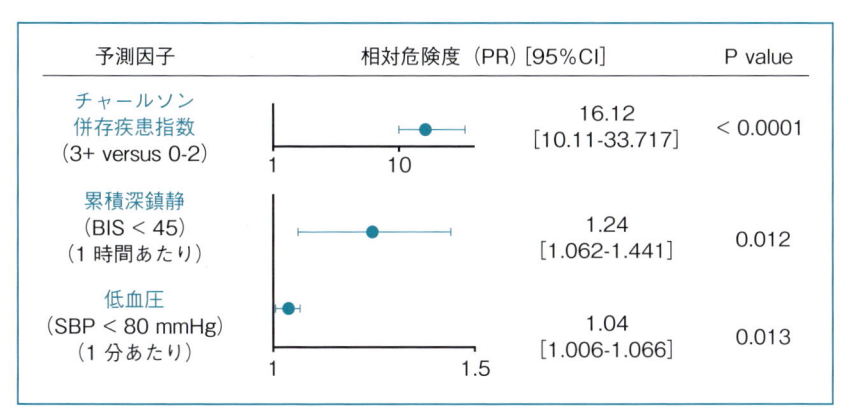

図 1　1 年死亡率の予測因子と相対危険度
術前合併症、深麻酔時間、低血圧が術後死亡率に影響を及ぼす因子であった。
CI：信頼区間（confidence interval）
（Monk TG, et al. Anesthetic management and one-year mortality after noncardiac surgery.
Anesth Analg 2005; 100: 4-10 より改変引用）

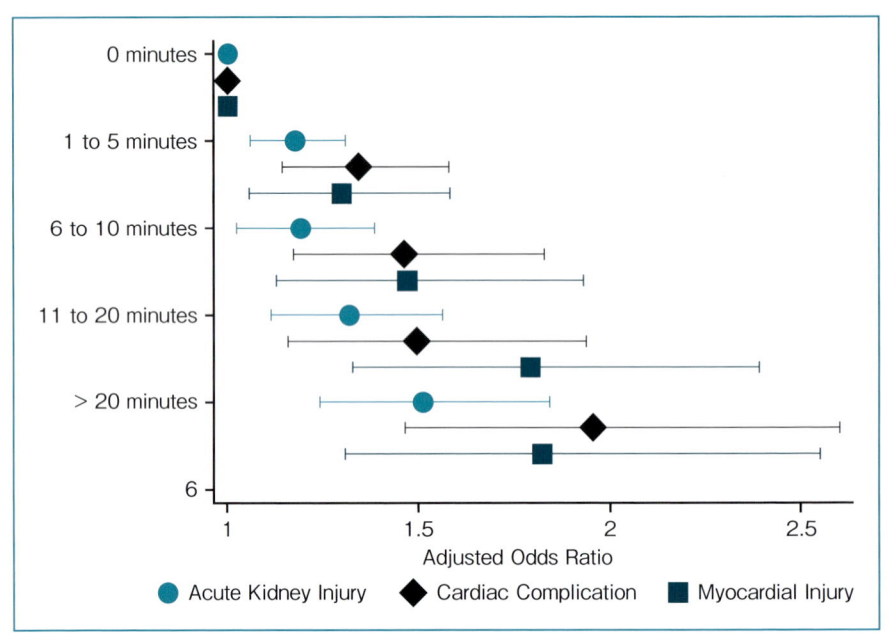

図2 低血圧時間（MAP＜55 mmHg）と臓器障害の関係
短時間でも、急性腎障害、心筋障害が発生する。
（Walsh M, et al. Relationship between intraoperative mean arterial pressure and clinical outcomes after noncardiac surgery: Toward an empirical definition of hypotension. Anesthesiology 2013; 119: 507-15 より改変引用）

検証し、平均血圧（MAP）＜55 mmHg が 1 分でも生じると急性腎障害や心筋障害のリスクが上昇し、20 分以上存在した症例では、30 日目の死亡率が上昇したことを報告しました（**図2**）。

高血圧より低血圧が周術期死亡率を上昇させる[3]という報告も掲載されており、低血圧回避の重要性が示されていますね。

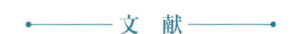

——— 文　献 ———

1）Monk TG, et al. Anesthetic management and one-year mortality after noncardiac surgery. Anesth Analg 2005; 100: 4-10.

2）Walsh M, et al. Relationship between intraoperative mean arterial pressure and clinical outcomes after noncardiac surgery: Toward an empirical definition of hypotension. Anesthesiology 2013; 119: 507-15.

3）Crist C. Low blood pressure greater peri-op risk for death than high BP. Anesthesiology News 2015.

（国沢 卓之）

術中管理目標

2 血圧管理の目標は？

→ ～避けるべきは低血圧 or 高血圧？
評価は絶対 or 相対？～

(Monk TG, et al. Anesthesiology 2015 ; 123 : 307−19)

　術中に血圧が低下した際には、昇圧薬を用いて血圧を適正な値に維持することが必要と指導されたことと思いますが、具体的にどのような値が閾値で、どのように危険なのでしょうか。また、血圧が高いぶんには問題ないのでしょうか。

[1] 低血圧 or 高血圧

　Monk ら[1]は、非心臓手術の患者 18,756名について、❶母集団を元にした基準（術中血圧が母集団の術中血圧平均値の−2SD）、❷絶対的基準、❸個人の相対的基準のすべてにおいて、術中の低血圧は術後 30 日死亡率を上昇させると報告しています（**図1**、**図2**、**図3**）。しかし術中高血圧については、上記

いずれも術後 30 日死亡率を上昇させませんでした。やはり、避けるべきは低血圧で、絶対値、相対値ともに気にする必要がありそうですね。

[2] 絶対的低血圧 or 相対的低血圧

　それでは、絶対的低血圧と相対的低血圧のどちらを避けて管理するべきでしょうか。Salmasi ら[2]は非心臓手術において、術中の絶対的低血圧〔平均動脈圧（mean arterial pressure : MAP）<65 mmHg〕と術前値に基づく相対的低血圧（各患者の術前 MAP の20％以上の低下）のどちらも術後の合併症（術後 7 日以内の急性腎不全、心筋障害）に影響を与える因子であったと報告していま

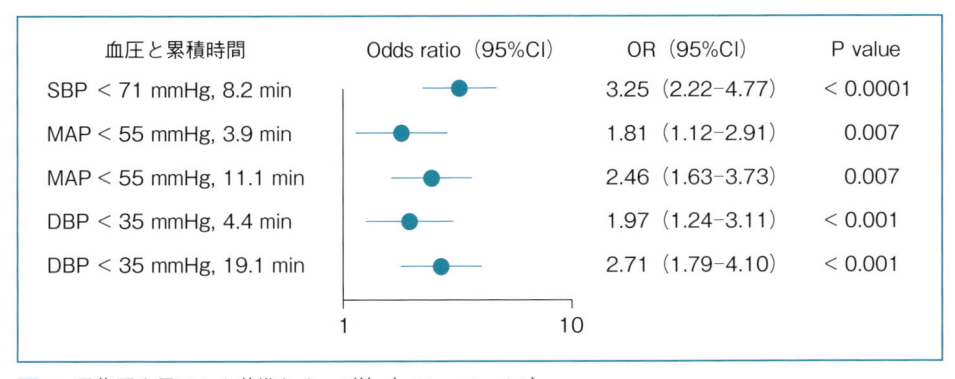

血圧と累積時間	Odds ratio（95%CI）	OR（95%CI）	P value
SBP < 71 mmHg, 8.2 min		3.25（2.22−4.77）	< 0.0001
MAP < 55 mmHg, 3.9 min		1.81（1.12−2.91）	0.007
MAP < 55 mmHg, 11.1 min		2.46（1.63−3.73）	0.007
DBP < 35 mmHg, 4.4 min		1.97（1.24−3.11）	< 0.001
DBP < 35 mmHg, 19.1 min		2.71（1.79−4.10）	< 0.001

図1　母集団を元にした基準とオッズ比（odds ratio: OR）
母集団の術中血圧の平均値−2SD（SBP 71 mmHg、MAP 55 mmHg、DBP 35 mmHg）を基準とした際の術後 30 日死亡率の OR。術中低血圧の累積により、術後 30 日死亡率が増加する。
(Monk TG, et al. Association between intraoperative hypotension and hypertension and 30-day postoperative mortality in noncardiac surgery. Anesthesiology 2015; 123: 307−19 より改変引用)

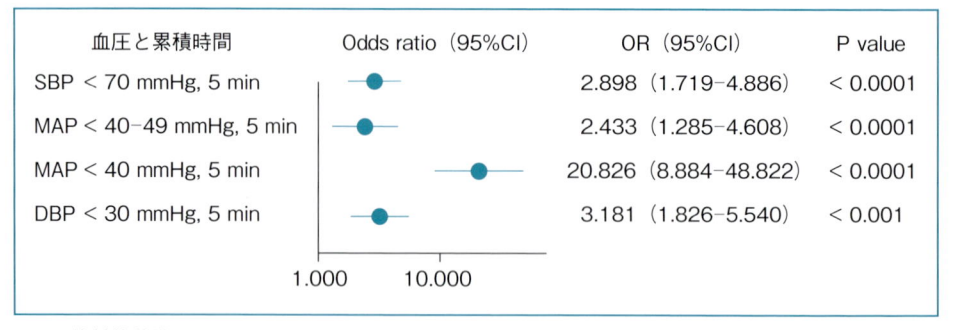

図2 絶対的基準と OR
絶対的基準と術後 30 日死亡率の OR。術前血圧にかかわらず、絶対的な術中低血圧の累積で術後 30 日死亡率が増加している。
（Monk TG, et al. Association between intraoperative hypotension and hypertension and 30-day postoperative mortality in noncardiac surgery. Anesthesiology 2015; 123: 307−19 より改変引用）

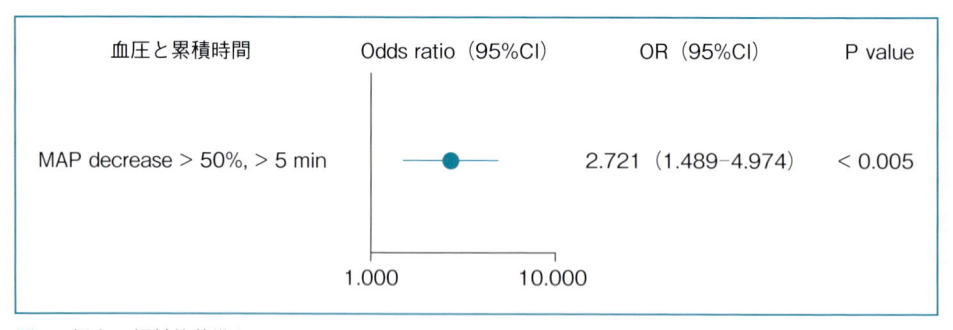

図3 個人の相対的基準と OR
各患者の術中 MAP が、術前値の 50％以上の低下かつ 5 分以上の累積があった場合、術後 30 日死亡率が上昇する。
（Monk TG, et al. Association between intraoperative hypotension and hypertension and 30-day postoperative mortality in noncardiac surgery. Anesthesiology 2015; 123: 307−19 より改変引用）

す。しかし、相対的な低血圧の基準については、術前 MAP の 20％という基準は術後合併症の発生率増加の適切なカットオフ値とはいえず、20％以上の低下よりも低い閾値が予想されるという結果でした。また、術前の MAP から相対値を把握するよりも、術中の MAP で血圧管理をするほうがモニターに表示されるため臨床上使用しやすいこともあり、論文著者たちは絶対的な血圧管理が良い

と主張しています。しかし、Futier ら[3]は、個々に応じた管理（術前血圧の 10％以内を目標値としてノルアドレナリン持続投与で調節）を行う群が術後 7 日以内の全身性炎症反応症候群（SIRS）、または臓器不全の発生頻度が標準管理群〔収縮期血圧（systolic blood pressure：SBP）<80 mmHg、または術前血圧値の 40％低下値未満でエフェドリン投与〕より有意に少なかったことを報告

し、相対的低血圧を避けることの有用性を示しています。やはり、個々に合わせた管理が良さそうですね。

[3] 収縮期血圧（SBP）or 平均動脈圧（MAP）

さて、SBP と MAP のどちらを指標とするのがよいのでしょうか。ICU 領域の報告ではありますが、Lehman ら[4]は、MAP は測定法に関係なく 60 mmHg 以下で予後が悪化することを報告しており、値が測定法に依存する SBP よりも指標として相応しいと結論づけています。

それでは、術前血圧は予後に影響するのでしょうか？ Salmasi ら[2]は、術前血圧が術後合併症発生に影響を及ばさないと報告しています。しかし、逆の報告もあります。Venkatesan ら[5]は、待機的非心臓手術患者 251,567 名における術前血圧と術後 30 日死亡率の関係についての研究で、術前の低血圧を❶ SBP≦119 mmHg［オッズ比（odds ratio：OR）＝1.02〔95％信頼区間（confidence interval：CI）1.01-1.02〕］、❷ DBP ≦63 mmHg〔OR は 1.24（95％ CI 1.03-1.49）〕とし、いずれも術後 30 日死亡率が増加することを報告しました。特に 65 歳以上の高齢者においてその傾向は強く、高齢者における術前の低血圧は心不全兆候を示唆しているためと論文著者らは考察しています。では、術前高血圧についてはいかがでしょうか。収縮期高血圧（>140 mmHg）と術後死亡率には関連は見られませんでしたが、拡張期高血圧（>84 mmHg）は術後死亡率を上昇させました〔OR 1.07（95％ CI 1.01-1.13）〕。その理由としては、DBP は冠動脈の還流に影響しますが、術前の拡張期高血圧を有する患者においては、術中の低血圧によって周術期の冠動脈還流障害を惹起し、冠動脈疾患や心筋障害が誘発されるためと論文著者らは予想しています。

[4] 平均動脈圧（MAP）60 mmHg は、永遠に安全か？

van Waes ら[6]は、high risk 患者を含む約 900 名［平均年齢が 73 歳、2/3 が Revised Cardiac Risk Index〔虚血性心疾患、心不全の既往、高リスク手術（大血管手術）、脳血管障害の既往、インスリンが必要な糖尿病、血清クレアチニン >2.0 mg/dl が各 1 点、例：3 点以上は心血管合併症発生率 9.1％（95％ CI 5.5-13.8）、心血管死 3.6％）の high risk 症例、1/2 が米国麻酔科学会による全身状態分類 class Ⅳ、1/3 が緊急手術］を対象とした術中の血行動態と周術期の心筋障害などの転帰についてのコホート試験では、術前 MAP の 40％以上の血圧低下が術中 30 分以上累積すると心筋障害の相対危険度が 1.8 倍に上昇したと報告しています。対象患者の術前の MAP は 103 mmHg と高く、術中低血圧が累積 30 分以上あった患者の MAP は 118 mmHg とさらに高い結果でした。動脈硬化性疾患が背景にある high risk 患者においては、術前の血圧が通常の症例よりも高いことを考慮し、術前 MAP の 40％以上の血圧低下が起こらないように、通常の血圧維持よりも MAP を 10-20 mmHg 程度高く維持する必要性が示されています。現代では、平均血圧 80 mmHg が新しい安心の値となる可能性がありますね[7]。

研究によって、評価する項目や閾値に違いはありますが、術中低血圧の回避がもっとも重要であることが、よく分かりましたね。

——— 文　献 ———

1）Monk TG, et al. Association between intraoperative hypotension and hypertension and 30-day postoperative mortality in noncardiac surgery. Anesthesiology 2015; 123: 307-19.

2) Salmasi V, et al. Relationship between intraoperative hypotension, defined by either reduction from baseline or absolute thresholds, and acute kidney and myocardial injury after noncardiac surgery. A retrospective cohort analysis. Anesthesiology 2017; 126: 47-65.

3) Futier E, et al. Effect of individualized vs standard blood pressure management strategies on postoperative organ dysfunction among high-risk patients undergoing major surgery: A randomized clinical trial. JAMA 2017; 318: 1346-57.

4) Lehman LW, et al. Methods of blood pressure measurement in the ICU. Crit Care Med 2013; 41: 34-40.

5) Venkatesan S, et al. Cohort study of preoperative blood pressure and risk of 30-day mortality after elective non-cardiac surgery. Br J Anaesth 2017; 119: 65-77.

6) van Waes JA, et al. Association between intraoperative hypotension and myocardial injury after vascular surgery. Anesthesiology 2016; 124: 35-44.

7) London MJ. Intraoperative mean blood pressure and outcome. Is 80 (mmHg) the "NEW" 60? Anesthesiology 2016; 124: 4-6.

（須田　康裕、国沢　卓之）

術中管理目標

③ 術中深鎮静（BIS＜45）の累積時間が術後死亡率を上昇させる

→ ～ニワトリと卵ですね～

(Monk TG, et al. Anesth Analg 2005；100：4-10)

作用時間の短い麻酔薬が使用可能になっているので、術中はたくさん麻酔薬を投与しても、手術終了後、投与をやめれば、すぐ覚醒させることが可能になりましたね。さて、深すぎる鎮静は、何が悪いのでしょうか？　先ほど紹介した Monk ら[1]の論文の中で、術中深鎮静の累積時間も独立した予後予測因子であることが報告されており、低い bispectral index（BIS）値（BIS＜45）が 1 時間あるごとに 1 年死亡率が 1.244 倍（相対危険度＝1.244/hr, P＝0.0121）に上昇することが示されています。浅すぎる麻酔は術中覚醒の危険があるので、好ましくないですが、深すぎる麻酔も避ける必要があるのですね（状態の悪い患者の血圧が低かった可能性は否定できません）。

"Triple Low（Low BP, Low BIS, Low MAC）" が在院日数と 30 日死亡率を上昇させる[2]という報告があります。それぞれのカットオフ値は、87±5 mmHg（MAP）、46±4（BIS）、0.56±0.11（MAC）であり、Triple Low が存在すると 30 日死亡率が 4 倍になり、Triple Low の時間が 15 分以下と比較し 60 分以上の場合も 30 日死亡率が 4 倍と報告されています。Triple Low が直接予後に影響しないという報告[3]もありますが、低血圧と深麻酔の回避と治療が重要であることは正しいようですね。

● 文　献 ●

1) Monk TG, et al. Anesthetic management and one-year mortality after noncardiac surgery. Anesth Analg 2005; 100: 4-10.

2) Sessler DI, et al. Hospital stay and mortality are increased in patients having a "triple low" of low blood pressure, low bispectral index, and low minimum alveolar concentration of volatile anesthesia. Anesthesiology 2012; 116: 1195-203.

3) Kertai MD, et al. Cumulative duration of "triple low" state of low blood pressure, low bispectral index, and low minimum alveolar concentration of volatile anesthesia is not associated with increased mortality. Anesthesiology 2014; 121: 18-28.

（国沢　卓之）

4 POCD 予防に鎮静は比較的深いほうがよい？

→ ～抗炎症作用の観点からも考える必要があるのですね～

(Farag E, et al. Anesth Analg 2006 ; 103 : 633-40)

術後認知機能障害（postoperative cognitive dysfunction : POCD）は、麻酔や手術後に、術前より認知機能が低下することで、数日から数カ月、あるいはそれ以上続く場合があります。POCD は患者の生活の質を下げ、中期的な死亡率の増加と関連します。

POCD の危険因子としては、高齢、低い教育レベル、術前の認知機能障害などの患者要因と、術後の疼痛、オピオイドの使用、せん妄の発症など、周術期に発生する要因が挙げられ、これらの相互作用の結果が POCD と考えられています。

POCD の発症には、アミロイド β タンパクの脳への沈着などのアルツハイマー病と同様の機序や、微小血管病変による慢性の脳虚血を背景とした白質病変が循環変動により悪化する機序、および本稿の話題である、麻酔薬の使用や、手術に伴う免疫反応により、脳内に炎症が及ぶ機序が考えられています。方法や効果については一定の見解が得られていないものの、炎症の抑制によって、POCD を予防できる可能性が検討されています。

麻酔薬の持つ脳保護作用、抗炎症作用は、長らく研究されてきました。臨床的な範囲内の投与量で脳内の炎症を抑えられ、その効果と投与量が関係するのであれば、POCD を減らすのに適切な投与量や鎮静の深さを見出すことができるかもしれませんね。しかし今のところ、bispectral index（BIS）値などで客観的に測定した鎮静の深さと、脳内の炎症状態を結びつけ、POCD の発生率を検討した決定的な研究は、まだ見当たらないようです。

以下に、深めの鎮静が POCD を減らすという結果を得た研究について、概説します。

Farag ら[1]は、脊椎、腹部や骨盤内手術を受ける患者 74 名（平均約 64 歳）を対象とした無作為化比較試験（randomized controlled trial : RCT）で、やや深いイソフルラン麻酔（目標 BIS 値 30-60 vs. 50-70）を受けた群が、術後 4-6 週の処理速度に関わる認知機能の良さと関連があるとしています。機序として、脳代謝率を下げて、神経保護作用を発揮したものと考察しています。

また、An ら[2]は、神経血管減圧術を受ける患者 80 名（28-67 歳）を対象とした RCT で、深い全静脈麻酔（total intravenous anesthesia : TIVA）管理（目標 BIS 値 30-40 vs. 55-65）を受けた群において、手術 5 日後の POCD 発生率が有意に低い（10% vs. 27.5%）ことを示しました。深い麻酔による侵害刺激の拮抗によって、認知機能が守られたという機序を考察しています。

Zhang ら[3]は、150 名の若年から中年の婦人科内視鏡手術を受ける患者において、30<BIS 値≦40、40<BIS 値≦50、または 50<BIS 値≦60 を目標とした TIVA を行い、術翌日の認知機能への影響が、30<BIS 値≦40 の群においてもっとも少なかったことを示しました。機序として、プロポフォールが

より多く投与されたことで、中枢神経系における炎症反応が抑制された可能性を考察しています。

逆に、浅い鎮静が望ましい結果を得たという研究も、多く見られます。

眼科手術患者 450 名（18-92 歳）を対象として、麻酔管理に鎮静深度モニターである聴性誘発電位（auditory evoked potential：AEP）を参照した場合の、POCD 発症への影響について調査した RCT では、AEP 使用群ではプロポフォールやデスフルランの使用量が少なく、得られた鎮静指標も対照群より浅鎮静を示し、術翌日の POCD 発症も少ないという結果でした〔対照群のオッズ比 3.4（信頼区間 1.3-9）〕[4]。研究結果から裏付けることはできないものの、深い麻酔の残存効果によって、術直後の認知機能を下げている可能性が考察されています。

Valentin ら[5]は、140 人の非心臓・非脳神経手術患者（60-87 歳）において、異なる BIS 値（35-45 vs. 46-55）を目標に TIVA を行い、それぞれについてデキサメタゾン 8 mg の POCD 発症への影響をみる RCT を行いました。デキサメタゾンを投与すると、高い BIS 値の群において、術後 3 日目の POCD 発症が有意に少なかった（25.2% vs. 15.3%）としています。デキサメタゾンを投与しない場合、その差はより顕著（68.2% vs. 27.2%）でした。

Hou ら[6]は、人工膝関節置換術を受ける患者 60 名（60 歳以上）を対象に RCT を行いました。術野の除痛を神経ブロックで確実に行ったうえで、セボフルラン 0.3 MAC とプロポフォールを用いて異なる鎮静深度（BIS 値 40-50 vs. 55-65）で管理した場合、BIS 値が高い群が、手術翌日の POCD が有意に少なかった（20% vs. 3.3%）としてい

ます。

また、鎮静の深さと POCD には関係がないとする報告も散見されます。

1,155 名のさまざまな手術を受ける高齢者を対象にした RCT[7]では、BIS 値をモニタリングした群では、深鎮静であった時間が盲検群よりも有意に短く、せん妄の発生率は低下したものの、POCD の発生率には寄与していませんでした。また、前述した研究[1]～[2][5]も含む RCT を対象としたメタアナリシス[8]では、BIS 低値群または高値群のいずれであるかは、POCD 発症に有意な関連がありませんでした〔リスク比 0.84（95％信頼区間 0.21, 3.45）, P＞0.05〕。

このように、相反する結果が得られた原因として、本稿では触れませんでしたが、POCD を診断するための評価法や、症例数、術式および患者の年齢層などにおけるばらつきが関係している可能性があります。

少なくとも、深すぎる鎮静には、POCD の危険因子であるせん妄の発生率を上げてしまうリスクが伴います。したがって、例えば脳波モニターで burst suppression を多く認めるような深鎮静を積極的に行うのは、現時点では避けたほうがよさそうです。

麻酔科医が日常的に行っている、鎮静深度の適切な管理によって POCD が防げるなら、これに越したことはありませんよね。この分野の、さらなる研究結果が俟たれます。

―――●―――　文　献　―――●―――

1) Farag E, et al. Is depth of anesthesia, as assessed by the bispectral index, related to postoperative cognitive dysfunction and recovery? Anesth Analg 2006; 103: 633-40.
2) An J, et al. Deeper total intravenous anesthesia reduced the incidence of early postoperative cognitive dysfunction after microvascular

decompression for facial spasm. J Neurosurg Anesthesiol 2011; 23: 12−7.

3) Zhang D, et al. Assessment of different anesthesia depth under total intravenous anesthesia on postoperative cognitive function in laparoscopic patients. J Res Med Sci 2016; 21: 73.

4) Jildenstål PK, et al. Effect of auditory evoked potential-guided anaesthesia on consumption of anaesthetics and early postoperative cognitive dysfunction: A randomised controlled trial. Eur J Anaesthesiol 2011; 28: 213−9.

5) Valentin LS, et al. Effects of single low dose of dexamethasone before noncardiac and non-neurologic surgery and general anesthesia on postoperative cognitive dysfunction—A phase III double blind, randomized clinical trial. PLoS One 2016; 11: e0152308.

6) Hou R, et al. POCD in patients receiving total knee replacement under deep vs light anesthesia: A randomized controlled trial. Brain Behav 2018; 8: e00910.

7) Radtke FM, et al. Monitoring depth of anaesthesia in a randomized trial decreases the rate of postoperative delirium but not postoperative cognitive dysfunction. Br J Anaesth 2013; 110 suppl 1: i98−105.

8) Lu X, et al. The correlation of the depth of anesthesia and postoperative cognitive impairment: A meta-analysis based on randomized controlled trials. J Clin Anesth 2018; 45: 55−9.

（小原　伸樹）

5 フルマゼニルの効果

→ ～えっ‼　プロポフォールや吸入麻酔まで？～

(Dahaba AA, et al. Anesthesiology 2009 ; 110 : 1036-40)

　フルマゼニルは、イミダゾール環を持つベンゾジアゼピン（benzodiazepine：Bz）系の化合物です。ミダゾラムなどの Bz 系薬物の鎮静作用を、γアミノ酪酸（gamma-aminobutyric acid：GABA）機構（GABA 受容体、Bz 受容体および Cl チャネルの複合体）における Bz 受容体への競合阻害により拮抗します。その作用機序から、従来はないと考えられていたプロポフォールや吸入麻酔薬に対する拮抗作用が、最近は議論されています。

　Dahaba ら[1]は、Bz 系の薬物が投与されていない手術患者を対象に、プロポフォールとレミフェンタニル投与終了の約 30 分前にフルマゼニル 0.5 mg を投与した効果について無作為化比較試験（randomized controlled trial：RCT）を行いました。自発呼吸の出現、命令による開眼および離握手、抜管、および誕生日を言えるまでの時間の平均が、対照群と比較して早まりました（平均6.9 vs. 9.8 分）。bispectral index（BIS）値についても、投与 6 分後以降は対照群と比較して有意に上昇しました。また、Karakostaら[2]は、セボフルランとレミフェンタニル麻酔における、フルマゼニル 0.3 mg の効果について RCT を行いました。やはり、覚醒の指標（自発呼吸、開眼、抜管、および誕生日を言える）は対照と比較して 4.5-5.6 分（中央値）早まりました。これらの研究では、プロポフォールやセボフルランは Bz 受容体に

結合はしないものの、GABA 機構に関連して効果を発揮することから、フルマゼニルのGABA 機構を介したなんらかの機序によって、効果が拮抗される可能性が考察されています。また、フルマゼニルがなんらかの中枢神経刺激作用を持つ機序や、内因性の Bz 様物質（エンドゼピン）や、人間が食物から取り込んだ Bz 様物質を、フルマゼニルが拮抗する機序も考察されています。

　ほかにも、イソフルラン麻酔において、フルマゼニル 1 mg の投与で抜管が平均約 7分早まったという研究[3]や、覚醒遅延症例においてフルマゼニルで迅速な覚醒が得られた症例が報告[4]されています。一方で、セボフルランの MAC-awake、覚醒や抜管までの時間に 0.006 mg/kg のフルマゼニルは影響しなかったという報告[5]もあります。

　最近の、イソフルラン麻酔へのフルマゼニルの効果を調べた研究[6]で、フルマゼニルの投与によって、対照と比較してラットの麻酔からの覚醒は早まり、覚醒を反映する脳波パターンが早く出現しました。また、麻酔後の睡眠時間の延長が減少したことから、フルマゼニルが麻酔後の睡眠障害を和らげる可能性が示唆されています。

　フルマゼニルの使用は全身麻酔からの覚醒遅延の際に、有望な選択肢になりうるかもしれません。ただし、実際の使用にあたっては、いくつか注意点があります。まず、フルマゼニルの添付文書には効能として、Bz 系

薬物による鎮静の解除および呼吸抑制の改善とありますので、Bz系薬物の併用がない全身麻酔の拮抗は、適用外使用にあたるかもしれません。また、フルマゼニルは脳圧を上げる可能性があります[7]ので、中枢神経合併症に注意が必要です。加えて、Bz系薬物を内服している患者では、フルマゼニルによる拮抗により離脱症状が出現することがあります。特に、長期間ベンゾジアゼピン系薬物を投与されているてんかん患者では禁忌とされています。

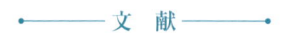
───── 文　献 ─────

1）Dahaba AA, et al. Effect of flumazenil on bispectral index monitoring in unpremedicated patients. Anesthesiology 2009; 110: 1036‒40.
2）Karakosta A, et al. Flumazenil expedites recovery from sevoflurane/remifentanil anaesthesia when administered to healthy unpremedicated patients. Eur J Anaesthesiol 2010; 27: 955‒9.
3）Dias Cicarelli D, et al. Effect of flumazenil on recovery from general anesthesia with isoflurane: A randomized controlled trial. Rev Colomb Anestesiol 2016; 44: 8‒12.
4）小池康志ほか. フルマゼニル投与により覚醒した長時間全身麻酔後覚醒遅延の1症例. 麻酔 2013; 62: 449‒52.
5）Liang P, et al. Effect of flumazenil on sevoflurane requirements for minimum alveolar anesthetic concentration-awake and recovery status. Int J Clin Exp Med 2014; 7: 673‒9.
6）Safavynia SA, et al. Effects of gamma-aminobutyric acid type a receptor modulation by flumazenil on emergence from general anesthesia. Anesthesiology 2016; 125: 147‒58.
7）Chiolero RL, et al. The effects of midazolam reversal by RO 15 -1788 on cerebral perfusion pressure in patients with severe head injury. Intensive Care Med 1988; 14: 196‒200.

（小原　伸樹）

6 DEX と呼吸抑制

➡ 〜ほとんどないはずだったのに〜

(Lodenius A, et al. Anesthesiology 2016；125：700-15)

　鎮静薬として、一般的に使用されるプロポフォールやミダゾラムが呼吸抑制を来す[1]にもかかわらず、選択的 α_2 アドレナリン受容体作動薬であるデクスメデトミジン（dexmedetomidine：DEX）は、呼吸抑制が生じにくい特徴[2)3)]がある鎮静薬として広く用いられているのはご存知と思います。とても臨床的に有用ですね。

　さて、ここで呼吸抑制について考えてみたいのですが、見た目では、❶気道開通性、❷経皮的酸素飽和度（動脈欠酸素分圧）、❸呼吸数、❹換気量で評価されますが、厳密にいうと、❺低酸素に対する換気応答、❻高二酸化炭素に対する換気応答を理解する必要があります。プロポフォールは、臨床的にも研究的にも濃度依存性にいずれも抑制するようですね[4)〜7)]。

　それでは、DEX は、いかがでしょうか。Ramsay らや Kunisawa らの報告[8)9)]で、下顎挙上で簡単に対応できる❶舌根沈下は生じうるが、臨床的に問題となる呼吸抑制は生じない（❷〜❹）ことがよく知られていました。ところが、Lodenius ら[7)]は、DEX はプロポフォールと同様に❺低酸素や❻高二酸化炭素に対する呼吸反応が抑制されるという興味深い報告をしました。対象はボランティアの男性 11 名であり、DEX とプロポフォールのそれぞれの鎮静中の低酸素と高二酸化炭素に対する換気応答を比較する非盲検無作為化比較試験を行いました。ベースラインと Ob-

server's Assessment of Alertness/Sedation scale（OAA/S スケール）が 2-4 となるような鎮静と回復期（OAA/S スケールが 5）について正常酸素化、低酸素化、高二酸化炭素化状態について評価しました。DEX とプロポフォールの投与量はそれぞれ、DEX は最大量で 1.1 μg/kg を、プロポフォールは 750 μg/kg を 10 分間かけて投与し、DEX は 0-1 μg/kg/hr、プロポフォールは 0-75 μg/kg/min の持続投与を行いました。DEX による鎮静中（正常酸素化）の分時換気量と呼吸数は、ベースラインと比較して明らかな低下を認めませんでしたが、酸素飽和度（Sp_{O_2}）はベースラインよりも低下していました。また、低酸素化状態（Sp_{O_2} が 80％になるように吸入酸素濃度が 0.08-0.12 の空気を吸入）では、分時換気量の増加はベースラインと比較して DEX では 59％、プロポフォールでは 53％に低下しました。鎮静薬投与中止後は、分時換気量はベースラインと比較して DEX では 97％、プロポフォールでは 94％まで回復しました（**図**）。高二酸化炭素化状態（室内空気に 5％二酸化炭素を追加）では、分時換気量の増加はベースラインと比較して DEX では 18％、プロポフォールでは 14％低くなりましたが、鎮静薬投与中止後は分時換気量がベースラインまで回復しました。また、上気道閉塞や無呼吸が DEX 投与中、プロポフォール投与中の両方に見られました。この論文では、DEX

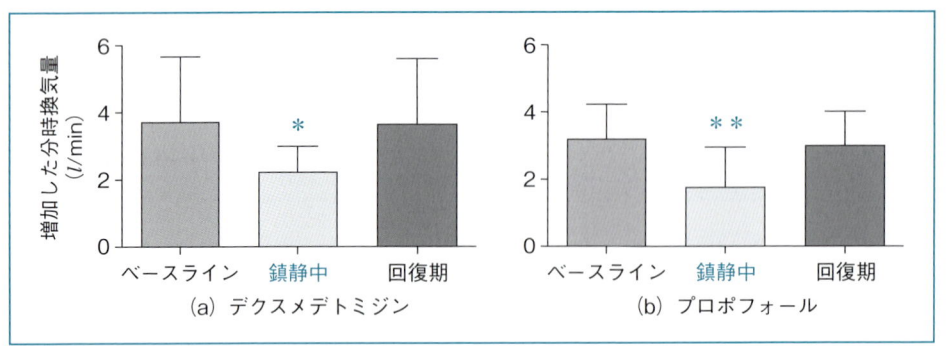

図　低酸素状態における分時換気量の増加
鎮静中はデクスメデトミジン、プロポフォールどちらも分時換気量の増加がベースラインよりも有意に減少した。＊：P < 0.05, ＊＊：P < 0.01
（Lodenius A, et al. Sedation with dexmedetomidine or propofol impairs hypoxic control of breathing in healthy male volunteers. Anesthesiology 2016; 125: 700-15 より改変引用）

はプロポフォールによる鎮静と同様に低酸素や高二酸化炭素に対する呼吸反応が抑制されると報告しています。

　この論文は、非生理的な状況であり、低酸素・高二酸化炭素のいずれでも呼吸数は増加しており、鎮静時の Sp_{O_2} の低下も軽微（95.5±0.9％）であるため、臨床的に鎮静時の呼吸抑制で危機的状況に陥りにくいという印象に変わりはないですが、DEX を使用していても、鎮静度が深くなると低酸素・高二酸化炭素による呼吸応答が抑制されうることを念頭に置き、呼吸状態の適切なモニタリングの重要性が再認識されましたね。

●———— 文　献 ————●

1) Vuyk J, et al. Capter 30. Intravenous anesthetics. In: Miller RD, et al., editors. Miller's anesthesia. 8th ed. Philadelphia: Elsevier; 2015. p.821-63.
2) Ebert TJ, et al. The effects of increasing plasma concentrations of dexmedetomidine in humans. Anesthesiology 2000; 93: 382-94.
3) Hsu YW, et al. Dexmedetomidine pharmacodynamics: Part I. Anesthsiology 2004; 101: 1066-76.
4) Eastwood PR, et al. Collapsibility of the upper airway at different concentrations of propofol anesthesia. Anesthesiology 2005; 103: 470-7.
5) Blouin RT, et al. Propofol depresses the hypoxic ventilatory response during conscious sedation and isohypercapnia. Anesthesiology 1993; 79: 1177-82.
6) Bouillon T, et al. Mixed-effects modeling of the intrinsic ventilatory depressant potency of propofol in the non-steady state. Anesthesiology 2004; 100: 240-50.
7) Lodenius A, et al. Sedation with dexmedetomidine or propofol impairs hypoxic control of breathing in healthy male volunteers. Anesthesiology 2016; 125: 700-15.
8) Ramsay MA, et al. Dexmedetomidine as a total intravenous anesthetic agent. Anesthesiology 2004; 101: 787-90.
9) Kunisawa T, et al. Combination of high-dose dexmedetomidine sedation and fascia iliaca compartment block for hip fracture surgery. J Clin Anesth 2010; 22: 196-200.

（菅原　亜美、国沢　卓之）

7 全身麻酔薬と麻薬の相乗作用

➡ ～そこまで減らして大丈夫？～

(Veselis RA, et al. Anesthesiology 1997；87：749-64／Katoh T, et al. Anesthesiology 1999；90, 398-405)

まず結論から。無意識・無記憶を目的として全身麻酔薬と麻薬を投与する場合、その相乗作用はない、もしくはわずかと考えておくのが麻酔管理上安全と考えられます。フェンタニルやアルフェンタニルなどの麻薬が記憶に影響しないという研究結果があることが、その理由です[1)2)]。

過去の知見を利用して相乗作用を詳しく考えてみましょう。全身麻酔薬と麻薬には相乗作用があることがさまざまな研究により示されています。**図1**は全身麻酔薬と麻薬の相乗作用の例で、実線は同じ作用を示す全身麻酔薬と麻薬の組み合わせです。例えば、AとBとCは同じ作用を示しています。さて、AからCに薬物濃度を変更すると、麻薬の濃度は約15倍になる一方、全身麻酔薬の濃度は約1/3に減ってしまいます。こんなに全身麻酔薬の濃度を下げてしまって危なくないのでしょうか？

> 同じ作用がある2つの薬剤には薬力学的相互作用（相加作用、相乗作用、もしくは拮抗作用）があります。A薬XmgとB薬Ymgに同じ作用があるとき、"A薬X/2mgとB薬Y/2mg同時投与の作用"が"A薬Xmg（またはB薬Ymg）と同じ作用"であればAとBには相加作用があります。"A薬X/

> 2mgとB薬Y/2mg同時投与の作用"が"A薬Xmg（またはB薬Ymg）より強い作用"あるときにはAとBには相乗作用があります。

Glassら[3)]は1.67 ng/mlのフェンタニル、1.37 ng/mlのレミフェンタニルはイソフルランの最小肺胞濃度（minimum alveolar concentration：MAC）を50％減少させることを示しています。麻薬の投与は吸入麻酔薬の必要濃度を大幅に減少させています。この結果を参考に、デスフルランもしくはセボフルランとレミフェンタニルを40歳、160 cm、60 kgの女性に投与するケースを考え

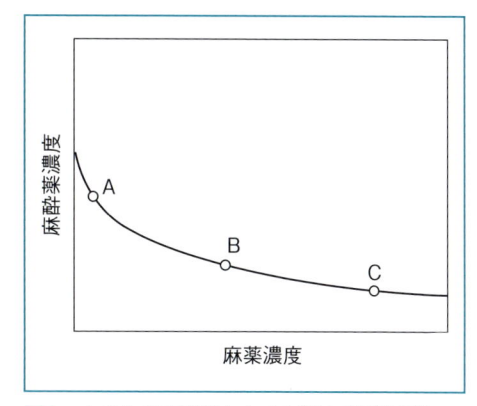

図1　ある全身麻酔薬とある麻薬の相乗作用（synergistic effect）
実線上の全身麻酔薬濃度と麻薬濃度の任意の組み合わせは同じ効果を示す。

てみます。

40歳でのデスフルランのMACは6.6%[4]、セボフルランのMACは1.8%[4]です。Mintoらの薬物動態モデル[5]に基づくと、0.05 μg/kg/minでレミフェンタニルを投与したときの定常状態の濃度は1.37 ng/mlです。イソフルランとレミフェンタニルの相乗作用と、デスフルランもしくはセボフルランとレミフェンタニルの相乗作用が同様であるならば、レミフェンタニルを0.2 μg/kg/minで2分間投与したあとに0.05 μg/kg/minで投与（レミフェンタンニル1.37 ng/mlを維持）すれば、デスフルラン濃度は3.3%、セボフルラン濃度は0.9%でよいことになります。40歳の女性患者にこの吸入麻酔薬濃度は十分でしょうか？

基本に戻って、MACとは何かを確認しましょう。MACは50%の患者が外科的皮膚切開に対して体動しない濃度です。では、全身麻酔薬に求められる主要な効果は皮膚切開時の不動化でしょうか？　手術中の不動化は麻酔で必要とされる要素の一つではありますが、全身麻酔薬に求められる主要な効果は無意識・無記憶です。

前述のとおり、麻薬であるフェンタニル・スフェンタニルは記憶に対して影響しません[1][2]。無意識にする作用については"全身麻酔薬と麻薬に相乗作用がある"という論文が複数あります[6][7]が、これらの研究では"従命不可能"や"なんらかの刺激に対して無反応"という客観的に評価できる『無反応』を『無意識』として仮定することで、薬物の意識に対する効果を調べています。"意識がないこと"を直接調べればよいような気もしますが、"従命不可能"な状態で"意識"を調べることはかなり困難ですので『無反応』を『無意識』として調べるのです。実際に、厳密な意味で無意識に対して全身麻酔薬と麻薬に相互作用があるかどうかを調べた研究はありません。

では『無反応』（ここでは、従命反応がない状態）を『無意識』の代わりとした研究結果を利用することを考えてみましょう。ある全身麻酔薬をある人に、徐々にその濃度が上昇するように投与したとします。その人が『無反応』となったときの全身麻酔薬濃度（『無反応』濃度）と、『無意識』となったときの全身麻酔薬濃度（『無意識』濃度）はどちらが高いでしょうか？　従命することは、命令内容を理解し反応することですから、意識がある状態です。ということは、反応があれば意識があるといえます。では、麻酔薬濃度を徐々に上昇させていく過程で反応がなくなったとき、意識も同時になくなっているでしょうか？　従命反応は意識があると他覚的に確認できる状態ではありますが、意識があって反応がない状態は起こりえます。ということは『無反応』濃度≦『無意識』濃度です。

さて、反応と意識の関係を確認したところで、全身麻酔薬と麻薬の相互作用についてMAC、交感神経反応遮断最小肺胞濃度（MAC of blockade adrenergic response to surgical incision：MAC-BAR）、MAC-awakeで比較した研究を眺めてみましょう。

〔The Effect of Fentanyl on Sevoflurane Requirements for Somatic and Sympathetic Responses to Surgical Incision. Anesthesiology 1999[8]〕

この研究では、48名の患者にセボフルランのみを、84名の患者にセボフルランおよびフェンタニルを投与し、MACおよびMAC-BARを求めました（**図2**）。MACは50%の患者が外科的皮膚切開に対して体動

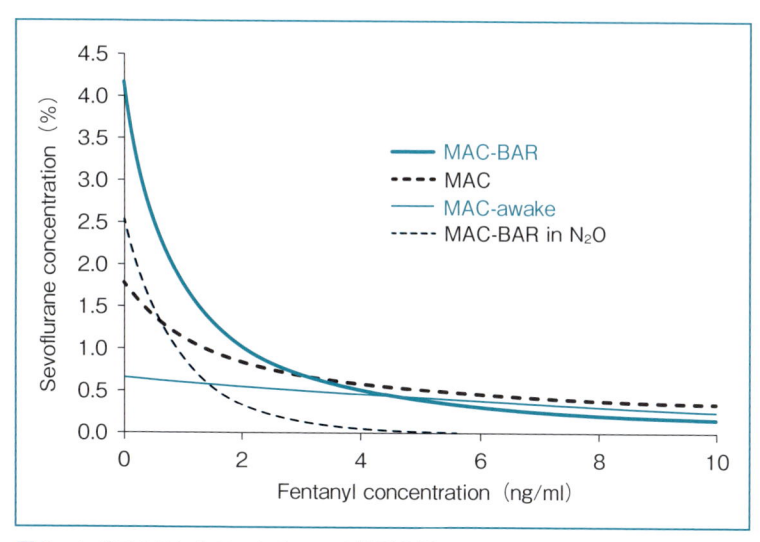

図2　セボフルランとフェンタニルの相乗作用
フェンタニル濃度の上昇によりセボフルランの MAC-BAR、MAC、MAC-awake が
減少する様子が描かれている。MAC-awake のグラフは同じ研究者の別論文からの
引用[9]。
（Katoh T, et al. The effect of fentanyl on sevoflurane requirements for somatic and
sympathetic responses to surgical incision. Anesthesiology 1999; 90: 398–405 より出
版社の許諾を得て引用）

しない吸入麻酔薬濃度、MAC-BAR は外科
的皮膚切開に対して心拍数や血圧などの自律
神経系反応が 50％の患者で抑制される吸入
麻酔薬濃度です。本研究での"自律神経系反
応あり"は外科的皮膚切開時の心拍数もしく
は血圧が 15％以上上昇したときと定義され
ました。さらに、この著者らが本研究と同様
の手法を用いて別研究[9]で求めた MAC-
awake も 図2 に示されています。指示によ
り開眼もしくは頭を動かせた場合に awake
と判定されました。MAC-awake は 50％の
患者が従命反応に従えなくなる吸入麻酔薬濃
度を意味します。

　図2 の 4 本の相互作用曲線のうち MAC-
BAR と MAC-awake の 2 本を比べてみま
しょう。この 2 本の曲線はフェンタニル濃

度 5 ng/ml 未満のところで交差しており、
フェンタニル濃度が高い部分では MAC-
awake＜MAC-BAR となっています。交感
神経反応がなくても覚醒する可能性がある、
ということです。別の言葉で言えば、手術中
に交感神経反応を抑制する全身麻酔薬・麻薬
濃度の相乗作用曲線を参考にして全身麻酔薬
濃度を低くして全身麻酔を行うと、術中覚醒
が起きてしまう可能性がある、ということで
す。高濃度の麻薬と低濃度の全身麻酔薬が術
中覚醒を起こしてしまうことは、今から 20
年以上前に、心臓手術で大量フェンタニル麻
酔が行われているころにはよく知られていた
ことでした。

　現在の日本での全身麻酔は、レミフェンタ
ニルが高濃度で投与されていることが多いで

す。レミフェンタニルとフェンタニルの力価
は同程度ですので、レミフェンタニルとフェ
ンタニルを併用している場合には、"常に
'交感神経反応がなくても麻酔薬濃度が低下
したときに覚醒する状況' である" といって
も言い過ぎではないかもしれません。ヨー
ロッパで臨床使用できるある TCI (target
controlled infusion) ポンプでのレミフェン
タニル投与濃度の初期設定値は 8 ng/ml で
あることを付記しておきます。

　図2のグラフを見て "'フェンタニル濃度
4 ng/ml 未満' にしておけば、覚醒する前に
必ず交感神経反応が起こる" と考えてしまう
のも危険です。このグラフのカーブは個人の
ためのものではなく、平均的な患者のための
ものです。フェンタニル濃度 2 ng/ml でも
交感神経反応なしに覚醒してしまう患者もい
るかもしれません。

　少し話が逸れますが、MAC-awake に関し
て確認しておきたい重要なポイントがありま
す。研究で調べられている MAC-awake は、
正確には MAC-response to verbal com-
mand です。本当の MAC-awake の曲線は、
MAC-response to verbal command より上
にある可能性があると考えておいたほうがよ
いでしょう。

　この論文では、全身麻酔薬として吸入麻酔
薬が使われましたので MAC という用語を
使っていますが、静脈麻酔薬で同様のこと
を考える場合は EC_{50} (effective concentra-
tion 50%) という用語を使います。

　麻薬は記憶に影響しないことを忘れず、全
身麻酔の要素である無意識・無記憶を維持す
るためには、適度な全身麻酔薬濃度を維持す

ることが必要です。適度な全身麻酔薬濃度を
個々の患者で決めるのは難しいことですが。

●———— 文　献 ————

1) Veselis RA, et al. The comparative amnestic effects of midazolam, propofol, thiopental, and fentanyl at equisedative concentrations. Anesthesiology 1997; 87: 749-64.

2) Iselin-Chaves IA, et al. The effect of the interaction of propofol and alfentanil on recall, loss of consciousness, and the Bispectral Index. Anesth Analg 1998; 87: 949-55.

3) Glass PS, et al. Drug interactions: Volatile anesthetics and opioids. J Clin Anesth 1997; 9: 18S-22S.

4) Nickalls RWD, et al. Age-related iso-MAC charts for isoflurane, sevoflurane and desflurane in man. BJA: Br J Anaesth 2003; 91: 170-4. doi:10.1093/bja/aeg132.

5) Minto CF, et al. Influence of age and gender on the pharmacokinetics and pharmacodynamics of remifentanil. I. Model development. Anesthesiology 1997; 86: 10-23.

6) Kern SE, et al. A response surface analysis of propofol-remifentanil pharmacodynamic interaction in volunteers. Anesthesiology 2004; 100: 1373-81.

7) Manyam SC, et al. Opioid-volatile anesthetic synergy: A response surface model with remifentanil and sevoflurane as prototypes. Anesthesiology 2006; 105: 267-78.

8) Katoh T, et al. The effect of fentanyl on sevoflurane requirements for somatic and sympathetic responses to surgical incision. Anesthesiology 1999; 90: 398-405.

9) Katoh T, et al. The effects of fentanyl on sevoflurane requirements for loss of consciousness and skin incision. Anesthesiology 1998; 88: 18-24.

（増井　健一）

麻酔薬・鎮静薬・拮抗薬

⑧ 術中麻薬が多いと術後痛い

→ ～麻薬のフロントローディングは避けるべきですね～

（Chia Y, et al. Can J Anaesth 1999 ; 46 : 872−7）

　執刀時に痛がらせる（皮切で血行動態変動が生じる）と、覚醒時に患者の痛みが強い気がしますね。大量麻薬を用いて先行鎮痛（preemptive analgesia）を行えば、痛みの感作が生じず、術後の痛みが軽減されると筆者も思っていました。ところが、大量麻薬を先行させると術後痛が増え、術後の麻薬性鎮痛薬の使用量が増えるという論文[1]です。

　腹式単純子宮全摘術を受ける患者に、執刀前にフェンタニルを 1 μg/kg 投与される低用量群と、15 μg/kg の投与を受ける高用量群で、術後の痛みと鎮痛薬の消費量を比較しました。

　術後 4 時間、術後 8 時間において、高用量群が有意に視覚アナログスケール（VAS値）が高値であり（**図1**）、術後 4、8、12、16 時間のいずれにおいても、高用量群でフェンタニルの累積使用量が高値（**図2**）でした。麻薬に耐性が生じたり、痛覚過敏（opioid-induced hyperalgesia：OIH）が生じたりすることはよく知られていますが、日常に行われている麻酔管理においても、急性耐性が生じてしまうことがある可能性を認識させられますね。また、神経ブロックや非ステロイド性抗炎症薬（NSAIDs）は、侵害刺激を減らすことで、先行鎮痛に寄与できますが、麻薬は先行鎮痛として有用性が低い可能性も示唆されます。

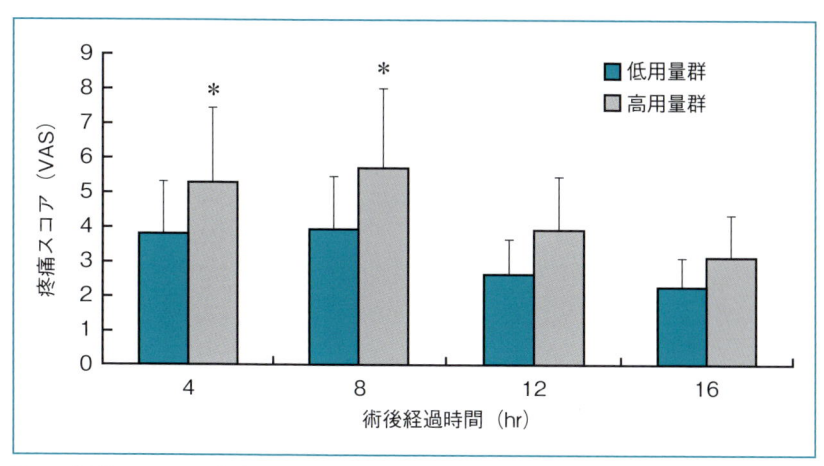

図1　各群における術後痛の比較
（Chia YY, et al. Intraoperative high dose fentanyl induces postoperative fentanyl tolerance. Can J Anaesth 1999; 46: 872−7 より改変引用）

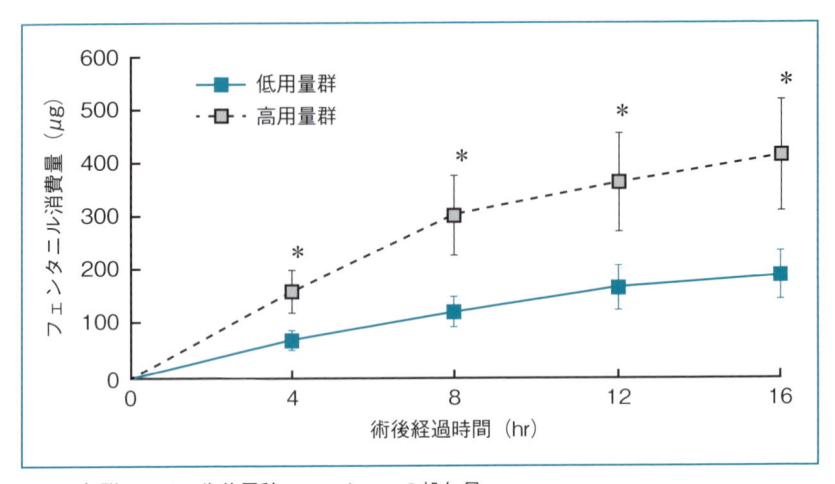

図2 各群における術後累積フェンタニルの投与量
（Chia YY, et al. Intraoperative high dose fentanyl induces postoperative fentanyl tolerance. Can J Anaesth 1999; 46: 872-7 より改変引用）

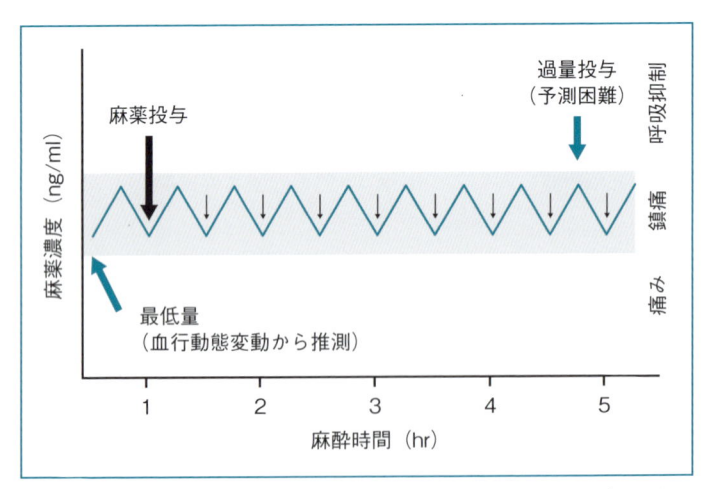

図3 術中麻薬の使用量を最低限にするための IV-PCA コンセプトを応用した麻薬投与法のシェーマ
（Grass JA. Patient-controlled analgesia. Anesth Analg 2005; 101: S44-61 より改変引用）

　米国では術中麻薬の使用量を最低限にするため、経静脈的患者自己調節鎮痛法（IV-PCA）コンセプトを利用した麻薬投与法を支持する医師もおられます。つまり、刺激に対する血行動態反応が生じたら、最低限の麻薬を投与するというものです（**図3**）。すなわち、これは、術中の血行動態のタイトコントロールを避けるということになります。

しっかり侵害刺激を遮断し、血圧と心拍数を安定化させる麻酔管理が望ましいと考える日本の麻酔科医には、抵抗のある管理法かもしれません。

さて、ここまでは、術中麻薬使用量が多い群の術後痛が強く、麻薬性鎮痛薬の術後使用量が多いという紹介でしたが、これには、逆の結果を示した論文もあります。甲状腺切除術の麻酔管理をレミフェンタニル 0.2 μg/kg/min で管理した通常群と 1.2 μg/kg/min で管理した高用量群で、後者が術後 30 分後の痛みと術後モルヒネ使用量が少なかったという報告[3]です。ただ、この論文では、全体的な痛みの程度が低く、モルヒネ消費量自体も少ないので、高用量レミフェンタニルが術後鎮痛に寄与できるとはいいにくいかもしれません。術中麻薬が多いほうが術後痛いか、その逆か、手術侵襲やそのほかの鎮痛法などにも依存するため、今後のさらなる報告が待たれますが、本書の他項（㉒–㉔）も参照くださいませ。

●──── 文　献 ────●

1) Chia YY, et al. Intraoperative high dose fentanyl induces postoperative fentanyl tolerance. Can J Anaesth 1999; 46: 872-7.
2) Grass JA. Patient-controlled analgesia. Anesth Analg 2005; 101: S44-61.
3) Zhang YL, et al. Effect of intraoperative high-dose remifentanil on postoperative pain: a prospective, double blind, randomized clinical trial. PLoS One 2014; 9: e91454.

（国沢　卓之）

9 麻薬の耐性のでき方は効果によって違う

→ ～それならば患者に不利益が生じます～

(Hayhurst CJ, et al. Anesthesiology 2016 ; 124 : 483-8)

❽のように、術中麻薬を投与して術後の必要量が増えれば、それに見合った量を投与することにより、解決する気がしますよね。まさに、これこそ患者自己調節鎮痛法（PCA）なのですから。筆者自身もそう思って術中麻薬をたくさん投与していました。この考えに警鐘を鳴らしたのは Hayhurst ら[1]の教育的原稿でした。Paronis ら[2]は、サルにモルヒネを投与すると、痛みに対する耐性は生じたが、呼吸抑制に対する耐性は生じなかったこ

とを示しました（**図**）。これは、サルであること、麻薬の種類がモルヒネであること、麻薬曝露期間が比較的短期間でないことなどから、日本で一般的に行われている術後患者と同じでない可能性はありますが、"麻薬の必要量増加に応じて、投与量を増加させても安全ではない可能性がある" ことが示されて、驚きますね。

同様の事象は、腸管運動抑制に関しても報告されています。Dumas ら[3]は、腸管運動

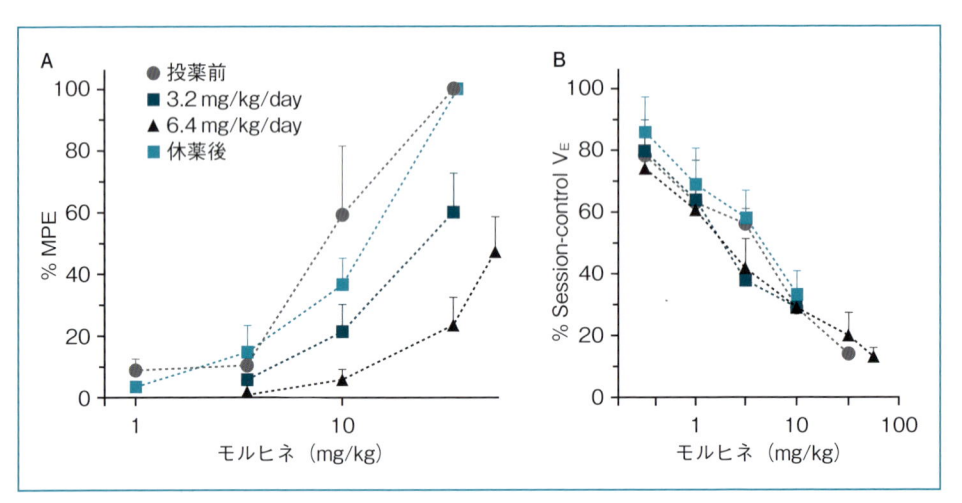

図 効果別モルヒネ耐性
サルにモルヒネを 4 週間筋注投与し、A：50 度の湯に対するモルヒネの抗侵害受容作用、B：モルヒネの呼吸に及ぼす影響を示している。
MPE: maximum possible effect, V_E: minute ventilation
（Paronis CA, et al. Ventilation in morphine-maintained rhesus monkeys. II: Tolerance to the antinociceptive but not the ventilatory effects of morphine. J Pharmacol Exp Ther 1997; 282: 355-62 より改変引用）

抑制に対する耐性は、鎮痛に対する耐性より発現が遅くて弱いことを報告しました。これは、麻薬中心の術後鎮痛では、腸管機能回復遅延が生じることを示していますね。外科系雑誌で、術後麻薬の過量投与が院内死亡率を増加させることも報告されました[4]ので、麻薬中心の術中・術後管理の功罪を検討する必要があるかもしれません。

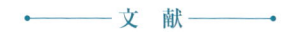

── 文　献 ──

1) Hayhurst CJ, et al. Differential opioid tolerance and opioid-induced hyperalgesia: A clinical reality. Anesthesiology 2016; 124: 483–8.

2) Paronis CA, et al. Ventilation in morphine-maintained rhesus monkeys. II: Tolerance to the antinociceptive but not the ventilatory effects of morphine. J Pharmacol Exp Ther 1997; 282: 355–62.

3) Dumas EO, et al. Opioid tolerance development: A pharmacokinetic/pharmacodynamic perspective. AAPS J 2008; 10: 537–51.

4) Cauley CE, et al. Predictors of in-hospital postoperative opioid overdose after major elective operations: A nationally representative cohort study. Ann Surg 2017; 265: 702–8.

（国沢　卓之）

10 レミフェンタニルは常に低血圧の犯人か？

➡ 〜"やっぱり"と"なるほど"です〜

(Komatsu R, et al. Anaesthesia 2007 ; 62 : 1266-80／JEE YS, et al. Minerva Anestesiol 2008 ; 74 : 17-22)

"血圧が低いからレミフェンタニルを下げなさい"、ラウンドする指導医のよくある指摘ですが、これはどのような部分が正しく、どのような部分に疑問符がつくのでしょうか？ Komatsu ら[1]は、85 の臨床研究を対象としたシステマティックレビューを行い、レミフェンタニルとほかの麻薬（フェンタニル、alfentanil、sufentanil）の比較を行いました。レミフェンタニルは十分な侵害刺激に対する反応抑制が得られる反面、術中、低血圧と徐脈の発生頻度が高いことを報告しました（**表**）。

確かに、レミフェンタニルが低血圧の原因となることは、正しそうですね。それでは、どのようなメカニズムで、低血圧が生じるのでしょうか。Bolliger ら[2]は、一般的な全身麻酔下で手術が行われた生来健康な若年患者 12 名を対象に、レミフェンタニルが左室機能に与える影響を経胸壁心エコーを用いて調査し、左室収縮能や拡張能に影響を及ぼさないことを報告しました。また、Duman ら[3]は、心房収縮を抑制させないこと、Ogletree ら[4]は、拡張型心筋症患者、虚血型心筋症患者の心筋に陰性変時作用を与えず、β刺激に対する心筋収縮力の反応性を維持することを報告しています。どうやら心筋抑制による低血圧は生じにくそうですね。それでは、血管拡張に関してはいかがでしょうか？

Duman ら[3]は、心筋血行再建術を施行された 12 名の患者において、レミフェンタニルは濃度依存性に静脈への血管拡張作用を示したと報告しており、Ouattara ら[5]の研究では、21-69 歳の完全人工心臓患者 9 名における全身麻酔において、レミフェンタニルが 0.25 μg/kg/min 以上の濃度になると、濃度依存性に動脈血管の拡張を誘発することを報告しました。血管拡張は、レミフェンタニルが低血圧を引き起こす原因のようですね。さらに、Tirel ら[6]は、徐脈の原因は、副交感神経系の賦活に加えて、心筋に対する直接陰性変時作用を有することを証明し、Gürkan ら[7]も陰性変時作用、冠血流増加、心収縮力増強を報告していることを総合して、血管拡張と、ストレスホルモン低下による生体反応に起因した心血管反応が生じていることが分かりました。つまり、ストレスがかかっている状態で、レミフェンタニル投与を行うと、血圧が低下しうるが、必ずしもレミフェンタニル自体で強い循環抑制を来さないことが想像できます。

さて次は、レミフェンタニルが必ずしも低血圧に直結しないという報告です。

Jee ら[8]の研究では、不妊症に対し診断的腹腔鏡検査が行われる女性患者 80 名に、目標濃度調節静注（target-controlled infusion：TCI）を用いてプロポフォールとレミフェンタニルで導入を行いました。レミフェンタニルの目標効果部位濃度を 1 ng/ml、2 ng/ml、3 ng/ml、4 ng/ml として先行投与し、プロポフォールの投与を開始しまし

表　術中、術後のアウトカムにおける相対危険度

		相対危険度（95％信頼区間）	P 値
術中	低血圧	1.68（1.36−2.07）	<0.001
	徐脈	1.46（1.04−2.05）	0.03
	不十分な麻酔	0.65（0.48−0.87）	0.004
術後	シバリング	2.15（1.73−2.69）	<0.001
	呼吸イベント	0.25（0.14−0.47）	<0.001
	嘔気	1.03（0.97−1.09）	0.340

（Komatsu R, et al. Remifentanil for general anaesthesia: A systematic review. Anaesthesia 2007; 62: 1266−80 より改変引用）

た。プロポフォールの必要効果部位濃度は濃度依存性に低下し（**図1**）、血行動態変動は各群間に有意差は認めませんでした（**図2**）。つまり、血圧低下は、レミフェンタニルの投与で生じるのではなく、入眠による内因性カテコールアミン低下で生じ、レミフェンタニルの濃度を上昇させてもプロポフォールの必要量は減るため、入眠時の血圧低下は各群で変わらなかったということでした。

同様にKazmaierら[9]は、冠動脈疾患を有する52−69歳の患者12名に対して、高用量のレミフェンタニル（2 μg/kg/min）による麻酔を行った群と、低用量のレミフェンタニル〔0.5 μg/kg/min（一般的に低用量に分類される投与量ではないことに留意）〕とプロポフォールの併用麻酔を施行した群に分け、血行動態の変動を麻酔導入前と比較しました。高濃度のレミフェンタニルを用いた麻酔では、麻酔導入前と比較して心係数を有意に低下（−25％, P<0.05）させ、その結果、1回拍出量係数（14％, P<0.05）や心拍数（−13％, P<0.05）、平均血圧（−30％, P<0.05）がそれぞれ有意に低下を認めましたが、これは、低用量のレミフェンタニルとプロポフォールとの併用麻酔と比較すると、有意差がなかったと報告しています。

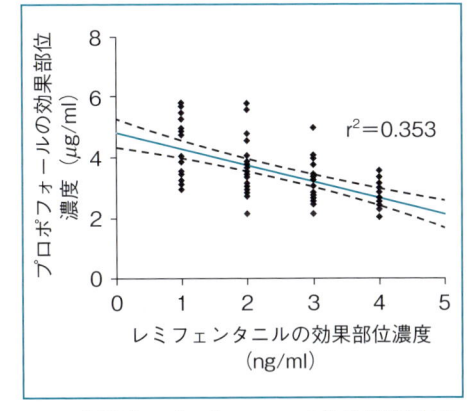

図1　入眠時のプロポフォールの効果部位濃度とレミフェンタニルの標的濃度の関係
レミフェンタニルの標的濃度上昇に伴い、入眠時のプロポフォールの効果部位濃度が低下している。太線は有意な関係性を示しており、負の傾きとなっている（P<0.05）。破線は95％信頼区間を示している。
（Jee YS, et al. Effects of remifentanil on propofol requirements for loss of consciousness in target-controlled infusion. Minerva Anestesiol 2008; 74: 17−22 より改変引用）

これらの研究から、レミフェンタニルは術中の血圧低下の原因となりえますが、その作用は必ずしも濃度依存性ではなく、侵襲や体液バランス、ほかの麻酔薬との相互作用などに大きく影響されるということが分かりまし

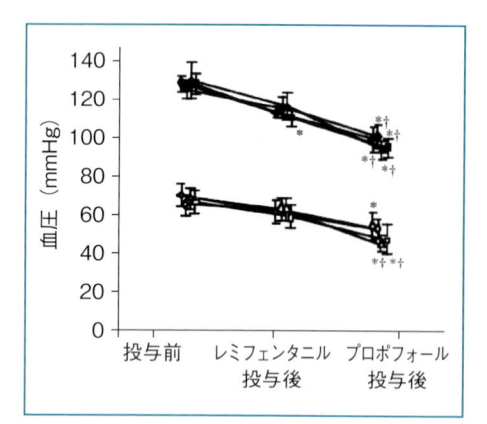

図2　麻酔導入時の血圧の変化
すべての群において、ベースラインと比較し、プロポフォール投与後に有意な血圧低下が起こった。また、レミフェンタニルの目標効果部位濃度が3 ng/ml、4 ng/mlの群においては、レミフェンタニル投与後と比較しても、プロポフォール投与後に有意に血圧低下を認めた。各群間においては血圧に有意差は認めなかった。＊P＜0.05はベースラインとの比較、†P＜0.05はレミフェンタニル投与後と比較して有意差があったことを示している。
(Jee YS, et al. Effects of remifentanil on propofol requirements for loss of consciousness in target-controlled infusion. Minerva Anestesiol 2008; 74: 17-22 より改変引用)

た。術中の血圧低下を避けるためには、レミフェンタニル濃度を必要最低限にすることが重要でありますが、侵害刺激によるストレスホルモン分泌をまったく抑制できない、状態で血行動態を維持しているような状態になってしまっては、心筋虚血・たこつぼ心筋症などの合併症を来しかねないため、体液バランスを確保し、適度な心血管作動薬も併用しながらレミフェンタニルを投与する必要がある

ことを理解することが重要ですね。

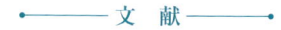

─── 文　献 ───

1) Komatsu R, et al. Remifentanil for general anaesthesia: A systematic review. Anaesthesia 2007; 62: 1266-80.

2) Bolliger D, et al. Remifentanil does not impair left ventricular systolic and diastolic function in young healthy patients. Br J Anesth 2011; 106: 573-9.

3) Duman A, et al. The in vitro effects of remifentanil and fentanyl on isolated human right atria and saphenous veins. Cardiothorac Vasc Anesth 2003; 17: 465-9.

4) Ogletree ML, et al. Effects of remifentanil on the contractility of failing human heart muscle. J Cardiothorac Vasc Anesth 2005; 19: 763-7.

5) Ouattara A, et al. Remifentanil induces systemic arterial vasodialation in humans with a total artificial heart. Anesthesology 2004; 100: 602-7.

6) Tirel O, et al. Effect of remifentanil with and without atropine on heart rate variability and RR interval in children. Anaesthesia 2005; 60: 982-9.

7) Gürkan A, et al. Direct cardiac effects in isolated perfused rat hearts of fentanyl and remifentanil. Ann Card Anaesth 2005; 8: 140-4.

8) Jee YS, et al. Effects of remifentanil on propofol requirements for loss of consciousness in target-controlled infusion. Minerva Anestesiol 2008; 74: 17-22.

9) Kazmaier S, et al. Myocardial consequences of remifentanil in patients with coronary artery disease. Br J Anaesth 2000; 84: 578-83.

（高木　真奈、国沢　卓之）

筋弛緩

11 頭部挙上5秒で抜管!!

➡ ～エッ!?　危ないのですか?～

(Kopman AF, et al. Anesthesiology 1997 ; 86 : 765-71)

　抜管時に指導医を呼ぶと、まず患者に"ベロ前へ出して、はい、べー、次は手を握って、ギュー"と指示を出してから、最後は患者の首を持ち上げて、"はい、このまま力を入れて頑張って"と指示し、"こうやって抜管が安全かどうか確認するんだよ"と教えてくれました。さて、これは正しいのでしょうか?

　始まりは1961年にDamらが、仰臥位の状態で頭部を挙上できると十分に筋弛緩が回復しているという報告をしたことですが、その理由は頭部挙上ができた患者で再クラーレ化が起こったことがないからというものでした。その後1971年にAliらは、3秒以上頭部挙上が可能であれば、四連刺激（train-of-four : TOF）比が0.6以上であると報告しました（**図1**）。さらに1997年にKopmanら[1]は、5秒間頭部挙上が可能であれば、

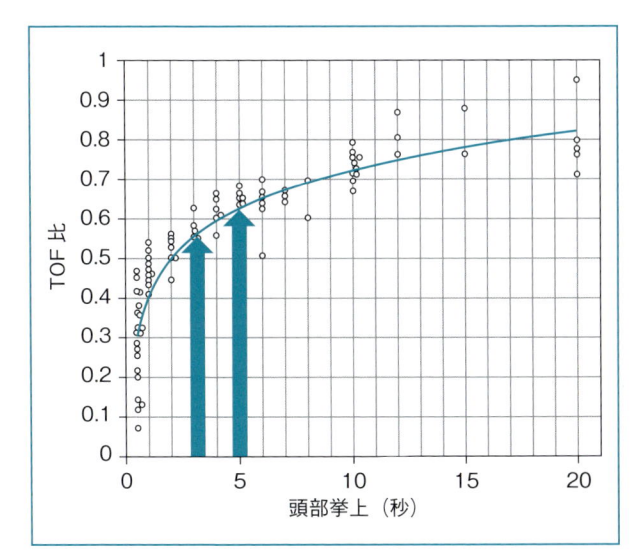

図1　頭部挙上可能時間（横軸、秒）と四連刺激（TOF）比（縦軸）の関係
頭部挙上が3秒間可能な場合の四連刺激比は0.4-0.6、頭部挙上が5秒以上可能な場合の四連刺激比は0.5-0.7に相当することが分かる。
〔Ali HH, et al. Quantitative assessment of residual antidepolarizing block（Part Ⅱ）. Br J Anaesth 1971; 43: 478-85 より改変引用〕

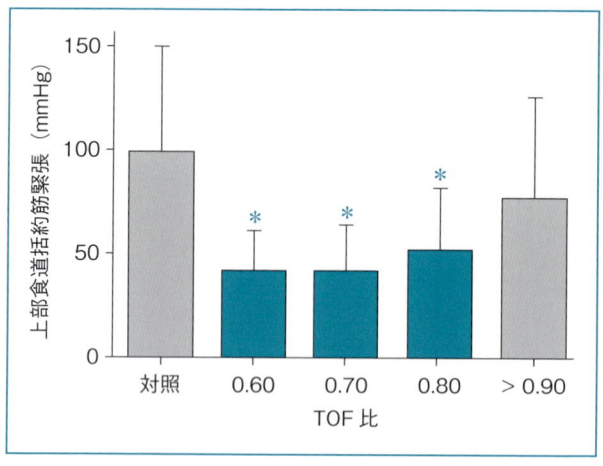

図2 上部食道括約筋緊張（mmHg）と四連刺激（TOF）比の関係
TOF 比が 0.8 であっても上部食道括約筋の緊張が十分に回復していないことが分かる。
（Eriksson LI, et al. Functional assessment of the pharynx at rest and during swallowing in partially paralyzed humans: Simultaneous videomanometry and mechanomyography of awake human volunteers. Anesthesiology 1997; 87: 1035–43 より改変引用）

TOF 比が 0.75 以上であるという報告をしました。肺活量と吸気力が TOF 比 0.6 以上で回復している報告[2]を踏まえれば、確かに安全な指標である気がしますね !!

しかし 1997 年に Eriksson ら[3]は、上部食道括約筋の回復が TOF 比 0.8 では不十分であることを報告し（**図2**）、さらに 2007 年に Eikermann ら[4]は、TOF 比が 0.8 であっても上気道開大筋が依然として弛緩したままであることを報告しました（**図3**）。**図2** の TOF 比 0.8 でも、上気道が狭小化したままの MRI 画像には驚かされますね。つまり、TOF 比は 0.9–1.0 に回復していないと上気道閉塞や誤嚥のリスクがあるということで、TOF 比 0.75 では危なかったということが分かりますね !!

さて、それでは何秒間、頭部挙上ができればよいのでしょうか？ Ali らの報告による

と、20 秒間頭部挙上が可能でも TOF 比の回復は 0.8 程度[5]で、舌圧子が抜けないように噛ませる舌圧子試験などでも確認できる回復もだいたい TOF 比 0.8[1]までといわれています。ですから、安全な抜管基準を患者の徴候から判断するすべはなかったのですね。

●──── 文　献 ────●

1) Kopman AF, et al. Relationship of the train-of-four fade ratio to clinical signs and symptoms of residual paralysis in awake volunteers. Anesthesiology 1997; 86: 765–71.

2) Ali HH, et al. The effect of tubocurarine on indirectly elicited train-of-four muscle response and respiratory measurements in humans. Br J Anaesth 1975; 47: 570–4.

3) Eriksson LI, et al. Functional assessment of the pharynx at rest and during swallowing in partially paralyzed humans: Simultaneous vid-

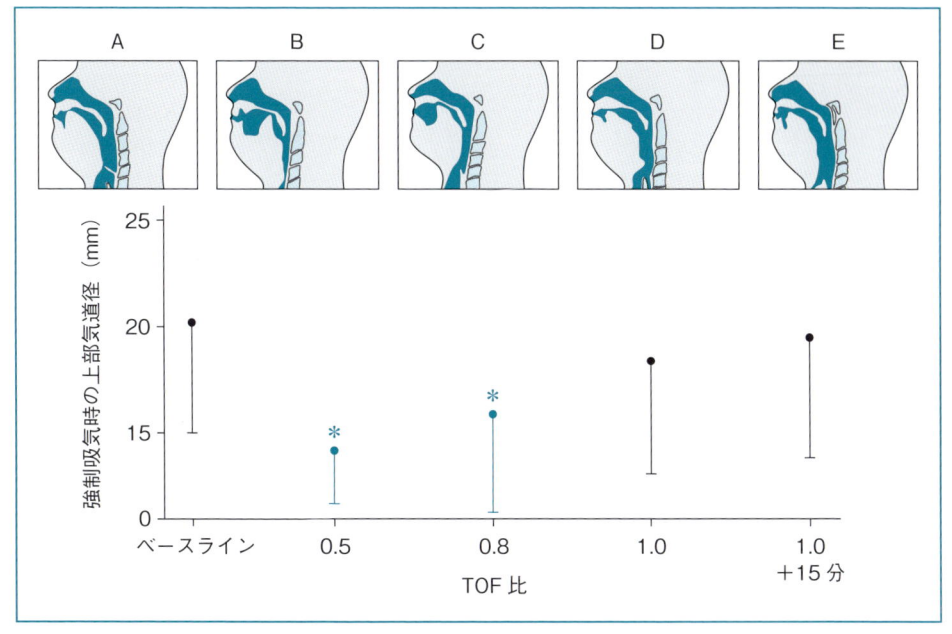

図3　上気道開大筋と四連刺激（TOF）比の関係
TOF 比が 0.8 であっても、上気道が依然として狭小化しているのが分かる。TOF 比が 1.0 で、ようやくベースラインに近い上気道の開通が見られる。
（Eikermann M, et al. The predisposition to inspiratory upper airway collapse during partial neuromuscular blockade. Am J Respir Crit Care Med 2007; 175: 9-15 より改変引用）

eomanometry and mechanomyography of awake human volunteers. Anesthesiology 1997; 87: 1035-43.

4）Eikermann M, et al. The predisposition to inspiratory upper airway collapse during partial neuromuscular blockade. Am J Respir Crit Care Med 2007; 175: 9-15.

5）Ali HH, et al. Quantitative assessment of residual antidepolarizing block（Part Ⅱ）. Br J Anaesth 1971; 43: 478-85.

（岩崎　肇）

12 麻酔科医の経験は絶対か？

→ 〜こんなにもー、まさかスガマデクスまでが……〜

(Kotake Y, et al. Anesth Analg 2013 ; 117 : 345-51)

残存筋弛緩がある状態で抜管してはいけないことは、麻酔科医共通の認識と思います。しかし、"最終投与から十分に時間が経っているし、臨床徴候で十分な回復が見られるから、筋弛緩拮抗薬（ネオスチグミン）や筋弛緩回復薬（スガマデクス）はいらないね"といって、自然回復状態で、抜管を試みた経験のある方は、多いのではないでしょうか。はたして、この方法は安全でしょうか。Kotakeら[1]は、麻酔科医が"気管チューブに対するバッキング、または自発呼吸、または指示どおりに四肢を動かせる（従命反応がある）こと、いずれかの臨床兆候が確認された場合"に、適切な神経筋伝達があると判断して抜管を試みた症例で、抜管後の四連反応比（train-of-four ratio : TOF 比）を測定して残存筋弛緩効果を検討しました。その結果、なんと13%〔23 名中 3 名、95%信頼区間（interval confidence : CI）2.8-33.6%〕もの患者さんで、TOF比<0.9 であることが分かりました。麻酔科医の経験のみで、抜管を試みることがとても危ないことが分かりましたね。

それでは、ネオスチグミンで拮抗すれば、安全なのでしょうか。気管チューブに対するバッキング、自発呼吸、従命反応を確認できた時点で、ネオスチグミンの投与〔ネオスチグミン（mg）と硫酸アトロピン（mg）の混合比率は 2：1 で統一されていますが、投与量は麻酔科医の自由裁量に委ねられていま

す〕を行い、抜管後に同様の確認を行っています。結果、なんと 23.9%（109 名中 26 名、95% CI 16.2-33.0%）の患者さんで、TOF 比が 0.9 以上まで回復していないことが分かりました。ネオスチグミンは、"尺側神経刺激下に母子内転筋反応での TOF カウント 4 以上を確認したのちに、0.02-0.06 mg/kg（最高 5 mg まで）を 2-3 分かけて緩徐に投与する"ことが安全な投与法とされており、前述の基準で投与を行うことは、TOF カウント 4 の出現を確認せずにネオスチグミンを投与していることと同じなので、危険だということが分かりますね。

上記を踏まえると、やはり、安全なのはスガマデクスでしょうか。スガマデクスの登場により、非脱分極性筋弛緩薬の回復は、それまでよりも即効かつ高い信頼性をもって行えるようになりました。しかも、これまで待つしかなかった深い筋弛緩状態からでも、スガマデクスを投与すれば、あっという間に抜管できるまでに回復させることができます。こんなすばらしい薬剤があれば、筋弛緩モニターをわざわざ使うまでもなく、患者の自発呼吸や気管吸引での体動を確認したらスガマデクスを投与すればよい気がしますね？　同じく Kotake らの研究において、ネオスチグミン群と同様の徴候を確認できた時点で 2 mg/kg を、確認されなければスガマデクス 4 mg/kg を投与しています。しかし、残念ながら 4.3%（117 名中 5 名、95% CI 1.7-

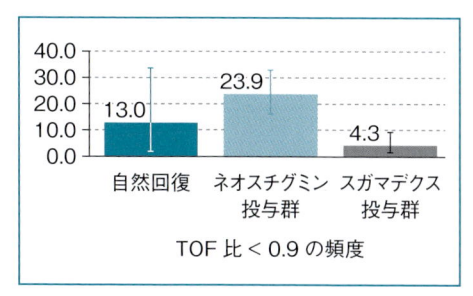

図 筋弛緩モニター不使用時の TOF 比＜ 0.9 発生頻度

筋弛緩モニターを使用せずにスガマデクスを投与しても、4.3％が TOF 比＜ 0.9 であることが分かる。

（Kotake Y, et al. Reversal with sugammadex in the absence of monitoring did not preclude residual neuromuscular block. Anesth Analg 2013; 117: 345-51 より改変引用）

9.4％）で TOF 比が 0.9 まで回復していないことが分かりました。まさか、スガマデクスを用いて抜管しても、残存筋弛緩効果によって、患者を危険な状態にさせてしまうことがあるのですね。ちなみに添付文書では、

"T2 再出現以降に 2 mg/kg 投与"することが推奨されており、この筋弛緩程度は twitch height で 25％に相当する[2]と考えられ、臨床徴候では、頻呼吸や呼吸量減少などの不完全な呼吸状態が確認できるレベルと考えられます。やはり、臨床徴候のみで残存筋弛緩を判定することは、とても危険であることが分かりますね。スガマデクスの投与量、抜管の基準の判定に、筋弛緩モニター使用が必須であることがよく分かりました。

———— 文　献 ————

1) Kotake Y, et al. Reversal with sugammadex in the absence of monitoring did not preclude residual neuromuscular block. Anesth Analg 2013; 117: 345-51.
2) Ali HH, et al. The effect of tubocurarine on indirectly elicited train-of-four muscle response and respiratory measurements in humans. Br J Anaesth 1975; 47: 570-4.

（川村　大資、岩崎　肇）

13 まだ先があるとは

➡ ～TOF 比＞1.0 ？　TOF 比先行回復？～

(Suzuki T. Acta Anaesthesiol Scand 2011 ; 55 : 368-9)

　1970 年の初めに Ali ら[1]が、四連刺激（train-of-four：TOF）比が 0.7 以上であると、肺活量、吸気力、呼気力が正常化すると報告したことから、その後 20 年近く TOF 比≧0.7 が筋弛緩の回復の指標となりました。しかし、1990 年代になり TOF 比が 0.9 以上でないと低酸素換気応答[2]や嚥下機能[3]が回復しないということが分かり、TOF 比≧0.9 がそれ以降の指標となりました。しかし、その当時の筋弛緩モニターは、現在主流の加速度感知型筋弛緩モニター（acceleromyography：AMG）ではなく、力感知型筋弛緩モニター（mechanomyography：MMG）でした。さて、MMG で得られた TOF 比≧0.9 という回復の指標を AMG でも同じように用いてもよいのでしょうか？

　筋弛緩薬を投与していない状態で MMG を装着すると、ベースラインの TOF 比は 0.9-1.0 となりますが、AMG では 1.0 以上となることが多く、平均すると約 1.1 となります[4]。つまり、筋弛緩薬を投与し、"MMG で TOF 比 0.9 以上に回復した"ということと "AMG で TOF 比 1.0 以上に回復した"ということが同じ意味を持つことになります。このように MMG の販売が終了し、AMG での筋弛緩モニタリングが主流となった 2000 年の初めから筋弛緩回復の指標が TOF 比≧1.0 となったわけです（**表**）。

　ですが、ここで話は終わりではありませんでした。特異的筋弛緩回復薬であるスガマデクスの登場により、ある現象が見られるようになりました。それは、スガマデクスを用いて筋弛緩の回復を行った場合、単収縮高の回復より先に TOF 比が回復してしまうことがあるということです[5]（**図 1**）。ネオスチグミンなどのアセチルコリンエステラーゼ阻害薬

表　筋弛緩回復の定義とその推移

年代	1960-	1970-	1980-	1990-	2000-	2011-	2019-
安全と考えられた基準	頭部挙上可能[7]	TOF 比≧0.7(MMG)	TOF 比≧0.8(MMG)	TOF 比≧0.9(MMG)	TOF 比＞1.0(AMG)	TOF 比＞1.0 だけでは不完全？	（TOF 比＞0.9復活？？）
根拠	再クラーレ化なし	肺活量・吸気力が正常化[1]	頭部挙上5秒以上が全員可能[8]	嚥下機能[3]、低酸素換気応答[2]回復	MMG で TOF 比＝0.9 と AMG で TOF 比＝1.0 が同じ[9]	スガマデクスは単収縮高が遅れて回復することも[5]	（新しい EMG が普及し、再度、安全な指標がでるか？）

TOF 比：四連刺激比、MMG：力感知型筋弛緩モニター、AMG：加速度感知型筋弛緩モニター、EMG：電位感知型筋弛緩モニター

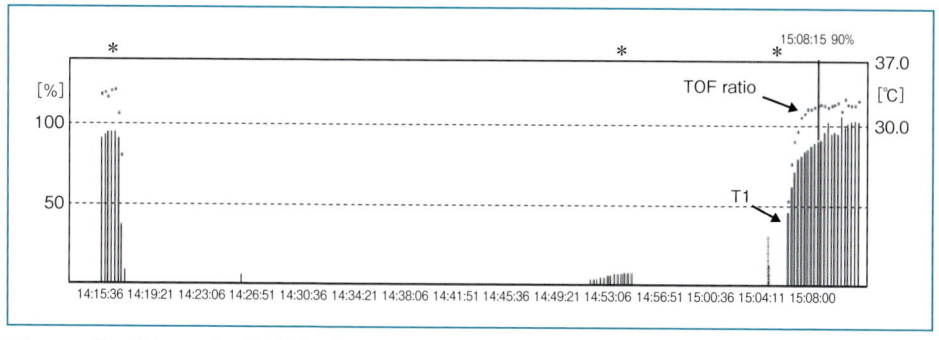

図1　スガマデクスによる筋弛緩回復
四連刺激の一つ目の反応（T1）の収縮高の回復より先に TOF 比が回復しているのが分かる。
（Suzuki T. A train-of-four ratio of 0.9 may not certify adequate recovery after sugammadex. Acta Anaesthesiol Scand 2011; 55: 368-9 より改変引用）

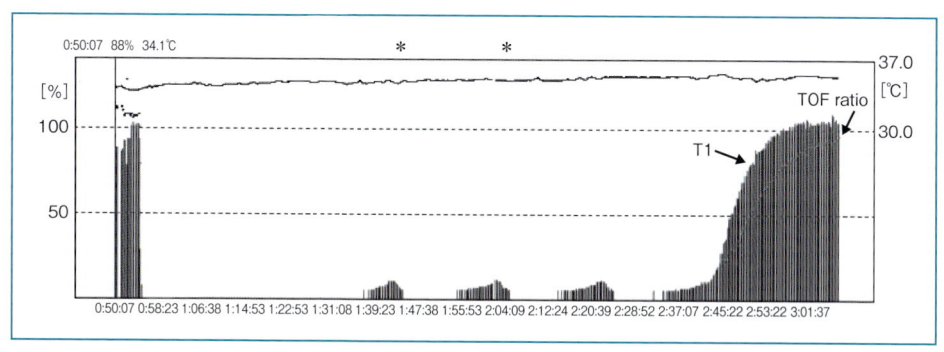

図2　ネオスチグミンによる筋弛緩拮抗
四連刺激の一つ目の反応（T1）の収縮高が TOF 比より先に回復しているのが分かる。
（Suzuki T. A train-of-four ratio of 0.9 may not certify adequate recovery after sugammadex. Acta Anaesthesiol Scand 2011; 55: 368-9 より改変引用）

で筋弛緩拮抗を行った場合は、**図2**のように必ず単収縮高が TOF 比より先に回復します。ですので、スガマデクスを用いる場合は TOF 比≧1.0 を確認するだけではなく、単収縮高がベースラインに戻ったことも確認しなければならないことが呈示されました。単収縮高を日常臨床で正しくルーチンモニタリングすることは、きわめて困難（手をしまう手術や体位変換、キャリブレーションや反応

の安定化が必要、筋弛緩投薬後にモニタリングを開始できないなど）ですので、悩みは続きますね。

　さて、まだ先がありました。2018年に、これまで主流であった AMG のひとつである TOF ウォッチ® の販売が終了しました。今後は簡易的な電位感知型筋弛緩モニター（electromyography：EMG）が主流となる可能性があります。現在世界で使用可能な

EMG には、GE Datex-Ohmeda NMT（GE、アメリカ）と TetraGraph™（SENZIME、スウェーデン）がありますが、今後さらに開発が進むと考えられます。MMG と EMG の反応はよく相関する[6]といわれていますので、抜管に安全な基準が、再度、TOF 比 > 0.9 に戻るかもしれませんし、TOF 比の先行回復が解決するかもしれませんし、このまま継続するかもしれません。

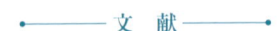 ──── 文　献 ────

1) Ali HH, et al. The effect of tubocurarine on indirectly elicited train-of-four muscle response and respiratory measurements in humans. Br J Anaesth 1975; 47: 570-4.
2) Eriksson LI, et al. Attenuated ventilatory response to hypoxaemia at vecuronium-induced partial neuromuscular block. Acta Anaesthesiol Scand 1992; 36: 710-5.
3) Eriksson LI, et al. Functional assessment of the pharynx at rest and during swallowing in partially paralyzed humans: Simultaneous videomanometry and mechanomyography of awake human volunteers. Anesthesiology 1997; 87: 1035-43.
4) Capron F, et al. Can acceleromyography detect low levels of residual paralysis? A probability approach to detect a mechanomyographic train-of-four ratio of 0.9. Anesthesiology 2004; 100: 1119-24.
5) Suzuki T. A train-of-four ratio of 0.9 may not certify adequate recovery after sugammadex. Acta Anaesthesiol Scand 2011; 55: 368-9.
6) Engbaek J, et al. Clinical recovery and train-of-four ratio measured mechanically and electromyographically following atracurium. Anesthesiology 1989; 71: 391-5.
7) Dam WH, et al. Inadequate postanesthetic ventilation. Curare, anesthetic, narcotic, diffusion hypoxia. Anesthesiology 1961; 22: 699-707.
8) Kopman AF, et al. Relationship of the train-of-four fade ratio to clinical signs and symptoms of residual paralysis in awake volunteers. Anesthesiology 1997; 86: 765-71.
9) Claudius C, et al. Is the performance of acceleromyography improved with preload and normalization? A comparison with mechanomyography. Anesthesiology 2009; 110: 1261-70.

（岩崎　肇）

14 BIS モニターは術中覚醒を予防しない？

➡ ～そういう視点で論文を読む必要があるのですね～

(Myles PS, et al. Lancet 2004 ; 363 : 1757-63／Avidan MS, et al. N Engl J Med 2008 ; 358 : 1097-108)

全身麻酔には、手術中の無意識・無記憶の維持が求められます。全身麻酔薬を非常に高濃度、例えばセボフルランを呼気濃度5％となるように投与すれば、確実に患者を無意識・無記憶状態にすることができます。しかし、高濃度で全身麻酔薬を継続して投与すると、術中には循環抑制が、術後には覚醒遅延や抜管後の不安定な呼吸状態の遷延が生じますし、術中の過量な全身麻酔薬投与により、生命予後悪化の可能性も示唆されています。したがって、深すぎる全身麻酔状態にならないような全身麻酔薬投与が求められます。一方、術中覚醒はpost-traumatic stress disorderのリスクもあり、できるかぎり避けなければなりません。そのためには、不十分な全身麻酔薬投与を避ける必要があります。

全身麻酔中の脳波モニタリングは、全身麻酔薬の過不足による合併症を避け、適切な麻酔薬濃度を維持するために利用されます。しかし、ここで疑問があります。全身麻酔中の脳波モニターとして歴史のあるbispectral index（BIS）モニターは、術中覚醒を本当に予防できるのでしょうか？ BISモニタリングが術中覚醒を予防できるという論文と、予防できないという研究結果があるのはどうしてでしょうか？

[1] Bispectral Index Monitoring to Prevent Awareness during Anaesthesia: The B-Aware Randomised Controlled Trial. Lancet 2004[1]

この前向き無作為化比較研究の結論をとても短くいえば"BISモニターは術中覚醒を予防する"です。

abstractの結果には、"2,463名の患者のうち1,225名がBISグループ、1,238名がroutine careグループであった。それぞれ2症例もしくは11症例で術中覚醒があり（P＝0.022）、BISガイドによる全身麻酔は術中覚醒を82％（95％信頼区間17-98％）減少させた"と、記載してあります。この結果を読むと、"BISモニタリングは術中覚醒を1/5に減らすなんてすごい"と感じるかもしれません。データを詳しく見てみましょう。routine careグループの術中覚醒の頻度は11/1,238、言い換えれば約0.9％で、100人に1人弱です。臨床のフィーリングから考えると、発生頻度が高すぎます。

本文を全部読むのは大変ですから、abstractのinterpretationを読んでみましょう。すると"術中覚醒のリスクが高い患者の全身麻酔では、BISモニタリングが術中覚醒のリスクを減らす"との記載があります。つまり、この研究結果は術中覚醒のリスクが高い患者には当てはまります。

この研究で術中覚醒のリスクが高い患者として研究対象となったのは、どのような患者でしょうか？ study populationのところを見てみましょう。帝王切開、高リスク心臓手術（左室駆出率30％未満、心係数2.1 l/

min/m^2、重症大動脈狭窄、肺高血圧、オフポンプ冠動脈バイパス術)、循環血液量減少を伴う急性外傷、硬性気管支鏡使用、有意な循環動態抑制と術中低血圧への対処が予測される重症末期肺疾患、術中覚醒の既往、覚醒下挿管が計画されない挿管困難症例での挿管、アルコール多量摂取またはその疑い、慢性的なベンゾジアゼピンもしくは麻薬使用、プロテアーゼ阻害薬使用中、が挙げられています。

[2] Anesthesia Awareness and the Bispectral Index. N Engl J Med 2008[2]

この前向き無作為化比較研究の結果をとても短くいえば"BIS モニターは術中覚醒を予防しない"です。先ほどの研究と逆の結果に見えます。

abstract を見てみましょう。"967 名のBIS 群(BIS 値 40-60 を目標範囲とした群)と、974 名の ETAG 群〔呼気終末麻酔ガス濃度ガイド群、0.7-1.3 MAC(最小肺胞内濃度)とした〕を評価した。明確な術中覚醒は各群 2 症例であった。BIS 群の 2 症例のうち 1 症例で、BIS 値が 60 を超えていて、ETAG 群の 3 症例で呼気終末麻酔ガス濃度が 0.7 MAC 未満になっていた。呼気終末麻酔ガス濃度の平均値は、BIS 群で 0.81±0.25 MAC、ETAG 群 で 0.82±0.23 MAC であった"と記載されています。つまり、BIS 値を 40-60 にコントロールすることで、術中の吸入麻酔薬投与濃度減少に関係せず、BIS モニター使用が術中覚醒を予防する知見も得られなかった、ということです。

[3] 2 つの研究の背景は同様か

この 2 つの研究、患者背景や全身麻酔の方法は同様なのでしょうか?

患者背景を見てみましょう。一つ目の研究の対象患者は術中覚醒の高リスク患者です。二つ目の研究の対象患者はどうでしょうか? abstract の background に"術中覚醒の高リスク患者"と記載されています。高リスクの判定方法は厳密には少し異なりますが、対象患者の術中覚醒のリスクは 2 つの研究で同程度であるといえます。

では、全身麻酔の方法はどうでしょうか。一つ目の研究の非 BIS 群は、routine anesthesia care を行ったと記載されています。しかし、どのような麻酔方法が routine care であるのかの記載はありません。また、約 60％の患者が吸入麻酔、残りの約 40％は全静脈麻酔による全身麻酔維持が行われています。二つ目の研究では、すべての患者で吸入麻酔による全身麻酔維持が行われています。そして非 BIS 群は、呼気終末麻酔ガス濃度の目標が 0.7-1.3 MAC に定められています。

BIS の使用が術中覚醒を減らすかどうかを調べるためには、対照となる BIS 不使用群が必要です。この対照群の違いや、inclusion criteria の違い(麻酔維持の全身麻酔薬に制限を設けるか否か)などが、2 つの研究結果の違いの一因と考えられます。研究論文を読み、その内容を理解するときには、どのような背景・環境でその研究が行われたかを知ることは研究結果の正しい理解に必須です。

[4] 筋弛緩薬単独投与が BIS 値を低下させる!!

筋弛緩薬を単独(!!)投与したときに BIS 値がどのように変化するかを調べたボランティア研究(!!!)[3]がありますので紹介します。この研究ではスキサメトニウム 1.5 mg/

kg もしくはロクロニウム 0.7 mg/kg が投与され、BIS A2000™（A2000）と BIS Vista™（Vista）による BIS 値の変化を、スキサメトニウムでは 10 名 12 回、ロクロニウムでは 9 名 11 回で調べています。

スキサメトニウム 1.5 mg/kg 投与による最低 BIS 値は 48-78（A2000）もしくは 47-79（Vista）で、BIS 値が 60 未満になったのは 5 名 5 回（A2000）もしくは 6 名 7 回（Vista）で、60 未満が 1 分以上継続した患者は 2 名 2 回（A2000）もしくは 2 名 3 回（Vista）でした。

ロクロニウム 0.7 mg/kg 投与による最低 BIS 値は 47-70（A2000）もしくは 46-69（Vista）で、BIS 値が 60 未満になったのは 8 名 9 回（A2000）もしくは 2 名 3 回（Vista）で、60 未満が 1 分以上継続した患者は 6 名 6 回（A2000）もしくは 2 名 3 回（Vista）でした。また、すべての患者で BIS 値が 70 未満になりました（A2000、Vista とも）。

先ほど紹介した N Engl J Med に掲載された論文[2]からも、BIS 値 60 未満としても術中覚醒を 100％予防することはできないことが示されていましたが、BIS 値を 60 以下にすることを目標としたときの術中覚醒の頻度は 0.2％程度でした。しかし、この研究では、"筋弛緩薬が効いている状態での BIS 値 60 未満" は "術中覚醒していないこと" と同義ではないことを明確に示しました。

［5］脳波モニタリングの使用に意義はあるのか？

脳波モニターが提示する数値をそのまま利用することの意義が限定的であることは、すでに紹介した論文から明らかです。では、BIS モニターや SedLine® などの脳波モニターは不要でしょうか？

現在の脳波モニターは周波数解析結果が表示されます。周波数解析結果がどのような意義を持つか、また術中覚醒を防ぐか、については本項では議論しませんが、麻酔中の脳波の利用は将来的には周波数解析が基本になっていくと予想されます[4)5)]。

———— 文　献 ————

1) Myles PS, et al. Bispectral index monitoring to prevent awareness during anaesthesia: The B-Aware randomised controlled trial. Lancet 2004; 363: 1757-63.
2) Avidan MS, et al. Anesthesia awareness and the bispectral index. N Engl J Med 2008; 358: 1097-108.
3) Schuller PJ, et al. Response of bispectral index to neuromuscular block in awake volunteers. Br J Anaesth 2015; 115: i95-i103.
4) Purdon PL, et al. Clinical electroencephalography for anesthesiologists: Part I: Background and basic signatures. Anesthesiology 2015; 123: 937-60.
5) Kang H, et al. Individual indicators of appropriate hypnotic level during propofol anesthesia: Highest alpha power and effect-site concentrations of propofol at loss of response. J Anesth 2017; 31: 502-9.

（増井　健一）

15 術後回診でなんともなければ OK？

→ ～潜在性の記憶というものを考える必要が
あるのですね～

(Levinson BW. Br J Anaesth 1965 ; 37 : 544−6)

通常の麻酔で問題となるのは、いつでも思い出せる "顕在性記憶" の残存です。術中の "顕在性記憶" の残存は術中覚醒を意味しており、術後に外傷後ストレス障害（posttraumatic stress disorder : PTSD）が生じる確率が高いことが知られています。通常 "顕在性記憶" が生じなくなる麻酔薬濃度は、意識消失（応答消失）が生じる麻酔薬濃度よりも低いことが知られています。最小肺胞濃度（minimum alveolar concentration : MAC）という過去の基準を用いるならば、意識消失が生じる麻酔薬濃度はおおよそ 0.4MAC 程度、"顕在性記憶" が消失する麻酔薬濃度はおおよそ 0.2 MAC 程度です。一方で、自分では思い出せないけれど、なんらかのきっかけ（催眠状態にするなど）によって想起される "潜在性記憶" という記憶があります。"潜在性記憶" は、意識消失する麻酔薬濃度より高い濃度でも残存することが示唆されています。しかも、この "潜在性記憶" も患者の術後に影響を与えることが知られています。このことを考えれば、術後回診で Brice[1] の質問表をもとに "顕在性記憶" がないことが確認できたからといって、それだけでなんら問題ないとは言い切れないのが実際のところです。

現在のところ術中の "潜在性記憶" に関しては、まだまだ解明されていないことも多く残されており、どのようにすれば "潜在性記憶" を抑制できるのかは、はっきりしていま

せん。そんなものはないと考えたほうがよいのではないかと書かれた editorial[2] もありますが、現状では麻酔中の "潜在性記憶" はあると考えるべきものと思っています。ここでは、麻酔中の記憶に関して現在知られていることを解説します。

[1] 短期記憶と長期記憶

記憶には "顕在性記憶" と "潜在性記憶" という分類以外にいくつも分類があります。持続時間の違いによる短期記憶（short-term memory）と長期記憶（long-term memory）はその一つです。一般にいう "記憶" は、長期記憶を指すと考えて構いません。

長期記憶には、陳述的記憶（declarative memory）と手続き記憶（procedural memory）があります。陳述的記憶は英単語や計算法を覚えるといった記憶であり、海馬が重要な役割を果たしていることが知られています。一方、手続き記憶は自転車に乗ったりスキーの仕方を覚えたりといった体で覚える記憶を指し、小脳や基底核が重要な役割を担っているとされています。陳述記憶はさらに意味記憶（semantic memory）、エピソード記憶（episodic memory）と自叙的記憶（autobiographical memory）の 3 つに分類されます。言語の知識や情報は言葉にできますが、感情は伴いません。このような記憶を意味記憶と呼びます。意味記憶は繰り返し練習して覚えるような記憶です。一方、思い出

のように感情を伴う記憶は、エピソード記憶と呼ばれます。エピソード記憶は、あるエピソードを一度体験しただけで覚えてしまいます。PTSD で問題となるのは、このエピソード記憶です。エピソード記憶は女性のほうが男性より優れているようですが、これが女性のほうが術中覚醒しやすい理由なのかもしれません。

[2] 術中の潜在性記憶

1965 年に Levinson[3)]は、潜在性記憶に関する研究を報告しています。10 名のボランティアに対して亜酸化窒素もしくはエーテルで麻酔を行いながら、麻酔中に被検者の耳元で "チアノーゼが出ていて治療が必要な危機的状況です" と囁いておいて、術後の記憶の有無を調べています。その後の問診からいずれの被検者にも "顕在性記憶" がないことが示されました。しかしながら被験者を催眠状態にすると、4 名の被験者は術中の言葉を正確に思い出しました。また、別の 4 名の被験者は誰かが彼らに話をしていたことを思い出しました。これら 8 名の被験者たちは、いずれも不安を感じて催眠状態から覚醒したり、さらなる調査を拒否したということです。この研究は "潜在性記憶" であっても、それが残っていれば術後の患者の生活や行動にまで影響を及ぼしうることを示しました。この "潜在性記憶" もエピソード記憶です。Balcher[4)]は Levinson[3)]の研究を追試するために、侵襲的で脅迫するような言語刺激と催眠を用い、同様の研究を行いました。彼は同様の結果を得ていたのですが、あまりに非人道的と考えて研究を中止しています。また、Bennett ら[5)]は、33 名の患者に無作為に、術後回診時に自分の耳をつまむように患者の耳元で指示しました。術後回診時にその行動をとった患者さんの割合は、指示を与えられた患者のほうが与えられなかった患者に比べ有意に高かったことを報告しています。非侵襲的な言葉であっても "術中記憶" は生じうることが示されたわけです。

これまでにも "潜在性記憶" がどの程度の麻酔レベルで生じなくなるかという研究がいくつか行われてきました。先に示したように、初期の研究では被検者を術後に催眠状態にして術中の記憶を検索したり、無意識の動作の変化を調べたりというような手法が取られていました。その後、Word-Stem Completion Test（WSCT）というテストが用いられるようになっています。このテストは 6 文字程度の単語を術中に患者に繰り返し聞かせて、術後にその単語の中央の 3 文字を抜いておいて、そこを埋めさせるようにします。なん通りもの単語を作ることができるような問題にしておいて、その単語がどれだけ正しく再現されるかの確率を調べます。"潜在性記憶" が残っているほど、その再現確率は高くなるという仮定のもとに、このようなテストが用いられるのです。Iselin-Chaves ら[6)]は、47 名のイソフルラン麻酔中（＋1 名のプロポフォール麻酔）の患者を、維持する bispectral index（BIS）値で 3 群に分けています。なお、30 名は亜酸化窒素も同時に投与されています。深麻酔群は BIS 値を 21–40、中等度麻酔群では 41–60、浅麻酔群では 61–80 としています。この 3 群に対して WSCT を行いました。この研究の結果では深麻酔群には記憶は認められず、中等度麻酔群および浅麻酔群では潜在性記憶の増加が認められたというのです。一方で、顕在性記憶はどのレベルでも認められませんでした。WSCT は先の記憶の分類では単語の記憶という意味記憶ですから、意味記憶に関し

ては、BIS 値的には深麻酔にしなければ抑制が難しいということになります。もっとも、BIS 値は的確に麻酔レベルを示すものではありませんし、特にこの研究では 30 名が亜酸化窒素も同時に使用されているため、BIS 値の信頼性はかなり落ちてしまいます。BIS 値算出のアルゴリズムには、亜酸化窒素が併用された場合の脳波も含まれていますが、現実には亜酸化窒素併用時の BIS 値の信頼性は乏しいです。いずれにしても、ある程度の深い麻酔では"潜在性記憶"が残らない可能性があるということです。同様の手法を用いた研究はほかにも行われていますが、前投薬の有無や、麻酔法の違い、麻酔レベルのモニタリング法の違い、鎮痛法の違いなどにより結果はまちまちです。したがいまして、WSCT を用いた研究での"潜在性記憶"には、まだ決定的な結果を議論することはできないのが実情です。そもそも WSCT で調べているのは"意味記憶"に相当する記憶ですから、実臨床で問題となるであろう"エピソード記憶"とは異なるものです。ですから WSCT で得られる結果をそのまま"エピソード記憶"に置き換えて考えることはできません。そうなってきますと、やはり初期の研究のように術中になんらかの暗示のようなものを与えて、それをキーとして調べるくらいしかないのかもしれません。また、同時に"顕在性記憶"ではないことも示さなければなりませんので、さらに慎重にプロトコルを考える必要があるわけです。

[3] 術中の顕在性記憶

　冒頭で述べたように、術中の顕在性記憶は術中覚醒に伴うものといえますので、これは確実に生じないように対策しておく必要があります。こちらに関しても、調べるのはそれ

ほど単純ではありません。一般に術中覚醒を確認するには、複数回インタビューして注意深く調べなければならないことが分かっているからです。覚醒直後に調べて何も覚えていない場合でも、1 日後とか 1 週間後とかになって思い出すこともあるからです。ですから"術後回診でなんともなければ OK?"という問いの答えには、術中の顕在性記憶のことにも注意しておかなければならないのです。もっとも、手術から時間が経過した場合、その記憶が本当に手術時に残されたものなのか、それともその後に見聞きしたことから再構成されたり創造されたものなのかを見分けることも事実上は難しいので、実際のところ正確に術中の記憶を調べることは困難を極めるといえるでしょう。麻酔薬の投与ミスなどで明確な浅麻酔が生じていたうえで患者さん本人が術中覚醒を訴えていたような場合には、術中覚醒を疑う余地はほとんどないと思われますが、それ以外の場合には慎重に判断する必要があるのです。

　Ghoneim と Block[7] は、術中の顕在性記憶の術後への影響に関して検討しています。もっともよく認められる患者の訴えは、術中に物音が聞こえたこと、および体が動かせず時に痛みを感じたことでした。特に患者自身や彼らの病状に関しての良くない内容の会話を患者たちは覚えていたということです。そして彼らはしばしば、睡眠障害、夢、悪夢、フラッシュバックおよび昼間の不安感といったことを訴えていました。少なくとも、術中不用意に患者さんの病状について話すことは控えたほうが無難ということでしょうか。

　先に述べたように、通常であれば顕在性記憶が抑制される麻酔薬濃度は意識消失（応答消失）させる麻酔薬濃度よりも低いのですが、ここに手術刺激などが加えられた場合に

はどのようになるのか分かっていません。刺激が加えられたことにより一時的に覚醒して、そのときに記憶が残されると考えている研究者もありますが、明確な証拠があるわけではないのです。

[4] 術中記憶を残さない麻酔

　現代の麻酔の特徴は、麻酔薬（鎮静薬）と鎮痛薬を組み合わせたバランス麻酔が一般的であることです。臨床濃度のオピオイドは記憶を抑制しないとされています[8]。一方で、オピオイドを併用すれば、臨床濃度でもプロポフォールなどの麻酔薬による応答消失濃度は低下します。ところが、脳波や誘発電位ではオピオイドを併用して応答消失したときの脳の活動状態は、併用しない場合よりも活動性が高いことが知られています。すなわち、オピオイドを併用した状況では脳の活動性が高いうち、つまり本当は覚醒しているかもしれない状況でも応答はなくなるということが分かります。レミフェンタニルを高濃度で使用すれば、脳波も徐波化するため、BIS値などの脳波パラメーターも適切な値を示している保証はなくなります。BIS値が40やそれ以下であっても声をかければ開眼する可能性がありますし、開眼しなくても音声を記憶している可能性があるのです。中等度以上のオピオイドを併用した場合に、BIS値や循環動態などを参考にプロポフォールなどの麻酔薬濃度を不用意に下げると、術中の"顕在性記憶"や"潜在性記憶"の可能性を増やす危険性があると筆者は考えています。確かにMACawakeはオピオイドの併用によって、少しずつほぼ直線的に低下するわけですが、あくまでこれは応答がなくなるという現象を指標にしたものであり、本当に意識の有無を見ているのではないこと、オピオイド自体に

はほぼ記憶抑制作用がないことを考えれば、現時点では少なくとも術中はオピオイドなしでも適切な鎮静が得られるような麻酔薬濃度を維持し、これに加えて手術刺激をある程度までに抑制できるようにオピオイドを投与するのが適切と筆者は考えています。

　現代の麻酔では麻酔薬も鎮痛薬も短時間作用性であるため、かつてよりも幅広い麻酔薬濃度と鎮痛薬濃度の組み合わせで麻酔を維持することが可能になっています。しかし、20世紀のように体動や循環動態の変動を頼りに麻酔の調節を行うことは現代の麻酔では適切ではないことが知られていますから、本当に適切な鎮静と鎮痛が得られているかをよく考えて麻酔管理を行う必要があるのです。筋弛緩に関しても、スガマデクスの登場により術中に深い筋弛緩を維持しても術後には筋弛緩を残存させない管理も可能となっていますが、術中覚醒を検出するためには可能なかぎり不要な筋弛緩薬の投与は控えるべきと筆者は考えています。適切な麻酔が行えていれば、筋弛緩薬が必要となる場面は限られています。むしろ筋弛緩薬に頼った不動化は危険です。私は、筋弛緩は万一にも体動を生じさせてはいけないときの保険であると考えています。プロであるなら、各患者に最適の麻酔を行うことを目指して、一例一例管理していただきたいと思います。

───●── 文　献 ──●───

1) Brice DD, et al. A simple study of awareness and dreaming during anaesthesia. Br J Anaesth 1970; 42: 535-42.

2) Pryor KO, et al. Chasing the shadows of implicit memory under anesthesia. Anesth Analg 2014; 119: 1026-8.

3) Levinson BW. States of awareness during general anesthesia: Preliminary communication.

Br J Anaesth 1965; 37: 544-6.

4) Blacher RS. Awareness during surgery. Anesthesiology 1984; 61: 1-2.

5) Bennett HL, et al. Non-verval response to intraoperative conversation. Br J Anaesth 1985; 57: 174-9.

6) Iselin-Chaves IA, et al. Investigation of implicit memory during isoflurane anesthesia for elective surgery using the process dissociation procedure. Anesthesiology 2005; 103: 925-33.

7) Ghoneim MM, et al. Learning and memory during general anesthesia: An update. Anesthesiology 1997; 87: 387-410.

8) Veselis RA, et al. The comparative amnestic effects of midazolam, propofol, thiopental, and fentanyl at equisedative concentrations. Anesthesiology 1997; 87: 749-64.

（萩平 哲）

B

術前管理

§1　診察・評価

§2　内服薬・前投薬・飲水

診察・評価

16 術前に必須な検査とは

→ ～ルーチンはないのですか？～

(Kirkham KR, et al. Anesthesiology 2016 ; 124 : 804-14)

　術前の検査には、血液検査や耐運動能検査、認知機能検査があると思います。このパートでは、術前の血液検査について掘り下げたいと思います。

　結論から述べると、術前のルーチン検査はありません。患者の負担や医療費の観点から見ると、患者ごとに考えることが重要です。

　Kirkham ら[1]は、眼科手術や低リスク手術が予定されている患者を対象に、手術 60 日前までに施行された血液検査（全血算、プロトロンビン時間、部分トロンボプラスチン時間、生化学検査）の割合、および施設間での検査実施率の違いや患者背景を遡及的に調査しました。その結果、約 130 万件の手術に対し、30％の症例でなんらかの血液検査が施行されており、検査の割合は全血算が 23.7％、プロトロンビン時間が 5.9％、部分トロンボプラスチン時間が 0.5％、生化学検査が 25％でした。施設別に見ると、検査率は 0％から 98.2％と大きな差があることが分かりました。また、心房細動〔オッズ比（odds ratio：OR）2.58、95％信頼区間（confidence interval：CI）2.51 – 2.66）、術前相談（OR 1.68、95％ CI 1.65-1.71）、僧帽弁置換術既往（OR 2.33、95％ CI 2.10-2.58）、肝臓病（OR 1.69、95％ CI 1.55-1.84）が術前の血液検査施行と関係していました。冠動脈疾患や弁膜症がある患者は、循環器内科や心臓血管外科で検査が行われている可能性や、本当に必要であった検査の可

能性はあるが、98％の患者で全血算を測定している施設もあり、ルーチンの検査について再考させられる報告だと感じました。

　では、ルーチンの血液検査が診療や患者アウトカムにどのような影響を与えるのでしょうか。Benarroch-Gampel ら[2]は、外来ヘルニア手術患者での術前の血液検査と術後合併症の関係について報告しています。73,596 名の患者のうち 46,977 名（63.8％）がなんらかの血液検査を受けており、高齢者や高い米国麻酔科学会術前状態分類、高血圧、腹水、止血凝固障害、腹腔鏡手術を受ける患者で検査が実施される割合が高いことを報告しています。また、検査を受けた患者のうち 25,149 名（53.5％）は合併症を有しておらず、検査目的が明確ではありませんでした。さらに、46,977 名のうち検査で異常があったのは 61.6％でした。術後合併症（再挿管、肺塞栓症、脳卒中、腎不全、昏睡、心停止、心筋梗塞、敗血症性ショック、出血、死亡）は 0.3％に生じましたが、術前検査の施行および検査結果異常に関係があるとはいえないという結果でした。この報告から、術前の血液検査の多くは明確な目的がなく、血液検査により術後合併症を予想することは困難だということが分かります。ただし、手術施行そのものや麻酔科管理方法の変更については述べられておらず、検査そのものに意味がないというわけではないと思います。

　外科医や麻酔科医が検査の必要性を患者ご

表1 NICE ガイドラインによる術前血液検査の勧め

手術グレード：Minor		
検査項目	ASA 1	ASA 2	ASA 3 or ASA 4
血算	ルーチンの検査は不要	ルーチンの検査は不要	ルーチンの検査は不要
止血	ルーチンの検査は不要	ルーチンの検査は不要	ルーチンの検査は不要
腎機能検査	ルーチンの検査は不要	ルーチンの検査は不要	急性腎不全のリスクがある場合考慮

手術グレード：Intermediate		
検査項目	ASA 1	ASA 2	ASA 3 or ASA 4
血算	ルーチンの検査は不要	ルーチンの検査は不要	症候性の心血管合併症や腎障害がある場合考慮
止血	ルーチンの検査は不要	ルーチンの検査は不要	慢性肝障害がある場合考慮（注1・2参照）
腎機能検査	ルーチンの検査は不要	急性腎不全のリスクがある場合考慮	検査必要

手術グレード：Major or complex		
検査項目	ASA 1	ASA 2	ASA 3 or ASA 4
血算	検査必要	検査必要	検査必要
止血	ルーチンの検査は不要	ルーチンの検査は不要	慢性肝障害がある場合考慮（注1・2参照）
腎機能検査	急性腎不全のリスクがある場合考慮	検査必要	検査必要

注1：抗凝固薬を服用している患者が治療内容を変更する必要がある場合は個別の計画を立てる。
注2：術前に凝固検査をする必要がある場合、ポイントオブケア検査を施行する。
NICE: National Institute for Health and Care Excellence, ASA−PS（ASA）: American Society of Anesthesiologists−Physical Status
〔Preoperative tests（update）routine preoperative tests for elective surgery NICE guideline, No. 45 National Guideline Centre（UK）. London: National Institute for Health and Care Excellence（UK）; 2016 Apr. Copyright and permissions https://www.ncbi.nlm.nih.gov/pubmedhealth/PMH0086571/ より改変引用〕

とに判断することが重要です。しかし、医師の考え方により検査を受ける患者に差が生じる可能性があります。そこで、National Institute for Health and Care Excellence（NICE）の術前検査のガイドライン[3]を参考にするのがよいかもしれません。NICE ガイドラインは、**表1**のように術前の患者状態と手術グレード（**表2**）に応じて検査の必要性を提供しています。**表1**に加えて、ヘモグロビン A_{1c} についても言及されており、非糖尿病患者や3カ月以内の検査データを持つ糖尿病患者に対する検査は不要とされています。

　手術前にたくさんの検査をしておけば安心が得られる気がしますが、患者にとっては侵襲を伴う検査であり時間的拘束なども考慮すると、行う検査は少ないほうがいいと思います。また、不要な検査は日本の医療経済の圧迫にもつながるため、避けたほうがよさそうです。

表2　NICE ガイドラインによる手術侵襲度分類

術式分類	例
Minor	皮膚病変切除術 乳房膿瘍ドレナージ術
Intermediate	鼠径ヘルニア修復術 下肢静脈瘤切除術 扁桃摘出術 アデノイド切除術 膝関節鏡
Major or complex	子宮全摘術 内視鏡的前立腺切除術 腰椎椎間板切除術 甲状腺切除術 関節置換 肺手術 結腸切除術 頸部拡大切除術

NICE: National Institute for Health and Care Excellence
〔Preoperative tests（update）routine preoperative tests for elective surgery NICE guideline, No.45 National Guideline Centre（UK）. London: National Institute for Health and Care Excellence（UK）; 2016 Apr. Copyright and permissions https://www.ncbi.nlm.nih.gov/pubmedhealth/PMH0086571/ より改変引用〕

●───── 文　献 ─────●

1) Kirkham KR, et al. Preoperative laboratory investigations: Rates and variability prior to low-risk surgical procedures. Anesthesiology 2016; 124: 804-14.
2) Benarroch-Gampel J, et al. Preoperative laboratory testing in patients undergoing elective, low-risk ambulatory surgery. Ann Surg 2012; 256: 518-28.
3) Preoperative tests（update）routine preoperative tests for elective surgery NICE guideline, No. 45 National Guideline Centre（UK）. London: National Institute for Health and Care Excellence（UK）; 2016 Apr. Copyright and permissions https://www.ncbi.nlm.nih.gov/pubmedhealth/PMH0086571/（2018 年 7 月 7 日最終アクセス）

（位田　みつる）

17 術前評価や介入

➡ ～だから大事なのですね～

(Abdelsattar ZM, et al. Sleep 2015 ; 38 : 1205-10)

手術前の患者状態を表す指標として、米国麻酔科学会術前評価分類〔American Society of Anesthesiologists（ASA）-physical status classification〕があります。術後合併症との関係も示されていますが、具体的な介入を行うためには併存疾患ごとに評価していくことが重要です。また、ASA分類には直接反映されませんが、術前評価として注目されているものに閉塞性睡眠時無呼吸症候群（obstructive sleep apnea syndrome : OSAS）や多剤併用、不安・うつなどの精神衛生があります。

OSAS診断のゴールドスタンダードは睡眠時ポリソムノグラフィー（polysomnography : PSG）ですが、手術を控えている全患者にPSGを行うことは現実的ではありません。自宅や一般病棟で行える簡易PSGも普及しているとはいえ、まだまだ一般的ではありません。そこで、STOP-BANG質問票（**表**）を用いてスクリーニングを行い、詳細な検査を受ける患者を選択するのがよいかもしれません。術前にOSASを診断・治療することは周術期アウトカムにどのような影響を与えるのでしょうか。26,842名の患者を対象としたAbdelsattarら[1]の前向き観察研究によると、2,646（9.9％）名がOSASの診断を受けていたり疑いがあったが、そのうち1,465（55.4％）名は治療されていませんでした（未治療群）。未治療群は持続陽圧呼吸療法を受けている群（治療群）と比べ、術後の心血管系合併症、予期しない再挿管、心筋梗塞がおのおの1.8倍〔95％信頼区間（confidence interval : CI）1.3-2.7〕、2.5倍（95％ CI 1.4-4.6）、2.6倍（95％ CI 1.1-6.0）増加することが分かりました。また、治療群は未治療群と比較し合併症が減少するだけでなく、OSASなし群と同程度の合併症発生率であった点も重要な結果だと思います。

本邦では、臓器別に診療科が細分化されており、多くの併存疾患を抱える患者は多くの診療科を受診し、結果として多くの薬剤を服用していることが多いです。一般的に、5剤以上の内服薬を服用している場合を多剤併用（poly-pharmacy）と呼ばれています。McIsaacら[2]は、65歳以上の予定非心臓手術を受ける患者を対象として、多剤併用が術後の生存率や合併症、医療費に与える影響を調査しました。その結果、約26.5万人の患者のうち14.6（54.8％）万人が多剤服用患者であり、多剤服用患者で90日以内の死亡率（3.0％ vs. 1.6％ハザード比 1.21、95％ CI 1.14-1.27）や合併症発生率（21.6％ vs. 16.4％ハザード比 1.12、95％ CI 1.09-1.15）が高く、多額の医療費が必要（24万ドル vs. 20万ドル ハザード比 1.05、95％ CI 1.04-1.05）だったことが分かりました。興味深いことに、重症患者ほど死亡率が高くなるというわけではなく、フレイルや併存疾患を有し多剤併用している患者より、そのよ

表　STOP-BANG 質問表

S (snoring)	いびき	閉めたドア越しに聞こえる、またはベッドパートナーが起こす程度
T (tired)	日中の疲れ	運転や会話中に眠気を感じる
O (observed)	無呼吸の指摘	睡眠中に呼吸がとまる、または苦しくなったことを指摘されたか
P (pressure)	高血圧	治療中の場合も含む
B (body mass index)	体格指数	25 kg/m² 以上
A (age)	年齢	50 歳以上
N (neck circumference)	頸部周囲長	男性 43 cm、女性 41 cm 以上
G (gender)	性別	男性

該当項目の数で以下のように評価される。
該当項目 0-2 個：軽度
該当項目 3-4 個：中等度（睡眠時無呼吸症候群がある可能性が 72%、重症の無呼吸症候群のある可能性が 13-18%）
該当項目 5-8 個：高度（睡眠時無呼吸症候群がある可能性が 77% 以上で、重症の無呼吸症候群の可能性が 30% 以上）

うな病態がない多剤併用患者で死亡率が高くなることも併せて報告されています。不要な患者での多剤併用は、周術期アウトカムに良い影響を与えないので、減薬されるべきです。しかし、新薬やジェネリック医薬品などのすべてを麻酔科医が把握することは困難であり、薬剤師や看護師と協力して術前評価を減薬の機会ととらえることが必要なのかもしれません。

　精神衛生も介入可能かつ術後アウトカムに影響を与える因子の一つです。最近の総説[3]から、術前の不安・うつの多くは見過ごされていることが分かります。不安は手術や麻酔を行うことに対するものから、四肢切断術や乳房切除術のように術後の容姿に関連するものなど多岐に及び、術前だけでなく術後の精神的ケアが必要となる場合もあります。術前に不安やうつがある患者は、術後急性期の痛みを訴えることが多いことや、慢性痛への進展との関係が示されています。また、精神的ストレスは、炎症性サイトカインを増加させ免疫能を低下させます。その結果、冠動脈バイパス術や膝関節置換術、開頭術後の感染症を増加させ、長期的にはがん細胞の進展にも影響を与えるとされています。さらに、正確な機序は解明されていませんが、不安・うつがある患者は術後せん妄や術後認知機能障害の危険因子であることも述べられています。術前の不安・うつが術後合併症と関係しており、今後はこれらを適正に評価し軽減する取り組みが重要になってくると思います。

　上記のとおり、ASA 分類では見落としがちな項目があることが分かっていただけたと思います。また、上記 3 項目は麻酔科だけで解決できる問題ではありません。術前評価やその介入は麻酔科医だけで行うのではなく、内科医や薬剤師、臨床心理士なども加え病院全体で取り組む必要があります。

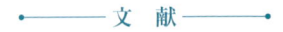

1) Abdelsattar ZM, et al. The impact of untreated obstructive sleep apnea on cardiopulmonary complications in general and vascular surgery: A cohort study. Sleep 2015; 38: 1205 – 10.

2) McIsaac DI, et al. Association of polypharmacy with survival, complications, and health-care resource use after elective noncardiac surgery: A population-based cohort study. Anesthesiology 2018; 128: 1140 – 50.

3) Ghoneim MM, et al. Depression and postoperative complications: An overview. BMC Surg 2016; 16: 5.

（位田 みつる）

18 プレハビリテーション？

～リハビリテーションの誤植ではないのですね～

(Lai CW, et al. Br J Anaesth 2013；111：607-11)

　術後アウトカム向上のための取り組みとして広く知られている概念に、絶飲食時間の短縮やオピオイドの軽減などを含んだ術後早期回復プログラム（enhanced recovery after surgery：ERAS）があります。ERAS が提唱された当初は、手術直前から術後の取り組みについての概念が多い印象がありました。しかし、近年は手術決定から手術実施までの期間に患者の予備能を高める取り組み、プレハビリテーションが加わっています。

　プレハビリテーション（prehabilitation）は "pre" と "rehabilitation" を組み合わせた造語ですが、特定の取り組みがあるわけではありません。しかし、身体機能、栄養状態、不安・精神衛生の改善を目指して行われることが多いです。術前の患者状態と術後の予後に関して、Lai ら[1]は結腸切除術が予定され術前に心肺運動負荷試験が施行された 269 名の患者において、嫌気代謝閾値 11 mlO$_2$/kg/min 未満や心肺運動負荷試験を完遂できなかった患者は、嫌気代謝閾値が 11 mlO$_2$/kg/min 以上の患者と比べ、入院日数が延長することや（7.1 日、9.9 日、14 日、P<0.01）や 90 日後死亡率が増加すること（3%、7%、15%、P<0.01）を報告しました。この報告から術前に身体機能を改善させる取り組みの必要性が分かると思います。また、Gillis ら[2]は、大腸がん患者でのプレハビリテーションの効果を評価した無作為化比較試験を報告しています。プレハビリテーション群 38 名、対照群 39 名に割り付け、プレハビリテーション群では、運動療法（ウォームアップ 5 分、自転車、ウォーキング、水泳などの有酸素運動と抵抗バンドを用いて行う抵抗運動をおのおの 20 分、クールダウン 5 分の計 50 分の運動が週 3 回、4 週間）、栄養療法（栄養士による食事内容の見直しと 1.2 g/kg/day のタンパク質摂取）、不安対策（心理士の面談と呼吸法の指導）が実施されました。介入効果は図のとおりで、プレハビリテーション群は手術直前に 6 分間歩行距離が延長し、術後は一過性に短縮しますが、8 週後には手術前以上に 6 分間歩行距離が延長していることが分かります。両群とも術後は同様のリハビリが行われていたようですが、プレハビリテーション群は対照群よりも積極的に術後のリハビリに取り組んでいたことが記載されており、その影響が反映されている可能性が述べられています。つまり、プレハビリテーションは、術後のリハビリの動機付けにも有用であるかもしれません。

　プレハビリテーションが手術後の身体機能に良い影響を及ぼすことに加え、術後認知機能障害に与える影響も、動物実験ですが、報告されています。Kawano ら[3]は、若年ラットと高齢ラットを麻酔のみを行う群と麻酔と腹部外科手術を行う群に分け、さらに各群を自発運動および認知活動介入施行群と対照群に分け、手術 7 日後の認知機能や海馬での

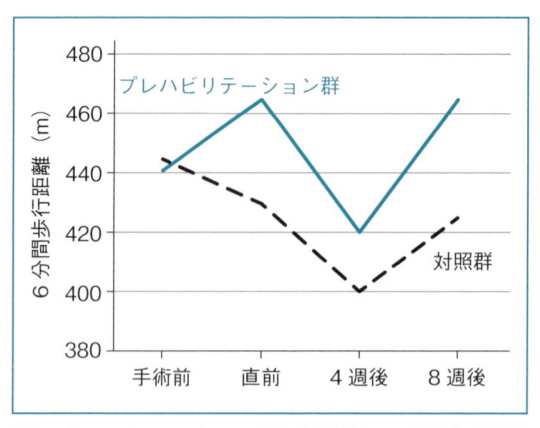

図 プレハビリテーション群と対照群の6分間歩行距離の変化

対照群では手術直前に歩行距離が短縮するが、プレハビリテーション群では延長する。両群ともに手術により短縮するが、8週後にはプレハビリテーション群では手術前以上の歩行距離となる。

（Gillis C, et al. Prehabilitation versus rehabilitation: A randomized control trial in patients undergoing colorectal resection for cancer. Anesthesiology 2014; 121: 937-47 より改変引用）

炎症性サイトカインレベルを比較しました。その結果、若年ラットでは手術や術前介入の有無により認知機能に差があるとはいえなかったが、手術を受けた高齢ラット群では術前介入群は対照群と比べ認知機能が良かったことを示しています。また、腫瘍壊死因子αやインターロイキン-1βなどのサイトカインレベルも、若年ラット群では差があるとはいえないが、手術を受けた高齢ラット群では術前介入群は対照群と比べ低いことも示されました。

　以上より、プレハビリテーションはリハビリテーションの誤植ではなく、周術期の患者アウトカム向上に欠かせない新しい概念であることを分かっていただけたと思います。どのような患者に、どのようなプレハビリテーションプログラムが良いかに関しては、発展途上なので今後の動向に注目が必要です。

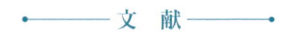

── 文　献 ──

1) Lai CW, et al. Patients' inability to perform a preoperative cardiopulmonary exercise test or demonstrate an anaerobic threshold is associated with inferior outcomes after major colorectal surgery. Br J Anaesth 2013; 111: 607-11.

2) Gillis C, et al. Prehabilitation versus rehabilitation: A randomized control trial in patients undergoing colorectal resection for cancer. Anesthesiology 2014; 121: 937-47.

3) Kawano T, et al. Impact of preoperative environmental enrichment on prevention of development of cognitive impairment following abdominal surgery in a rat model. Anesthesiology 2015; 123: 160-70.

（位田　みつる）

19 β遮断薬

→ ～そんな歴史があったのですね～

(Fleisher LA, et al. J Am Coll Cardiol 2014 ; 64 : e77-137)

❶"明日の血管手術予定の患者さんですが、労作性狭心症がありそうですがカルシウム拮抗薬しか飲んでいません。術前のβ遮断薬はどうすればよいですか？"

❷"明日、頭蓋内手術予定の患者さんですが、貧血と狭心症があり、β遮断薬を飲んでいます。明朝の内服はどうすればよいでしょうか？"

この質問に対する正答は、なんでしょうか？　この回答を考えるとき、β遮断薬に関する歴史的変遷を知ると興味が湧いてきて、理解が深まると思います。

2007年の米国心臓病学会(American College of Cardiology : ACC)/米国心臓協会(American Heart Association : AHA) ガイドラインのClass I には、以下のように記載されています。

Class I

1. 狭心症、症候性不整脈、高血圧、あるいはほかの適応疾患のために、β遮断薬をすでに使用中の患者では、同薬の使用を継続すべきである。（エビデンスレベルC）

2. 術前検査で心筋虚血の所見が認められ、リスクが高いと判断される血管外科手術症例では、β遮断薬を投与すべきである。（エビデンスレベルB）

つまり、2007年の段階では、❶❷の患者ともβ遮断薬の適用がありそうですね。さて、2009年のACC/AHAガイドラインを見てみましょう。

Class I

1. β遮断薬をすでに使用中の患者では、同薬の使用を継続すべきである。（エビデンスレベルC）

一気にトーンダウンされていますね。おまけに"貧血を認める場合は短期間の減量または中止も考慮される"とも記載されているので、❶❷の患者ともに、当日朝のβ遮断薬の内服は行わない可能性もありますね。このような大きな変化は、2008年に発表されたPOISE trial の結果を見ると理解できます。要約すると、非心臓手術患者にβ遮断薬を服用させると、心筋梗塞発生率は低下したが、死亡率と脳梗塞発生率が上昇したという衝撃的な内容でした。

さて、現在のACC/AHAガイドラインでは、いかがでしょうか？（表）

上記の中で推奨度Class I は"術前からβ遮断薬服用中の患者では継続すべきである"のみです。次に、本邦のガイドライン「非心臓手術における合併心疾患の評価と管理に関するガイドライン（2014年改訂）」を見てみましょう。

推奨指針	推奨度分類	エビデンスレベル
β 遮断薬をすでに使用中の患者では、同薬の使用を継続すべきである。	I	B
術後に臨床的な状況を勘案して β 遮断薬を使用することは妥当である可能性がある。	IIa	B
術前リスク評価で中・高リスクの心筋虚血が認められた患者では、β 遮断薬を開始することが妥当である可能性がある。	IIb	C
RCRI のリスク因子(糖尿病、心不全、冠動脈疾患、腎不全、脳血管障害など)が 3 つ以上の患者では、術前に β 遮断薬を開始することが妥当である可能性がある。	IIb	B
β 遮断薬の長期適用患者で、RCRI リスク因子がない場合、周術期のリスクを軽減する目的で同薬の使用を開始することによる有益性は不明である。	IIb	B
周術期に β 遮断薬を開始する場合、安全性と忍容性を評価するため、手術の 1 日以上前から開始することが妥当であると考えられる。	IIb	B
手術当日に β 遮断薬の使用を開始すべきではない。	III	B

Class I：その手技や処置が有用であるとのエビデンスおよび一般的合意がある。
Class II：その手技や処置の有用性について相反するエビデンスがあるが、Class IIa：有用であるとする意見が支配的である／Class IIb：有用であるとする確証が少ない。
Class III：その手技や処置が有用でないとのエビデンスおよび一般的合意がある。
Level B：単一の無作為介入臨床試験または大規模な無作為介入でない臨床試験で実証されたもの
Level C：専門家または小規模臨床試験(後ろ向き試験および登録を含む)で意見が一致したもの
RCRI: revised cardiac risk index(改訂版心リスク指標)
(Fleisher LA, et al. 2014 ACC/AHA guideline on perioperative cardiovascular evaluation and management of patients undergoing noncardiac surgery: A report of the American College of Cardiology/American Heart Association Task Force on practice guidelines. Circulation 2014; 130: e278–333 より改変引用)

> 1.　β 遮断薬内服中の症例においては、血行動態が許すかぎり周術期も継続すべきであると考えられる。
> 2.　冠動脈狭窄を有する症例における β 遮断薬の導入は症例ごとに有益性を評価し、主科、麻酔科、循環器内科の間で検討すべきである。
> (Class 分類などの推奨度は記載されず、ACC/AHA guideline 2014、ESC/ESA guideline 2014 を参考のため併記)

以上より、"術前から服用していて、循環動態が安定している（徐脈、低血圧がない）なら、継続することになるので、❶の患者では新規内服はありません。❷の患者ではバイタルを教えてください"という回答が正しくなります。

周術期の β 遮断薬投与は推奨されているイメージが強いかもしれませんが、近年のガイドラインをよく見ると"妥当である可能性がある"という弱い表現が大部分を占め、もっとも推奨度の高い術前からの β 遮断薬の継続も"循環動態が許すかぎり"と条件付きとなっています。これは、β 遮断薬がすべての手術患者において、同等に有用な作用を発揮

するわけではないという pitfall が隠れているからです。

　β遮断薬の心保護的な作用機序は、心拍数の減少と過剰な心収縮の抑制による心筋酸素需給バランスの改善です。周術期にはさまざまなストレスにより交感神経が亢進し、心拍数、心収縮力が上昇します。頻脈は心筋の酸素消費量を増やし、拡張時間を短縮させるため、酸素需要が増加するだけでなく、冠血流量を低下させ酸素供給も減少してしまいます。また、心収縮力が上昇すると心筋の酸素需要は増加します。これらの機序により、心筋酸素需給バランスが崩れると、冠動脈に有意狭窄のある患者では、心筋虚血が起こります。また、冠動脈に粥状硬化がある場合、心収縮力の上昇により壁内プラークが破綻する可能性もあります。β遮断薬は心拍数、心収縮力を減少させ、心筋酸素需給バランスを改善します。しかし、この心拍数減少と心収縮力抑制は、状況によっては不利に働く可能性があることを理解する必要があります。大量出血や血管拡張により急激な前負荷の減少が起こった場合、心拍数増加を介する心拍出量維持反応を抑制することになってしまうのです。この作用は、もともと心拍数が少ない高齢者では、影響が大きく危険性が増します。心拍出量低下が著しい場合、β遮断薬は予後を悪化させる原因となる可能性があるのです。

　そこで、より安全な投与計画を立てるために、β遮断薬の歴史を紐解き、理解を深めましょう。β遮断薬の周術期の有効性に関しては、1988 年に Stone らが、高血圧患者においてβ遮断薬を投与すると、心血管イベント発生が減少する可能性があると報告したのが始まりです。1996 年には Mangano らが、虚血性心疾患またはそのリスクを 2 つ以上有する非心臓手術患者において、β遮断薬を投与すると死亡率が減少することを報告し脚光を浴びました。さらに 1999 年には Poldermans らが、ドブタミン負荷エコーで陽性所見を認めた大血管手術患者において、β遮断薬を投与すると心血管死および心血管イベント発生が減少することを報告し、β遮断薬は周術期の予後を改善するという風潮が高まりました。以降、β遮断薬の有用性を示唆する報告が多くなされ、2007 年には ACC/AHA ガイドラインが改訂され、周術期に心筋虚血が起こるリスクの高い症例に対し、β遮断薬の投与が推奨されるようになりました。しかし、このころまでの報告は、無作為化比較試験（randomized controlled trial：RCT）でないものが多く、対象患者も少なかったためガイドラインの変更に警鐘を鳴らす研究者も多かったのです。少し遡って 2005 年には心血管イベントは減少するものの、入院期間が延長する、徐脈・低血圧が増加するといったβ遮断薬の危険性を示唆する報告が登場します。また、高リスク患者（revised cardiac risk index：RCRI≧2）においては心血管イベントが減少するが、低リスク患者（RCRI≦1）においては効果がない、または予後を悪化させるといった新しい見解も報告されました。このようにしてβ遮断薬の有用性に懸念が徐々に高まる中、2008 年に POISE trial[2] が発表されました。現時点では最大規模の RCT です。結果は、β遮断薬を投与すると心筋梗塞、心停止、心血管死が有意に減少するが、死亡率と脳卒中発生率が有意に上昇するという ACC/AHA ガイドラインに矛盾する衝撃的なものでした。予後を悪化させた理由として、β遮断薬による徐脈と低血圧が死亡率の増加に関与している可能性が考えられています。また、批判的要素

も多く、これまでの研究で予後を改善しなかったメトプロロールを使用している点、メトプロロールの投与量が多すぎる点、術前の短期間しか投与されておらず予後を改善するのは難しい点、統計解析において患者を重症度で階層化していない点、地域によってはデータ収集の精度が低い点などが挙げられます。このように信頼性に欠く部分が存在しても、なお、大規模RCTの影響は大きく、2009年にはACC/AHAガイドライン[3]が改訂され、周術期のβ遮断薬の使用については、前述のようにやや慎重な表現となり、"敗血症、脱水、肺塞栓、貧血を認める場合は短期間の減量または中止も考慮される"という注意喚起も記載されました。

その後も、まだまだ論争は続きます。β遮断薬に肯定的な報告として、2010年にはWallaceらが、冠動脈疾患またはその危険因子を2つ以上有する（RCRI≧2）非心臓手術患者において、術前よりβ遮断薬を投与した群は予後が改善したと報告しています。さらに、β遮断薬をなんらかの原因で中止した場合に、予後が悪化したことを示しました。また、2011年にはPOISE Studyが再検証され、β遮断薬は周術期死亡に影響の大きい心筋梗塞の発生率を減らすことができるため、有用である可能性を示しています。2013年のLondonら[4]の報告では、RCRI≧2の非心臓手術患者は周術期早期のβ遮断薬投与により、心合併症発生率や死亡率が低下することを示しています。一方、β遮断薬に否定的な報告として、2015年にはFriedellらとJørgensenらは、虚血リスクの低い、または虚血リスクのない非心臓手術患者においては、死亡率を増加させる可能性をおのおのの報告しています。2018年に更新されたコクランライブラリーのシステマティックレビューでは、重症度による階層化をしない場合、非心臓手術におけるβ遮断薬投与は心筋梗塞の発生率を低下させるが、死亡率を有意に増加させると結論づけています。

ここまでの歴史を顧みると、周術期のβ遮断薬の有用性に疑問を抱いてしまいますが、評価は難しいところです。使用薬剤、投与法、投与量など研究デザインが異なり、さらにすべての症例においてβ遮断薬の有用な効果が同等に得られるわけではないからです。否定的な報告の多くはメトプロロールを用いているため、ほかのβ遮断薬を用いた場合は結果が異なる可能性も指摘されています。近年の報告は否定的な結果が多い印象ですが、これらは重症度による階層化をしていないコホート、または低リスク群（RCRI≦1）を対象としています。複数のコホート研究では、高リスク群（RCRI≧2）においてのみ有用であったとしており、重症度による階層化が予後改善に寄与する可能性も示唆されています。また、心房細動（atrial fibrillation：AF）治療ガイドラインを見てみますと、以前は心機能低下例においては、ジギタリスを第一選択としβ遮断薬の併用も考慮すると記載されていたのが、最新のEuropean Society of Cardiology（ESC）/ European Association for Cardio-Thoracic Surgery（EACTS）guideline 2016[5]では、心機能にかかわらず、すべての患者でβ遮断薬を第一選択とすることが推奨されるようになりました。また、ここまでは非心臓手術のみに焦点を当ててきましたが、心臓手術のガイドラインに目を向けると、実はβ遮断薬を推奨する記載が多いのです。冠動脈バイパス術（CABG）のガイドライン（ACCF/AHA guideline 2011とESC/EACTS guideline 2014）では、周術期AFの管理目的にβ遮

断薬の投与を推奨しており、National Institute for Health and Care Excellence (NICE) の 2014 年のガイドラインでも、術前より β 遮断薬使用中の AF 患者では禁忌（徐脈、低血圧など）のないかぎり術中も継続することを推奨しています。このように大規模 RCT の否定的な結果のみをとらえるのではなく、過去の報告を再評価し、新たな切り口で有用性を示す報告が続いているのも事実です。

　周術期 β 遮断薬の功罪については、いまだに議論は尽きませんが、現時点で明らかとなっていることを整理し、現在のガイドライン（ACC/AHA guideline 2014）を復習しましょう。

❶術前より β 遮断薬を投与されている患者では投与を継続し、術後もできるかぎり早く再開するのが基本です。β 遮断薬の急激な中止は、リバウンド現象によって交感神経の刺激性が高くなるためです。経口摂取のできない状態であれば、ランジオロールなどの短時間作用型 β 遮断薬の持続静注を慎重に検討しましょう。

❷β 遮断薬の投与を優先するのではなく、循環動態を維持する管理を最優先しましょう。周術期の交感神経亢進を避けることは重要ですが、安定した循環動態が維持できない場合、β 遮断薬は予後に悪影響を与える可能性があるため、投与中止を検討します。特に、敗血症、脱水、肺塞栓、貧血など代償性の頻脈が心拍出量改善に寄与する病態の場合は、十分な病態の把握と β 遮断薬投与の是非の議論が必要です。

　以上より、周術期に β 遮断薬を用いる場合は、徐脈、低血圧を避け、心拍出量を維持する管理がもっとも重要となります。

　研修医のときに教えられた"循環の維持がどんな薬の効果にも勝る"という鉄則に従い、厳密なモニタリングと循環管理が最善の策であるということを改めて実感できますね。

●———　文　献　———●

1) Fleisher LA, et al. 2014 ACC/AHA guideline on perioperative cardiovascular evaluation and management of patients undergoing non-cardiac surgery: A report of the American College of Cardiology/American Heart Association Task Force on practice guidelines. Circulation 2014; 130: e278-333.

2) POISE Study Group. Effects of extended-release metoprolol succinate in patients undergoing non-cardiac surgery（POISE trial）: A randomised controlled trial. Lancet 2008; 371: 1839-47.

3) Fleischmann KE, et al. 2009 ACCF/AHA focused update on perioperative beta blockade. J Am Coll Cardiol 2009; 54: 2102-28.

4) London MJ, et al. Association of perioperative β-blockade with mortality and cardiovascular morbidity following major noncardiac surgery. JAMA 2013; 309: 1704-13.

5) SEC Working Group for the 2016 ESC Guidelines. 2016 ESC Guidelines for the management of atrial fibrillation developed in collaboration with EACTS. Rev Esp Cardiol 2017; 70: 50.e1-e84.

（林　健太郎、国沢　卓之）

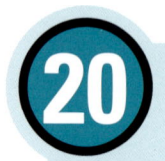

20 ベンゾジアゼピンのルーチン投与

→ ～良い点ばかりと思っていました～

(Lepousé C, et al. Br J Anaesth 2006 ; 96 : 747-53)

前投薬としてベンゾジアゼピンを使うと、術前の不安感を軽減する[1]だけでなく、麻酔導入も早くなり、導入薬・維持麻酔薬の使用量も減らし[2]、さらに術後痛や術後の不安も軽減し、患者の満足度も上がると一般的に信じられていました（**表1**）。術後せん妄は医療コストを上げるだけでなく患者の予後を悪くするので、ぜひとも避けたい術後合併症です。ベンゾジアゼピンが術前や術後の不安を軽減するのであれば、術後せん妄も軽減すると期待できると考えるのが自然ですよね。前投薬全盛時代には、術前の抗不安薬として、ベンゾジアゼピンやバルビツレートがルーチンに使用されていました。ただ、短い手術で患者の覚醒が遅いときには、前投薬がまだ効いているのかなと思うこともありましたが、それ以外は特に悪いことはないと信じていました。

ところが、術後せん妄の危険因子を調べた全身麻酔1,359症例を対象とした前向き研究では、ミダゾラムの前投薬はむしろ術後せん妄を増やすと報告されています。術後せん妄のそのほかの危険因子は、乳腺手術、腹部手術、長時間手術で、術前の不安と術後せん妄には相関はないと述べられています[3]。ベンゾジアゼピンは、咽頭機能障害や呼吸の協調運動障害を来すので、術後の呼吸器合併症を増やす可能性もあります[4]。ロラゼパムのような比較的作用時間が長い（中期作用型）鎮静薬を全身麻酔の前投薬として使用する

と、覚醒遅延と抜管後の誤嚥の危険性を上げます[5]。さらに術後の認知機能の回復も遅く、術後の睡眠障害も起こし、患者の満足度も上げないという欠点もあります。術後のせん妄予防や高い患者満足度を術後のアウトカム（エンドポイント）として期待するという意味では、ベンゾジアゼピンのルーチンの前投薬使用の有効性は低いと考えてよいでしょう。

それでは、術中覚醒の予防という観点で前投薬としてのベンゾジアゼピンはどうでしょうか。術中覚醒の頻度は約0.2%といわれています。米国麻酔科学会（American Society of Anesthesiologists : ASA）のタスクフォースによる提言では、術中覚醒の危険因子は薬物乱用（オピオイド、コカイン、ベンゾジアゼピン）、術中覚醒や気道確保困難の既往、気道確保困難が予測される患者、高用量オピオイド使用中の慢性疼痛患者、帝王切開、外傷、緊急手術、麻痺が存在する患者への麻酔薬使用量の減量、術中の筋弛緩薬使用、全静脈麻酔、亜酸化窒素-オピオイド麻酔、ASA-PS 4または5、循環不全と報告しています（**表2**）[6]。

麻酔導入前に行える術中覚醒予防策としては、麻酔器や吸入麻酔薬濃度モニター、静脈麻酔薬の持続注入ポンプなどの始動確認を行うことと、ベンゾジアゼピンの予防的投与が挙げられます。ある無作為化二重盲検試験では、導入前のミダゾラムの前投与によって、

表1　ベンゾジアゼピンの利点・欠点

	前投薬として	研究報告
利点	術前の不安感軽減、術後痛↓、術後不安↓	文献 1)
	導入・維持麻酔薬使用量↓、術中覚醒↓	文献 2)
欠点	術後せん妄↑ （術前の不安と術後せん妄の相関なし）	文献 3)
	咽頭機能障害、呼吸運動障害 →術後呼吸器合併症↑	文献 4)
	覚醒遅延、抜管後の誤嚥リスク↑、術後認知機能回復遅延、術後睡眠障害↑	文献 5)

表2　術中覚醒について ASA タスクフォースの見解

危険因子

- 薬物乱用（オピオイド、コカイン、ベンゾジアゼピン）
- 術中覚醒の既往
- 気道確保困難の既往、気道確保困難が予測される患者
- 高用量オピオイド使用中の慢性疼痛患者
- 帝王切開、外傷、緊急手術
- 麻痺が存在する患者への麻酔薬使用量の減量
- 術中の筋弛緩薬使用
- 全静脈麻酔、亜酸化窒素−オピオイド麻酔
- ASA−PS 4 または 5
- 循環不全

予防策

- 麻酔器、シリンジポンプの始動点検
- 静脈経路が適切であることの確認
- 有用なモニター：呼気麻酔薬濃度、臨床所見（呼名反応、睫毛反射、汗、流涙など）
- BIS など：リスクのあるときに考慮
- ベンゾジアゼピンの予防的投与はケースバイケースで（否定はしていない）
- 術中覚醒の発生を疑ったときはベンゾジアゼピン投与を推奨

（American Society of Anesthesiologists Task Force on Intraoperative Awareness. Practice advisory for intraoperative awareness and brain function monitoring: A report by the American Society of Anesthesiologists Task Force on Intraoperative Awareness. Anesthesiology 2006; 104: 847−64 より改変引用）

全静脈麻酔中の術中覚醒の割合が少なくなると報告しています[2]。しかし、この研究の目的は、ミダゾラムの前投与によって全静脈麻酔薬の導入量と維持量が減らせるかどうかを探ることがエンドポイントであったため、術中覚醒が予想以上に多いことで研究中断となっています。対照群の術中覚醒が 21 名中 4 名（19.1％）に対して、ミダゾラム前投与群は 69 名中 2 名（2.9％）という途中結果ですが、一般的な術中覚醒の率 0.2％と比べて高率です。対照群にしても、全静脈麻酔は術中覚醒の危険因子ではありますが、19.1％というのはかなり高率です。研究方法自体に疑問を感じますよね。ほかには、ミ

ダゾラム前投与により、全身麻酔の導入中の前向性健忘効果を示した臨床研究はありますが[6]、術中覚醒抑制効果を示した報告は見当たりません。

ベンゾジアゼピンの薬剤投与を加えれば、鎮静効果としての麻酔は深くなりますよね。つまり、ベンゾジアゼピンが特異的に術中覚醒を防ぐというのではなく、適切な麻酔深度を保つということが術中覚醒を防ぐうえで重要なのではないでしょうか。空気ではなく亜酸化窒素を使用していた時代には、術中覚醒抑制効果があるように思えましたが、この場合も、麻酔深度が適切に深くできるという意味で、術中覚醒を防ぐことができていたのだと思います。ですので、術中覚醒を防ぐためには、第一に麻酔深度を適切に保つための配慮が必要です。

麻酔前の機器の作動チェック、特に全静脈麻酔のときの持続注入器のチェックは必須です。ASA タスクフォースによると、ベンゾジアゼピンの前投与については、完全否定するのではなく、ケースバイケースで、特に術中覚醒の危険因子がある症例には個別に考慮すべきとしています。また、術中覚醒のモニターについても絶対的なものは存在せず、bispectral index（BIS）のような脳波モニターの有用性についても議論があるところです。しかし、もし、予想外に術中覚醒が起きたかもしれないと疑ったときには、ベンゾジアゼピンを投与することを推奨しています。

1 例をご紹介します。50 歳台の女性の甲状腺手術を目標濃度調節静注（TCI）の全静脈麻酔で管理することにしました。プロポフォールの目標血中濃度を 3.0 μg/ml で投与を開始し、予測効果部位濃度 2.5 μg/ml で就眠したので、効果部位の目標濃度を 3.5 μg/ml で維持しました。レミフェンタニル

は 0.3 μg/kg/min で投与していました。術中 BIS は 50 前後を保っていましたが、気管を多少圧迫するような術操作のときに、患者さんが足を動かし、手で気管チューブを抜くような動きが見られたため、効果部位目標濃度を 4 μg/ml、レミフェンタニルを 0.4 μg/kg/min に増やし、ミダゾラムを 6 mg 投与しました。その後、問題なく手術は終了しました。術後に患者さんに聞いたところ、術中の記憶はまったくありませんでした。心的外傷後ストレス障害（PTSD）の症状もありませんでした。今回のように十分な麻酔深度があったにもかかわらず、手術侵襲に対して相対的な浅麻酔による体動などが見られたときには、ベンゾジアゼピン投与は推奨したいと思います。

これまでのエビデンスをまとめると、ベンゾジアゼピンの前投与によって、術前の不安感を軽減し、麻酔薬のアジュバント効果により、麻酔導入が早くなり、麻酔薬の使用量も減らし、術後痛も軽減するという良い点もある一方、ベンゾジアゼピンの術前投与は覚醒遅延、咽頭機能障害による呼吸器合併症、術後のせん妄のリスク因子となります。術中覚醒の予防としてのエビデンスもありませんが、術中覚醒を疑ったときには、ベンゾジアゼピンの投与が良いケースもあるようで、選択肢の一つとしてベンゾジアゼピン投与を考えてもよいのかもしれませんね。

— 文　献 —

1) Kain ZN, et al. Attenuation of the preoperative stress response with midazolam. Anesthesiology 2000; 93: 141-7.

2) Miller DR, et al. Midazolam and awareness with recall during total intravenous anaesthesia. Can J Anaesth 1996; 43: 946-53.

3) Lepousé C, et al. Emergence delirium in

adults in the post-anaesthesia care unit. Br J Anaesth 2006; 96: 747-53.

4) Haardemark Cedborg AI, et al. Effects of morphine and midazolam on pharyngeal function, airway protection, and coordination of breathing and swallowing in healthy adults. Anesthesiology 2015; 122: 1253-67.

5) Maurice-Szamburski A, et al. Effect of sedative premedication on patient experience after general anesthesia. A randomized clinical trail. JAMA 2015; 313: 916-25.

6) American Society of Anesthesiologists Task Force on Intraoperative Awareness. Practice advisory for intraoperative awareness and brain function monitoring: A report by the American Society of Anesthesiologists Task Force on Intraoperative Awareness. Anesthesiology 2006; 104: 847-64.

（萬 知子）

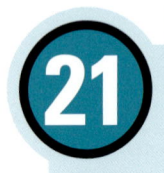

21 ERAS® ≠ 術前経口補水

→ ～勘違いしてました～

(Gustafsson UO, et al. Clin Nutr 2012 ; 31 : 783−800)

"Enhanced recovery after surgery (ERAS®) プロトコール[1][2]を導入するため、患者様に OS-1® を 2 本（500 ml/本）購入していただき、前日から朝 6：30 までに飲んでいただくようにいたしました" "当施設では、アルジネートウォーター® を夕食時に 4 パック（125 ml/パック、就寝前用 2 パック、朝食用 2 パック）配膳し、8：45 までに飲み終えていただいています" "当院では、アクアファン® を夕食時に 6 パック（200 ml/パック、就寝前用 4 パック、朝食用 2 パック）配膳し、朝の 400 ml は、入室 2 時間前までに必須で飲んでいただいています" などという、病院を挙げた取り組みを耳にして、ERAS® ≒ 術前経口補水というイメージを強く持っていました。実際、水分制限に利点はなく[3]、炭水化物飲料水の飲用は誤嚥の発生率を高めることなく、予後改善に効果があるとされています。飲水時間短縮が、ストレス軽減、脱水状態改善、導入時血圧低下回避、耐糖能改善など多くの利点が報告されています[1][2][4]。さて、この取り組みで、麻酔科医ができることは、終わりでしょうか？ 確かに、"【短時間作用型の麻酔薬使用】や【術後鎮痛対策】は、普段から行っているし" "【カテーテル類の早期抜去】や【ドレーン留置なし】は、主治医の担当領域だし" と考えると、あまりないように感じますが、次のような表にしてみると、とてもスッキリ整理され、イメージが湧きやすいですね。

❶合併症コントロールや内服調節、❸患者・家族への教育、❹プレハビリテーションなど、術後患者の回復強化につながる事象

表　全手術に該当する標準的治療

術前	術中	術後
❶合併症コントロール/内服調節	❺短時間作用性麻酔薬の使用	⓫早期経口摂取・術後栄養管理
❷絶飲食時間を減らす	❻痛みの予防	⓬早期離床・歩行
❸患者・家族への教育	❼PONV の予防	
❹プレハビリテーション	❽過剰輸液を避ける	
	❾体温保持	
	❿SSI/VTE 予防	
⓭低侵襲手術(小切開)/⓮チューブ、ドレーン留置回避、早期抜去		

術式に特異的なプロトコールは除いて、全手術に該当する ERAS® プロトコールを術前・中・後に分けて記載した。
(Kehlet H, et al. Enhanced recovery after surgery: Current controversies and concerns. Anesth Analg 2017; 125: 2154−5 より改変引用)

が、術前からあるのですね。❺レミフェンタ
ニルやデスフルランの使用が引き続き推奨さ
れていますが、硬膜外麻酔の記載が見当たり
ません。❼PONV 予防は重要でよく知られ
ていますが、❻術後疼痛対策も〝痛みの予
防〟という表現に変更されていて、術中から
介入が必要なのですね。❽過剰輸液を避ける
こと、❾体温保持、❿SSI／VTE 予防の重要
性も最近はよく注目されていますし、本書籍
でも取り上げられています。患者の回復強化
に寄与できることは、引き続き多いことが理
解できますね。

　納得した気がしたのですが、そういえば、
術前炭水化物負荷、腸管前処置も表内に掲載
されておりません。また ERAS® で重要視さ
れていた、目標指向型輸液療法（goal-direct-
ed fluid therapy）は❽の過剰輸液に表現が
とどめられており、術後鎮痛は術中に施行す
る予防ということで、表現・掲載場所の両方
が変更されており、詳細は別項に譲ります
が、変化も感じられます。ちなみに、ERAS®
は、結腸がん周術期を対象にプロトコールが

発表されましたが、現在は広く多くの領域の
手術のプロトコールが発表されています[6]。

●———　文　献　———●

1）Fearon KCH, et al. Enhanced recovery after
surgery: A consensus review of clinical care
for patients undergoing colonic resection.
Clin Nutr 2005; 24: 466-77.
2）Gustafsson UO, et al. Guidelines for perioper-
ative care in elective colonic surgery: En-
hanced Recovery After Surgery（ERAS®）
Society recommendations. Clin Nutr 2012; 31:
783-800.
3）Brady M, et al. Preoperative fasting for adults
to prevent perioperative complications. Coch-
rane Database Syst Rev 2003;（4）: CD004423.
4）Taniguchi H, et al. Oral rehydration therapy
for preoperative fluid and electrolyte manage-
ment. Int J Med Sci 2011; 8: 501-9.
5）Kehlet H, et al. Enhanced recovery after sur-
gery: Current controversies and concerns.
Anesth Analg 2017; 125: 2154-5.
6）http://erassociety.org/guidelines/list-of-
guidelines/

（岩田　千広、国沢　卓之）

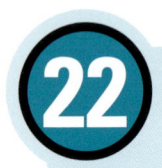

内服薬・前投薬・飲水

22

術前炭水化物負荷に死角あり？

→ ～ERAS® 推奨だったのでは～

(Amer MA, et al. Br J Surg 2017 ; 104 : 187-97)

　手術前に飲水制限が必要なことは明らかで、国内外のガイドラインにも術前に2時間の絶飲時間が必要と記載されています[1)~3)]。しかし、絶飲時間が長ければ長いほうがよいということはなく、2-4時間前までに飲水したほうが、患者の満足度を上げられるだけでなく、水分・電解質喪失が少なくなるため、2時間前までの清澄水摂取を米国では"適切"、欧州では"促すべき"とまで記載されているとおり、術前絶飲時間は短縮されているのが現状です。

　それでは、どのような水分を摂取するのがよいのでしょうか？　大きくは、経口補水液と12.5％などの炭水化物含有飲料の2つに分けられます。

　電解質と糖を含む術前経口補水液の摂取は、術前輸液と同等の水分・電解質補給効果があり、口渇感や空腹感を含む患者満足度が高いとすると報告があります[4)5)]。

　一方、術後回復力強化（enhanced recovery after surgery : ERAS®）では、手術2時間前までの炭水化物負荷が推奨されています[6)~10)]。具体的には12.5％の炭水化物含有飲料水を手術前夜に800 ml、麻酔導入2時間前に400 ml投与することで、口渇感、空腹感、不安感を改善し、術後インスリン抵抗性が低下することにより、高血糖のリスク軽減およびタンパク質代謝の改善が期待されることが報告[6)~8)]されており、プロトコールに記載されています。さらに、麻酔導入時の血

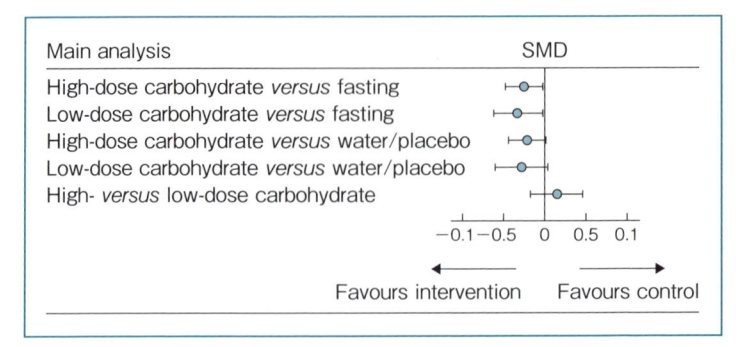

図　術後の入院日数の比較
各炭水化物投与群は、絶飲群と比較し、入院期間を短縮させたが、水／プラセボ群との比較では、有意な短縮はみられなかった。
（Amer MA, et al. Network meta-analysis of the effect of preoperative carbohydrate loading on recovery after elective surgery. Br J Surg 2017; 104: 187-97 より改変引用）

表　術前飲料比較

製品名	OS-1[R]	アルジネード ウォーター[R]	アクアファン[R] MD100	preOp[R]
販売企業	株式会社 大塚製薬工場	ネスレ日本株式会社	アイドゥ株式会社	Nutricia
区分	食品 消費者庁許可個別 評価型病者用食品	食品 栄養機能食品 （亜鉛、銅）	食品 栄養機能食品 （ビタミンB1）	
カテゴリー	経口補水液 （特別用途食品）	高濃度炭水化物 含有飲料	高濃度炭水化物 含有飲料	
日本発売日	2001年12月	2008年4月21日	2016年12月20日	未発売
組成他　内容量(ml)	280、500	125	200	200
熱量 (kcal／100 ml)	10	80	50	50
炭水化物 (g／100 ml)	2.5 g	18 g	12.5%（マルトデキス トリン12.5 g／ 100 ml）	12.6 g（含マルトデキ ストリン1.0%、 フルクトース2.5%）
タンパク質 (g／100 ml)	0	2	0	0
脂質 (g／100 ml)	0	0	0	0
ナトリウム (mg／100 ml)	115	0	80	50
リン (mg／100 ml)	6.2	180	21	1
カリウム (mg／100 ml)	78		78	122
マグネシウム (mg／100 ml)	2.4		1.1	1
ブドウ糖 (g／100 ml)	1.8			2.1
塩素 (mg／100 ml)	177			6
亜鉛 (mg／100 ml)		8		
銅 (mg／100 ml)		0.8		
ビタミンB1 (mg／100 ml)			0.25 mg	
カルシウム (mg／100 ml)				6
浸透圧	260 mOsm／l	590 mOsm／l	203 mOsm／l	240 mOsm／l
価格（各社通 販サイト）	280 ml 24本入りで 3456円、500 ml 24本入りで4920円	1箱24本入りで 3936円	1箱24本入りで 4665円	

（次頁へ続く）

項目	製品1	製品2	製品3	製品4
利点	グルコース含有でナトリウム・ブドウ糖共輸送機構を活用し、Na(50 mEq/l)とグルコース(1.8%)でモル比が1:2となり小腸における吸収速度が速いよう設計されている。脱水時の電解質補給が可能。	創傷治癒や免疫能改善に必要とされるアルギニンを含む。周術期に低下する銅・亜鉛を含む。	ERAS® ガイドライン表記に一致した成分を含む。低浸透圧で炭水化物摂取可能であり消化吸収が良い(マルトデキストリンはスターチを加水分解・低分子化したものであり、濃度を濃くしても浸透圧を低く保つことが可能)。	ERAS® ガイドラインで推奨されている。
留意点	経口補水液であるため、他製品と比べ熱量、炭水化物が少ない。	他製品に比べ浸透圧が高い。	低粘度で甘味度も低いため味・甘味を調整しやすい。デキストリンは速やかにグルコースまで分解されるが、グルコースが含まれていないためナトリウム・ブドウ糖共輸送機構が活かされない可能性あり。ERAS® プロトコールは、preOpe® での検証が多く、完全に一致した組成ではない。	
術前摂取例 朝9時入室の場合(例)	500 ml 2本を前日21時から7時までに摂取する。	前日夕食時に就寝前用、朝食用として4パック配膳し、朝7時までに飲み終える。飲み残しは回収する。	前日夕食時に就寝前用4パックと朝食用2パックを配膳し、朝7時までに飲み終える。飲み残しは回収する。	手術前夜に800 ml、麻酔導入2時間前に400 ml摂取する。
購入・配膳例	病院売店で患者に購入いただく。病院で購入し配膳する(診療報酬請求を行わない)。	病院で購入し配膳する(診療報酬請求の有無は病院ごとの判断)。	病院で購入し配膳する(診療報酬請求の有無は病院ごとの判断)。	
入院時食事療養費	熱量が少ないため難しい場合が多いよう。	熱量が少ないため難しい場合が多いよう。	術前食として加算している施設が多い。	
嗜好・風味(麻酔科医の個人的な印象)	塩味を感じる。冷やすことで飲みやすさが上昇した。	スポーツドリンク風味で、すっきりと飲みやすい。	やや甘く飲みやすい。	
備考	ゼリー、粉末のタイプもあり。			
認定組織	WHO ESPGHAN AAP			ESPEN: European society for clinical nutrition and metabolism
組織推奨に近い組成			ESPEN: European society for clinical nutrition and metabolism	

圧低下予防の効果もあれば理想的ですね。

　さて、この炭水化物負荷に関するエビデンスも永遠に支持されるものでしょうか？　Amer ら[11] は、43 の無作為化比較試験（RCTs）を利用してメタ解析を行い、低用量の炭水化物水（10-44 g）を投与する群、高用量の炭水化物水を投与する群（45 g 以上）の効果を検討しました。絶飲群と比較し、入院期間が短縮［0.4 日〔95 ％信頼区間（confidence interval：CI）0.03-0.7）、0.2 日（95 ％CI 0.04-0.4）］したことが示されましたが、水/プラセボ群との比較でも短縮〔0.3 日（95 ％CI 0.05-0.7）、0.2 日（95 ％CI 0.02-0.4）〕したことが示されました（図）。つまり、絶飲するよりは良いですが、炭水化物が含まれていなくても良いかもしれないという結論となり、ERAS® で強く推奨されなくなる可能性も生じています。上述の導入時血圧低下に関しても、炭水化物投与により抑制するには至らないとする報告[5]もあります。

　もう一点、気にかける必要がある項目があります。日本で高濃度炭水化物含有飲料といえば、アルジネードウォーター® が先行発売されていましたが、こちらは、糖濃度が 18 ％（浸透圧 590 mOsm/l）であることと、タンパク質（含アミノ酸）が含まれていることに留意が必要です。日本のガイドラインにも"浸透圧や熱量が高い飲料、アミノ酸含有飲料は胃排泄時間が遅くなる可能性があるので注意が必要である"と記載[1)12)]されています。Nakamura ら[13] は、胃の排出時間を磁気共鳴画像（MRI）を用いて測定し、上記経口栄養補助飲料 500 ml 摂取後の胃内容量が 60 分後で 409 ml、120 分後でも全員 1 ml/kg 未満にならなかったことを報告しています。さらに、経口摂取から手術開始までの時間が長引いた場合、インスリン抵抗性改善効果が低減する点にも留意が必要[14)]になります。

　最近、日本でも、マルトデキストリンを炭水化物源（糖濃度 12.5 ％）とした飲料（アクアファン®MD100）が発売になり、注目を集めています。製品ごとの特徴を表にまとめてみましたので、参考にしてくださいませ。今後に発表されるエビデンスが楽しみですね。

――――― 文　献 ―――――

1) 公益社団法人日本麻酔科学会 術前絶飲食ガイドライン. www.anesth.or.jp/news2012/20120712.html

2) Practice guidelines for preoperative fasting and the use of pharmacologic agents to reduce the risk of pulmonary aspiration: Application to healthy patients undergoing elective procedures: An updated report by the American Society of Anesthesiologists Task Force on Preoperative Fasting and the Use of Pharmacologic Agents to Reduce the Risk of Pulmonary Aspiration. Anesthesiology 2017; 126: 376-93.

3) Smith I, et al. Perioperative fasting in adults and children: Guidelines from the European Society of Anaesthesiology. Eur J Anaesthesiol 2011; 28: 556-69.

4) Itou K, et al. Safety and efficacy of oral rehydration therapy until 2 h before surgery: A multicenter randomized controlled trial. J Anesth 2012; 26: 20-7.

5) Taniguchi H, et al. Preoperative fluid and electrolyte management with oral rehydration therapy. J Anesth 2009; 23: 222-9.

6) Fearon KCH, et al. Enhanced recovery after surgery: A consensus review of clinical care for patients undergoing colonic resection. Clin Nutr 2005; 24: 466-77.

7) Gustafsson UO, et al. Guidelines for perioperative care in elective colonic surgery: En-

hanced Recovery After Surgery (ERAS®) Society recommendations. Clin Nutr 2012; 31: 783-800.

8) Weimann A, et al. ESPEN guideline: Clinical nutrition in surgery. Clin Nutr 2017; 36: 623-50.

9) Awad S, et al. A meta-analysis of randomised controlled trials on preoperative oral carbohydrate treatment in elective surgery. Clin Nutr 2013; 32: 34-44.

10) Jonatan H, et al. A carbohydrate-rich drink reduces preoperative discomfort in elective surgery patients. Anesth Analg 2001; 93: 1344-50.

11) Amer MA, et al. Network meta-analysis of the effect of preoperative carbohydrate loading on recovery after elective surgery. Br J Surg 2017; 104: 187-97.

12) Lobo DN, et al. Gastric emptying of three liquid oral preoperative metabolic preconditioning regimens measured by magnetic resonance imaging in healthy adult volunteers: A randomised double-blind, crossover study. Clin Nutr 2009; 28: 636-41.

13) Nakamura M. The effects on gastric emptying and carbohydrate loading of an oral nutritional supplement and an oral rehydration solution: A crossover study with magnetic resonance imaging. Anesth Analg 2014; 118: 1268-73.

14) Weimann A, et al. ESPEN guideline: Clinical nutrition in surgery. Clin Nutr 2017; 36: 623-50.

（篠原 征史、国沢 卓之）

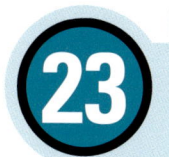

23 ERAS® も見直し!!

→ ～エビデンスや常識も永遠ではないのですね～

(Kehlet H, et al. Anesth Analg 2017;125:2154-5)

Enhanced recovery after surgery (ERAS®) といえば、2004 年に発表となった術後回復促進策[1]であり、発表後は多くの分野で導入され術後早期回復を目指してきました。しかし、ERAS® に否定的な意見[2]もあり、何が問題点で、どんな改善が必要なのでしょうか。まず、❶ERAS® は、いくつもの要素から成り立っているため、それぞれの寄与度や相互作用が明らかになっていません。❷手術対象範囲を変えるだけで、アウトカム寄与程度が変わる可能性（例えば開腹手術で ERAS® 効果はあるが、腹腔鏡手術であれば、手術自体が低侵襲になるため ERAS® 効果が証明されない[1]）もありますし、❸アウトカム設定自体が適切ではない（在院日数だけで評価するのではなく、退院後の日常生活復帰など）可能性もあります。❹術後鎮痛は、術中から介入する予防鎮痛に主眼が移行していますし、❺臓器障害としてのメカニズムや回復まで、視野を広げる必要があります[1]。これらすべてを理解していないと、正確な ERAS® 評価はできませんし、ERAS® プログラムの実施遵守は不十分となり、ますます臨床への導入と正しい評価が不十分となってしまいます。

さて、❶は、どのようなものがあるでしょうか。硬膜外麻酔が必ずしも有用でない可能性や、高用量ステロイドが有用である可能性など気になる内容はいろいろありますが、これらは別項に譲り、腸管前処置に関して見て

みましょう。今までの ERAS® では、術前に下剤や浣腸によって腸管洗浄を行う腸管処置の必要性は疑問視されており、現在、結腸手術では不要であることが一般的となっています。しかし直腸手術については、いまだ meta-analysis でも結論が出ておらず、フランスでの無作為化比較試験（RCT）[3]では、術前腸管処置の有効性を示しており、今後さらなる検証が課題となっています。Kiran ら[4]は、直腸手術を受けた 8,442 名を対象とした大規模な研究において、術前腸管処置と経口抗生物質投与が術後合併症を軽減することを報告しました。術前に腸管処置と抗生物質を内服した群、腸管処置のみを行った群、腸管処置も抗生物質内服も行わなかった群で比較すると、手術部位感染（surgical site infection：SSI）は 6.2%、12.1%、14.7%（P<0.0001）と両処置を施行した群で合併症がもっとも低く、そのほかイレウス、縫合不全および 30 日間死亡率も同様の結果でした。今まで腸管処置のみでは有用性が立証できませんでしたが、抗生物質投与を同時に行うことで、腸管操作や触診が容易になるとともに、腸管内の細菌量を最小限にするためであると述べられています。

術前の経口抗生物質投与となると、クロストリジウム・ディフィシル感染症（C. difficile infection：CDI）が懸念されますが、Klinger ら[5]は 27,804 名を対象とした前向き試験で、術前腸管処置と経口抗生物質投与

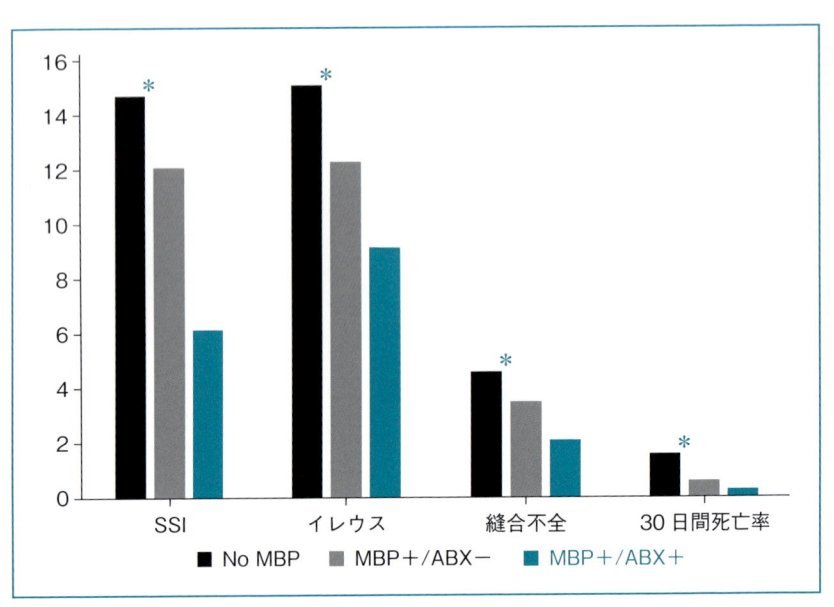

図　術前腸管処置ごとの術後合併症発症率
SSI、イレウス、縫合不全および 30 日間死亡率は、腸管処置と抗生物質内服を行った群で
もっとも低かった。　　＊：P＜0.0001
SSI: surgical site infection、MBP: mechanical bowel preparation、ABX: antibiotics
（Kiran RP, et al. Combined preoperative mechanical bowel preparation with oral antibiotics
significantly reduces surgical site infection, anastomotic leak, and ileus after colorectal
surgery. Ann Surg 2015; 262: 416−25 より改変引用）

を行っても、CDI のリスクは増加しなかった
と述べています。

　今までの ERAS® では、詳細な個々の病態
に対する検証が不十分であったため、今後よ
り適切な ERAS® が浸透し、術後回復がさら
に促進されるとよいですね。

──── 文　献 ────

1）Kehlet H, et al. Enhanced recovery after sur-
　gery: Current controversies and concerns.
　Anesth Analg 2017; 125: 2154−5.
2）MacFie J. Enhanced recovery after surgery is
obsolete. Dis Colon Rectum 2016; 59: 1002−3.
3）Bretagnol F, et al. Rectal cancer surgery with
　or without bowel preparation. Ann Surg 2010;
　252: 863−8.
4）Kiran RP, et al. Combined preoperative me-
　chanical bowel preparation with oral antibiot-
　ics significantly reduces surgical site infec-
　tion, anastomotic leak, and ileus after colorec-
　tal surgery. Ann Surg 2015; 262: 416−25.
5）Klinger AL, et al. The role of bowel prepara-
　tion in colorectal surgery. Ann Surg 2017 Oct
　23. doi: 10.1097/SLA.0000000000002568.

（井上　真澄、国沢　卓之）

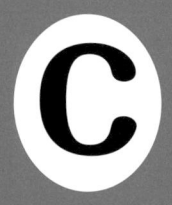 **C** 術中管理（Ⅱ）：
基本的な管理法・手技

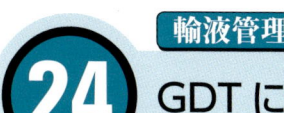

24 GDT に意味はないのか？

→ ～周術期管理に期待されているのですね～

（Rollins KE, et al. Ann Surg 2016 ; 263 : 465-76）

GDT とは、目標指向型療法（goal-directed therapy）の略であり、直感や経験で輸液量や薬物投与量を決めるのではなく、目標値（ゴール）を定め、それに基づいた評価と介入を繰り返していくことで、患者のアウトカム改善を目指す管理法です。

始まりは、2001 年の Rivers[1]の報告であり、敗血症性ショックに対する治療戦略である早期目標指向型治療（early goal-directed therapy：EGDT）によって初期治療患者における死亡率は劇的な改善を認めました。これは治療成績を向上させるという目的のために、各測定値で具体的な目標数値を定めて達成させる治療戦略による結果です。SSCG 2012 の EGDT は、組織酸素供給をコンセプトとして中心静脈圧、中心静脈血酸素飽和度の目標値を目指し、輸液、血管収縮薬、赤血球輸血やドブタミン投与を行うプロトコルで、当然アウトカムが改善するという結果を期待されていました。しかし、2014 年から 2015 年にかけて EGDT の効果を検証した ARISE[2]、ProCESS[3]、ProMISe[4] の 3 つの大規模多施設非盲検無作為化比較試験（randomized controlled trial：RCT）では、EGDT とプロトコル化していない普段の治療で死亡率に有意差が示されず、メタアナリシス[5]でも EGDT の優位性は示されませんでした。もちろん EGDT を利用することの不都合はありませんし、SSCG 2016 の解説中でも EGDT プロトコルに従ってはならないこ

とはないとしています。EGDT で使用される機器が、高価であることも関与していたかもしれません。

いずれにせよ、推奨からは EGDT を代表とする蘇生プロトコルは削除されましたので、初期輸液に関しては、最初の 3 時間以内に最低 30 ml/kg の晶質液を投与することになったことと、静的指標〔中心静脈圧（central venous pressure：CVP）や血圧など〕より動的指標（脈拍や 1 回拍出量の呼吸性変動、受動的下肢挙上）を用いて、繰り返し循環動態を評価することとなりました。輸液反応性を予測するのに CVP はもはや有用ではないとしており、以前のガイドラインとは明らかに変化です。平均動脈圧（mean arterial pressure：MAP）に関しては、80-85 mmHg を目指した群で不整脈が増えたと報告されています。ショック患者全般に対して、今回のガイドラインでは MAP目標値 65 mmHg が推奨されています。中心静脈血酸素飽和度がゴールから消えましたが、EGDT の蘇生プロトコルが削除されても、動的指標や MAP を目標に管理することには変わりありませんね。

さて、この GDT は、enhanced recovery after surgery（ERAS®）領域で、積極的に活用されています。GDT は術中管理の重要な要素のひとつとして確立され、個別の術式に基づいた ERAS® ガイドライン[6]の中では多くの場合に術中の血行動態モニターが強く

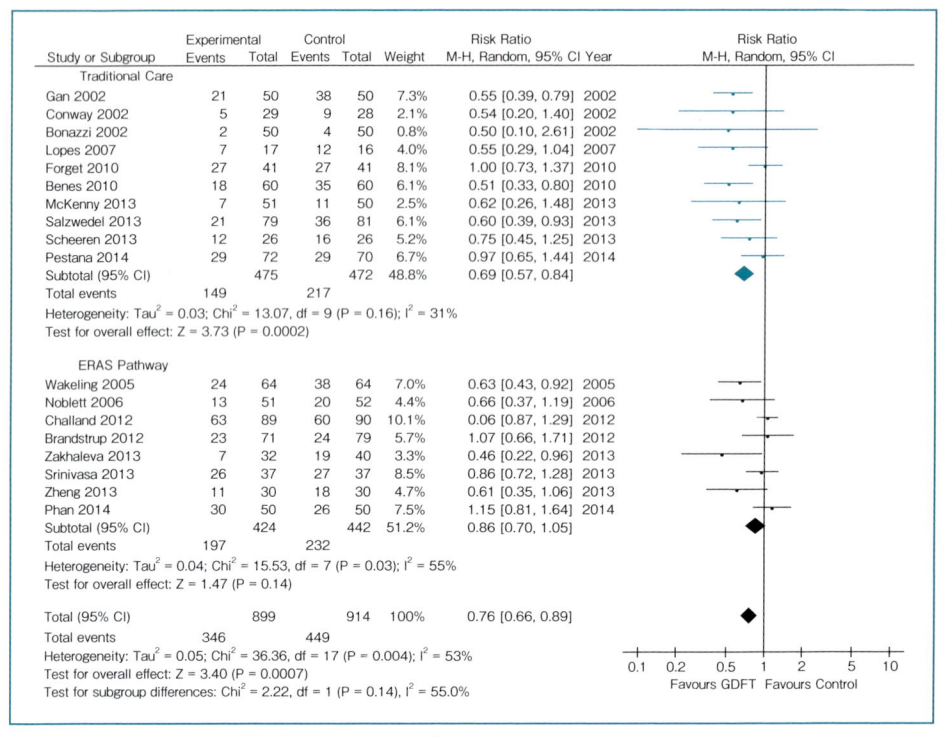

図 1　GDT の有無での合併症率のフォレストプロット
GDT は、traditional care 群で効果が認められる。
（Rollins KE, et al. Intraoperative goal-directed fluid therapy in elective major abdominal surgery: A meta-analysis of randomized controlled trials. Ann Surg 2016; 263: 465–76 より引用）

推奨されています。

　"GDT を利用すると、死亡率が改善する"などと、生命予後まで直接・単独で影響を及ぼすなら、大きなインパクトがありますが、そこまでの影響は現在、示されていません。しかし、❶ GDT を利用することで、在院日数・集中治療室（intensive care unit : ICU）在室日数が減少する[7)~9)]というものと、❷ GDT を含んだプロトコル利用により、合併症が減少したり、死亡率が改善する[10)11)]という報告は増えています。やはり、ERAS の基本概念である術後回復強化として、威力を発揮するようですね。

　そのような中、Rollins ら[12)]が予定腹部手術の患者で GDT と従来管理方法（traditional care）を比べた RCT を抽出して、メタアナリシスを行いました。23 の研究で 2,099名の患者（GDT 1,040 名、traditional care 1,059 名）を検討しました。結果 GDT は合併症率〔リスク比（risk ratio : RR）0.76、95 ％信頼区間（confidence interval : CI）0.66–0.89、P=0.0007、**図 1**）と入院期間（mean difference　−1.55 days、95 ％ CI−2.73 to　−0.36、P=0.01、**図 2**）、ICU

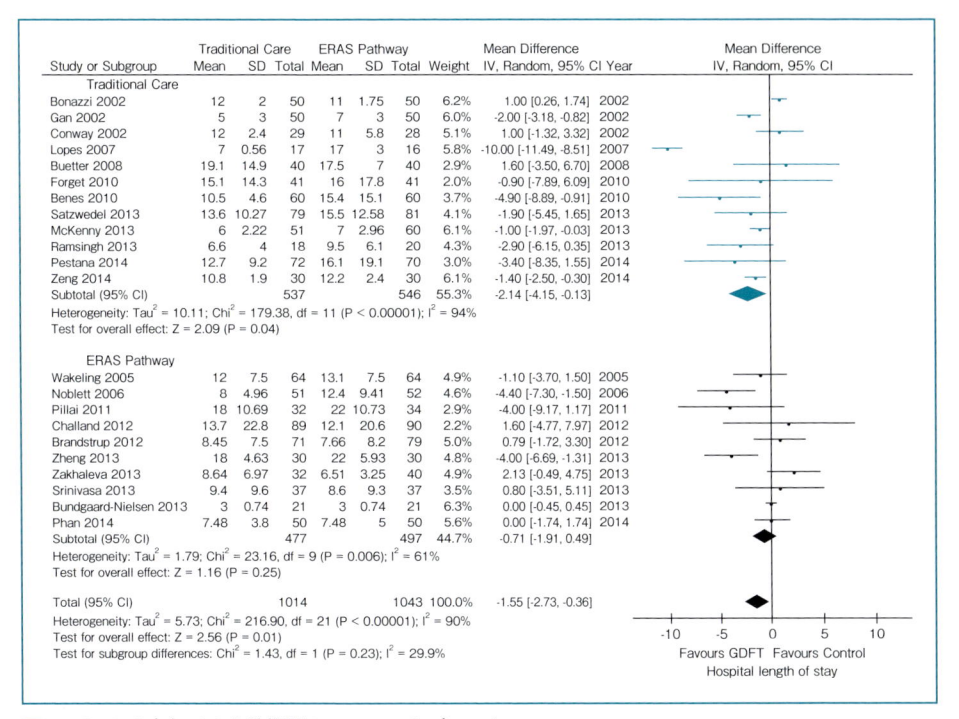

図 2 GDT の有無での入院期間のフォレストプロット

GDT は、traditional care 群で効果が認められる。

（Rollins KE, et al. Intraoperative goal-directed fluid therapy in elective major abdominal surgery: A meta-analysis of randomized controlled trials. Ann Surg 2016; 263: 465−76 より引用）

滞在期間（mean difference −0.63 days、95% CI −1.18 to −0.09、P=0.02）、便通時間（mean difference −0.90 days、95% CI −2.03 to −0.15、P=0.02）に寄与していましたが、死亡率、腸内ガス、麻痺性イレウスには関与していませんでした。ERAS® を使用した患者群内で GDT ある・なしを比較すると、有意差があったのは ICU 滞在期間（mean difference −0.63 days、95% CI −0.94 to −0.32、P<0.0001）と便通時間（mean difference −1.09 days、95% CI −2.03 to −0.15、P=0.02）のみでした。しかし、従来輸液方法を使用した患者群内で比較した場合では、合併症（RR 0.69、95% CI 0.57 to −0.84、P=0.0002）と入院期間（mean difference −2.14 days、95% CI −4.15 to −0.13、P=0.04）で著明な減少を認めました。

つまり、ERAS® を使用した群内での GDT の効果は軽度のようですが、従来輸液法を使用した患者群では GDT の効果は合併症と入院期間に著明に表れているようです。ERAS® 要素はたくさんあるので、ERAS® プロトコルを利用すれば、GDT がなくても早期回復に影響を大きく及ぼしませんが、ERAS® プロトコルを利用しない traditional care を行

うのであれば、GDT は有用であるという興味深い内容ですね。将来的に費用対効果の検証が必要ですが、GDT が患者予後改善に寄与できる可能性はよく分かりました。

●──── 文　献 ────●

1）Rivers E, et al. Early directed therapy in the treatment of severe sepsis and septic shock. N Engl J Med 2001; 345: 1368-77.
2）The ProCESS Investigators; A randomized trial of protocol-based care for early septic shock. N Engl J Med 2014; 370: 1683-93.
3）ARISE Investigators; ANZICS Clinical Trials Group, Peake SL, et al. Goal-directed resuscitation for patients with early septic shock. N Engl J Med 2014; 371: 1496-506.
4）Mouncey PR, et al. Trial of early, goal-directed resuscitation for septic shock. N Engl J Med 2015; 372: 1301-11.
5）The PRISM Investigators. Early, goal-directed therapy for septic shock — A patient-level meta-analysis. N Engl J Med 2017; 376: 2223-34.
6）http://erassociety.org/guidelines/list-of-guide lines/
7）Mayer J, et al. Goal-directed intraoperative therapy based on autocalibrated arterial pressure waveform analysis reduces hospital stay in high-risk surgical patients: A randomized, controlled trial. Crit Care 2010; 14: R18.
8）Kapoor PM, et al. Early goal-directed therapy in moderate to high-risk cardiac surgery patients. Ann Card Anaesth 2008; 11: 27-34.
9）Goepfert MS, et al. Individually optimized hemodynamic therapy reduces complications and length of stay in the intensive care unit: A prospective, randomized controlled trial. Anesthesiology 2013; 119: 824-36.
10）Som A, et al. Goal directed fluid therapy decreases postoperative morbidity but not mortality in major non-cardiac surgery: A meta-analysis and trial sequential analysis of randomized controlled trials. J Anesth 2017; 31: 66-81.
11）Huddart S, et al. Use of a pathway quality improvement care bundle to reduce mortality after emergency laparotomy. Br J Surg 2015; 102: 57-66.
12）Rollins KE, et al. Intraoperative goal-directed fluid therapy in elective major abdominal surgery: A meta-analysis of randomized controlled trials. Ann Surg 2016; 263: 465-76.

（吉村　学、国沢　卓之）

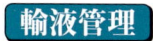

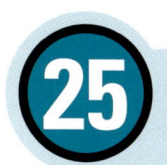

25 すべての HES 製剤は出血量を増加させ、腎臓に悪影響を及ぼすのか？

→ ～分子量だけでなく置換度、C2/C6 比の認識も必要なのですね～

（Van Der Linden P, et al. Anesth Analg 2013 ; 116 : 35-48）

　ヘス製剤は周術期に使用される膠質液（コロイド液）の代表的なものです。血圧が急に下がった場合や循環血液量不足が疑われる場合などに投与されます。後述するようにヘス製剤は濃度、置換度、分子量、溶媒等に基づいて分類します。日本ではヘスパンダー®、サリンヘス®、ボルベン® が使用可能です。薬剤部の事情で 1 種類しか採用していない施設もあると思いますが、これらはどう違うのでしょう？　使い分ける必要はあるのでしょうか？

　臨床的な話題の前に、少し化学を復習しましょう。ヘス製剤は化学構造のわずかな差異が臨床的に大きな意味を持つからです[1)～3)]。

　ヘス（HES）とはヒドロキシエチルスターチ（hydroxyethylstarch）の略称です。植物のデンプンから作られ、トウモロコシとイモ由来のものがあります。デンプンは天然高分子多糖類で、その構成単位はグルコピラノースと呼ばれる環状分子です。炭素 5、酸素 1、合計 6 つの原子から成る六員環の炭水化物をピラノースと総称します。グルコースは鎖状または環状構造をとりえる分子ですが、環状のものを特にグルコピラノースと呼ぶわけです。グルコピラノース（α-D-グルコース）が直鎖状に連なっているか、または分枝があるかにより、前者をアミロース、後者をアミロペクチンと呼びます。天然のデンプンはアミラーゼによって急速にデキストリ

ンやマルトースに分解されるので、デンプン溶液を血漿の代用として利用することはできません。アミラーゼによる分解を遅らせて血中に滞留する時間を長くする目的で、グルコピラノースの水酸基を水酸化エチル（ヒドロキシエチル）基に置き換えた物質が HES です。水酸基のうち水酸化エチル基に置換されている割合を置換度（degree of substitution : DS）と呼び、0 から 1 の間の値をとります。一方、モル置換度（molar substitution : MS）はグルコピラノース 1 単位あたり平均何個のヒドロキシエチル基が結合しているかを示す数値です。水酸化エチル基はグルコピラノースの 2、3 あるいは 6 位の炭素原子に結合可能で、このうち C2 および C6 原子に水酸化エチル基が付いている割合が C2/C6 比（C2/C6 ratio）です。特に 2 位の炭素に結合しているヒドロキシエチル基はアミラーゼと基質の反応を阻害するため、C2/C6 比が大きい（8 以上）ほどアミラーゼによる分解が遅くなります。高分子化合物である HES 分子の大きさはさまざまなので、その分子量は重量平均分子量（weight average molecular weight : Mw）として表記することが多く、これは HES 溶液の粘性に関与します。一方、数平均分子量（number average molecular weight : Mn）は膠質浸透圧を決定する因子です。静脈内投与された HES はアミラーゼで分解されるため、製剤

表　3種 HES 製剤の比較

商品名	ヘスパンダー® 6% HES 70/0.5/4	サリンヘス® 6% HES 70/0.5/4	ボルベン® 6% HES 130/0.4/9
濃度	6%	6%	6%
重量平均分子量	70,000	70,000	130,000
モル置換度	0.5−0.55	0.5−0.55	0.38−0.45
C2/C6 比	4：1	4：1	9：1
溶媒の電解質組成（mEq/l）			
Na^+	105.6	154	154
Cl^-	92.3	154	154
K^+	4.0		
Ca^{2+}	2.7		
Lactate$^-$	20.0		
容量効果（%）	80−90	80−90	100

溶液中の分子量（*in vitro* MW）と生体内に投与後の分子量（*in vivo* MW）は異なります。HES 関連の多くの論文が分子量を kDa（キロドルトン）単位で表現していますが、厳密には分子量は無次元量（単位を持たない量）なので"分子量 1,000＝1 kDa"という表記は誤りです。本項では大きな分子量の桁数を減らす目的で、便宜的に"分子量 1,000＝1 kDa 相当"として記載します。分子量 45−60 kDa の分子は腎臓から速やかに排出されますが、もっと大きな分子は長時間体内に滞留することになり、これは痒みやアナフィラキシーの頻度に関連すると考えられています。上述のように膠質浸透圧を決定する因子は分子量ではなく分子数なので、小さな分子が急速に腎から排出されても、より大きな分子がアミラーゼによって分解され、浸透圧活性を持つ分子が持続的に供給されることで溶液の膠質浸透圧は維持されます。

　日本で使用可能な HES 製剤の濃度（concentration）は全製品 6％です。つまり溶液 500 ml 中に HES が 30 g 含まれており、膠質浸透圧は血清のそれとほぼ同じです。

HES 分子を溶かしている溶媒は生理食塩液あるいは Na^+、Cl^- 以外のイオンも含む電解質液のいずれかです。以上の情報を総合して c（%）HES MW（kDa）/MS/C2/C6 ratio のように表記します。HES 製剤 3 種類の特性を表にまとめました。

　表のとおり、ヘスパンダー® とサリンヘス® の相違は溶媒のみで、HES 自体は全く同一です。両者は第 2 世代 HES 製剤で、一方ボルベン® は第 3 世代に属します。第 1 世代 HES は、平均分子量が 450−670 kDa と大きく、第 2 世代 HES も平均分子量は 200−260 kDa でした。世代が新しいものほど、置換度が低くなっています。

　日本で市販されていないものも含めて各種 HES 製剤のモル置換度と分子量を図に示します。

　モル置換度 0.5、0.4 の HES はそれぞれペンタスターチ、テトラスターチとも呼ばれます。日本で臨床使用されている 3 種の HES 製剤（130/0.4）は糯（もち）トウモロコシ由来のスターチから作られ、その 98％は分枝構造を有するアミロペクチンで

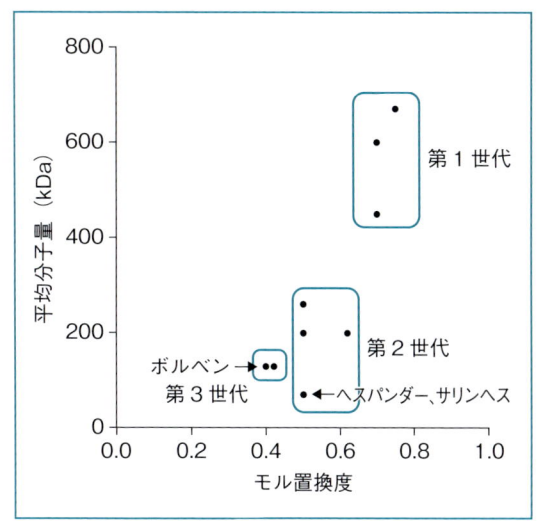

図　HES 製剤：モル置換度と平均分子量

す。一方、イモ由来 HES（130/0.42）は約75％がアミロペクチン、25％が直鎖のアミロースで構成されています。さらにイモ由来のHES はリン酸エステル化の割合が高いため、トウモロコシ由来 HES と比べてより速やかに血漿から消失します。**表**の"容量効果"とは HES 製剤投与量と、実際に増えた循環血漿量の比で、投与量の何％が血管内にとどまるかを示します。ボルベン® の場合、輸液量のほぼ全量が血管内にとどまることが分かります。

【ここまでのまとめ】
　✓ HES 製剤は化学構造の違いが大きな意味を持つ輸液群で、一括して論じることはできない。
　✓ HES 分子の特性に関わる要素は分子量、モル置換度、C2/C6 比である。
　✓ モル置換度が大きいほど α-アミラーゼによる分解を受けにくい。

　✓ ヒドロキシエチル基がグルコピラノース環の 2 位炭素に結合していると α-アミラーゼによる分解が遅れる。
　✓ 現在、日本で使える HES 製剤は第 2・第 3 世代である。

【商品名あれこれ】
　ヘスパンダー® の "ヘス" は言うまでもなく HES、"パンダー" は volume expander の語尾 "pander" です。循環血液量増量剤であることを示す名前です。サリンヘス® の "サリン" は何のことでしょう？　もちろん地下鉄サリン事件（1995）で世間を震撼させた化学兵器サリン（sarin）ではありません。Saline という単語は "生理食塩液" の意味です。ネイティヴの人は "セイライン" と発音する単語が、ローマ字風に読まれて "サリン" ＋ "ヘス" ＝サリンヘスになっているわけです。ボルベン® は海外では Voluven と綴られます。命名の正確な由来は見当

たりませんが、おそらく volume と venous を組み合わせた造語と思われます。

【腎機能】

　糸球体における濾過は腎毛細血管の静水圧、Bowman 嚢の静水圧、血漿膠質浸透圧によって規定されます。コロイド製剤を投与して膠質浸透圧が高まると、有効糸球体濾過圧は低下します。腎臓から排出される分子量（腎閾値）以下の大きさで、糸球体で濾過されたコロイド分子は尿の粘性を高めて尿細管内の流れを停滞させ、尿細管内腔を閉塞させる可能性があります。これらの理論的背景から HES 製剤が腎機能に与える影響は以前から大きな関心を集めています。

　血清クレアチニン濃度、クレアチニンクリアランス、腎代替療法を必要とした症例数、バイオマーカー（好中球ゼラチナーゼ結合性リポカリン）など、多くの指標を用いて評価されています。HES 製剤の種類、使用状況（術中急性出血、敗血症、腎移植）、投与量・時間が異なるため、HES と腎機能の関連を一括して論じることは適切ではありません。しかし多くの研究から、第 3 世代 HES（ボルベン®）は投与量上限を超えず、腎灌流圧の維持、適切な晶質液併用を行えば、有意な腎機能低下を生じる危険性は低いことが示されています[4]。分子量と置換度を小さくする改良によって、第 3 世代 HES は第 1・2 世代製剤よりも腎機能に関する安全性は向上しています[5]。

【凝固系】

　分子量 450 kDa 以上でモル置換度 0.7 のヘタスターチ（第 1 世代 HES）は血液凝固第Ⅷ因子、von Willebrand 因子（vWF）濃度を減らすとともに、血小板表面の膜糖蛋白であるグリコプロテイン受容体 GPⅡb/Ⅲaの発現抑制、GPⅡb/Ⅲa と vWF の結合抑制を介して出血傾向を来すことが知られています。しかし第 3 世代の HES 130/0.4 は凝固系、血小板機能への影響が軽微で、臨床的にも心臓外科、整形外科、泌尿器科の大手術において第 2 世代 HES 200/0.5 との比較で出血量、輸血量ともに有意に少ないことが示されています[6]。

———— 文　献 ————

1) Sommermeyer K, et al. Differences in chemical structures between waxy maize- and potato starch-based hydroxyethyl starch volume therapeutics. Transfus Altern Transfus Med 2007; 9: 127–33.
2) Jungheinrich C. The starch family: Are they all equal? Pharmacokinetics and pharmacodynamics of hydroxyethyl starches. Transfus Altern Transfus Med 2007; 9: 152–63.
3) Westphal M, et al. Hydroxyethyl starches: different products–different effects. Anesthesiology 2009; 111: 187–202.
4) Jungheinrich C, et al. The pharmacokinetics and tolerability of an intravenous infusion of the new hydroxyethyl starch 130/0.4（6%, 500 ml）in mild-to-severe renal impairment. Anesth Analg 2002; 95: 544–51.
5) Van Der Linden P, et al. Safety of modern starches used during surgery. Anesth Analg 2013; 116: 35–48.
6) Kozek-Langenecker SA, et al. The effects of hydroxyethyl starch 130/0.4（6%）on blood loss and use of blood products in major surgery: A pooled analysis of randomized clinical trials. Anesth Analg 2008; 107: 382–90.

（木山　秀哉）

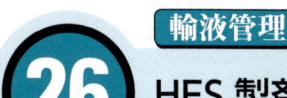

26 HES 製剤 vs. アルブミン

～そのような背景を考えるとよいのですね～

(Rehm M, et al. Der Anaesthesist 2017 ; 66 : 153-67)

[1] 晶質液 vs. 膠質液の終わりなき熱闘

　輸液は急性期、慢性期のいずれにおいても普遍的な医療行為の一つです。周術期輸液に関しては、晶質液・膠質液それぞれを支持する研究者達の間で熱い議論が続いていますが、どちらが有効かつ安全かという疑問に対する明快な解答はいまだ得られていません。これは輸液が行われる状況の相違（例：手術中、外傷、敗血症治療中の ICU 患者）、投与量、コロイドの種類（例：HES 対アルブミン）、評価項目が均質でないことが一因です。コロイド分子としてヒドロキシエチルスターチ（hydroxyethyl starch：HES）はすでに40 年以上、臨床現場で使用されています。"HES 製剤の化学" の項目で述べたように、HES は物理化学的性質の違いが薬物動態や臨床効果・副作用に大きな影響を与えるため、第 1・第 2・第 3 世代の HES を一括して論じるには無理があります。一方、生理的なコロイドであるアルブミンは、分子量69,000 の均一な分子です。過去十数年の間に、手術室・ICU・救急部における輸液の選択に関する大規模臨床試験が多数実施されています。

　重症敗血症および敗血症性ショックの管理に関する国際的ガイドライン 2012 は、分子量 200,000 以上の HES 製剤の使用を推奨していません（Grade 1B）[1]。ドイツの18 施設で重症敗血症患者を対象に輸液と強化インスリン療法を検討した VISEP trial（Volume substitution and Insulin therapy in severe SEPsis）では輸液剤として 10% HES 200/0.5 と乳酸リンゲル液が比較されました[2]。強化インスリン群で低血糖に関連した有害事象が多く発生し、HES 投与群で急性腎障害と腎代替療法の必要症例が増えたため、この試験は早期に中止されました。スカンジナビア 4 か国で行われた 6S trial（Scandinavian Starch for Severe Sepsis/Septic Shock）は 798 名の重症敗血症患者に 6% HES 130/0.42 または酢酸リンゲル液を投与しました[3]。無作為割付後 90 日時点で HES を投与された患者は酢酸リンゲルを投与された患者に比べて死亡率、腎代替療法導入例ともに高くなりました。オーストラリアとニュージーランドの多施設 ICU 患者7,000 名を対象に 6% HES 130/0.4 と生理食塩液を比較した CHEST（Crystalloid vs HydroxyEthyl Starch Trial）の結果、90 日死亡率に有意差は認められませんでしたが、腎代替療法を必要とした患者は HES 投与群で多くみられました[4]。6S と CHEST trialは、腎機能に関して HES 製剤に厳しい結果を示したわけですが、実はこれらの研究において HES 群・対照群（晶質液）への割付は、初期治療で循環動態が安定した後に行われていました。すなわち 6S trial では対照（酢酸リンゲル液）群の 60％が割付前に HES 製剤を投与されており、CHEST trial でも対照（生理食塩液）患者の 15％に HES が投与さ

れていました。CHEST trial は HES 投与群で腎代替療法を要する患者が有意に多かったと結論していますが、その相対リスク（95%信頼区間）は 1.21（1.00, 1.45；P=0.04）なので、サブグループ解析の方法によっては有意差を認めない可能性があります。さらに、6S、CHEST いずれも腎代替療法の開始基準が不明確という問題点もあります。一方、外傷患者 109 名で 6% HES 130/0.4 と生理食塩液の影響を検討した FIRST trial（Fluids in Resuscitation of Severe Trauma）は、穿通性外傷例における血漿乳酸値は生理食塩液投与群よりも HES 投与群で有意に低く、腎障害の発生頻度も HES 群で低いことを示しました[5]。豪州とニュージーランドの多施設共同研究 SAFE trial（Saline vs Albumin Fluid Evaluation）は種々の適応で ICU 入室した患者 6,997 名に生理食塩液あるいは 4% アルブミンを投与して無作為割付後 28 日時点の死亡率を比較しました[6]。その結果、両群間の死亡率、ICU 在室日数、人工呼吸の日数、腎代替療法施行日数に有意差を認めませんでした。これまで行われた大規模臨床試験は敗血症などの重症患者において晶質液と膠質液（HES 製剤またはアルブミン）を比較したものが多く、複数の膠質液の直接比較、特に比較的健康な手術患者における検討はきわめて少ないのが実情です。敗血症や熱傷などの重症患者では血管内皮のグリコカリックス構造が破綻して分子量の大きなコロイド分子が間質に漏出しやすい病態を呈しており、長期間大量の HES 製剤投与を続けることは腎臓や凝固系への悪影響、組織蓄積性の観点から推奨されないことは集中治療に携わる者には常識となっています。一方、周術期の脱水、急性出血による循環血液量不足は、ICU 患者の病態と同等とは考えら

れません[7]。

[2] 手術患者における膠質液輸液（HES とアルブミンの比較）

膀胱摘出手術を予定された患者 100 名において、周術期の膠質液（6% HES 130/0.4 あるいは 5% アルブミン）投与が腎機能に与える影響を調べた研究結果が最近公表されました[8]。血清シスタチン C の術後 90 日目と術前値の比を主要評価項目としました。ほかに推定糸球体濾過量（estimated glomerular filtration rate：eGFR）、尿細管障害の指標である好中球ゼラチナーゼ結合性リポカリン（neutrophil gelatinase-associated lipocalin：NGAL）、腎臓病の RIFLE（risk, injury, failure, loss, end-stage）基準も 2 次的に評価されました。これらの評価項目すべてにおいて両群間に有意差はなく、術前に著明な腎機能低下を認めない予定開腹手術患者では HES 130/0.4 と 5% アルブミンの安全性は同程度と結論されています。過去の大規模研究で初期腎障害の鋭敏な指標であるシスタチン C を測定したものは少なく、観察期間も術後数日と短いものが多数を占めています。Kammerer らの研究は、対象患者数は 100 名と比較的少数ですが、より感度の高い項目で腎障害の程度を評価している点が注目に値します。

[3] 心臓外科手術における HES とアルブミン（Pro & Con）[9][10]

体外循環を使用する心臓外科手術において周術期の膠質液として何を用いるべきか、議論があります。血漿中の生理的コロイドであるアルブミン濃度はしばしば重症患者において低値を示し[11]、回復とともに正常値に復することから、アルブミンは理想的な循環血

漿増量剤と考えられてきました。その容量効果は20％アルブミン製剤が185％、5％アルブミンでも85％と高い値です。しかしアルブミン投与の適用となる血清アルブミン濃度に定まった見解はありません。ヒト血液から作られるアルブミン製剤の価格はHES製剤よりも明らかに高く、未知の病原体による感染症リスクを完全に払拭することもできません。一方、HES製剤は血液凝固や血小板機能に影響することで出血量、輸血量増加につながる懸念もあります。分子量とモル置換度の大きな第1・第2世代HESと比較して、第3世代HESの凝固系・血小板への影響は少ないと考えられています。Van der Lindenら[12]は先天性心疾患の小児（2−12歳）55名を2群（6％ HES 130/0.4または5％アルブミン）に分け、体外循環回路の充填量を含む心臓手術中のコロイド輸液量を検討しました。手術終了までの膠質液平均投与量はHES群36.6 ml/kg、アルブミン群37.0 ml/kgで有意差はなく、術中血行動態、昇圧薬・強心薬の使用、出血量、赤血球輸血量、腎機能、術後28日までの有害事象も同等でした。患者数が少ないため、この研究から心臓外科手術を受ける小児におけるHESの安全性を論じることはできませんが、HESがアルブミンよりも明らかに劣る点は認められません。その後この研究者らは1,495名の小児心臓手術患者を対象に、心臓手術の既往、術前の出血傾向などを含む13の交絡因子を考慮したプロペンシティスコアを用いて周術期の膠質液投与の有効性と安全性を後方視的に検討しました[13]。6％ HES 130/0.4を投与された小児は、4％アルブミン投与群に比べて周術期のin/outバランスが有意に小さく（平均値；HES 41.3 ml/kg、アルブミン54.1 ml/kg）、術中出血量、赤血球・新鮮凍結血漿投与量もHES群で有意に少ない結果となりました。一方、術後腎代替療法を必要とした頻度、死亡率は両群間に有意差を認めず、HESの安全性はアルブミンと同等であることを示唆しています。

[4] 結局、どうすればいいのか？

　数々の大規模臨床試験の結果が公表されても、周術期の輸液に関して明快な指針はいまだ存在しないのが現状です。膠質液の使用は推奨されるのか？　使うとすればHESのような人工コロイドとアルブミンのどちらを選ぶべきか？　といった疑問は解消されていません。どのような状況で（手術中あるいはICU）どのような状態の患者（予定手術患者、敗血症、熱傷、頭部外傷など）に投与するかによって輸液方針は左右されます。2017年に発表された総説[14]は各種輸液剤の利点・欠点を概観しており、一読をお勧めします。

──── 文　献 ────

1) Dellinger RP, et al. Surviving sepsis campaign: international guidelines for management of severe sepsis and septic shock: 2012. Crit Care Med 2013; 41: 580−637.

2) Brunkhorst FM, et al. Intensive insulin therapy and pentastarch resuscitation in severe sepsis. N Engl J Med 2008; 358: 125−39.

3) Perner A, et al. Hydroxyethyl starch 130/0.42 versus Ringer's acetate in severe sepsis. N Engl J Med 2012; 367: 124−34.

4) Myburgh JA, et al. Hydroxyethyl starch or saline for fluid resuscitation in intensive care. N Engl J Med 2012; 367: 1901−11.

5) James MF, et al. Resuscitation with hydroxyethyl starch improves renal function and lactate clearance in penetrating trauma in a randomized controlled study: the FIRST trial (Fluids in Resuscitation of Severe Trauma). Br J Anaesth 2011; 107: 693−702.

6) Finfer S, et al. A comparison of albumin and saline for fluid resuscitation in the intensive care unit. N Engl J Med 2004; 350: 2247−56.

7) Weiskopf RB. Equivalent efficacy of hydroxyethyl starch 130/0.4 and human serum albumin: if nothing is the same, is everything different? The importance of context in clinical trials and statistics. Anesthesiology 2013; 119: 1249−54.

8) Kammerer T, et al. No differences in renal function between balanced 6% hydroxyethyl starch（130/0.4）and 5% albumin for volume replacement therapy in patients undergoing cystectomy: A randomized controlled trial. Anesthesiology 2018; 128: 67−78.

9) James MF. Pro: hydroxyethyl starch is preferable to albumin in the perioperative management of cardiac patients. J Cardiothorac Vasc Anesth 2008; 22: 482−4.

10) Green RS, et al. Con: starches are not preferable to albumin during cardiac surgery: A contrary opinion. J Cardiothorac Vasc Anesth 2008; 22: 485−91.

11) Vincent JL, et al. Hypoalbuminemia in acute illness: is there a rationale for intervention? A meta-analysis of cohort studies and controlled trials. Ann Surg 2003; 237: 319−34.

12) Van der Linden P, et al. Six percent hydroxyethyl starch 130/0.4（Voluven®）*versus* 5% human serum albumin for volume replacement therapy during elective open-heart surgery in pediatric patients. Anesthesiology 2013; 119: 1296−309.

13) Van der Linden P, et al. Efficacy and safety of 6% hydroxyethyl starch 130/0.4（Voluven）for perioperative volume replacement in children undergoing cardiac surgery: A propensity-matched analysis. Crit Care 2015; 19: 87.

14) Rehm M, et al. Stand der Wissenschaft in der Flussigkeits- und Volumentherapie : Ein anwenderfreundliches Stufenkonzept.［State of the art in fluid and volume therapy: A user-friendly staged concept］. Der Anaesthesist 2017; 66: 153−67.

（木山　秀哉）

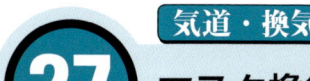

27 マスク換気ができることが筋弛緩薬投与開始の必須条件？

→ 〜ガイドラインまでそうなったのですね〜

(Japanese Society of Anesthesiologists. J Anesth 2014 ; 8 : 482−93)

麻酔導入時の筋弛緩薬の役割は、声門を開大させることで気管挿管を容易にするという位置づけです。気管挿管は容易にするが、不用意な筋弛緩薬投与では、取り返しがつかない CVCI（cannot ventilate cannot intubate）を引き起こすことに対するおそれが根底にあるため、麻酔導入時には筋弛緩薬を投与する前に、必ずマスク換気ができることを確認するのが通常でした。

かつてパンクロニウムなどの非脱分極性筋弛緩薬は、投与後、数十分以上経過しなければ、拮抗することが不可能でした。しかし、現在、わが国で主として使用されているロクロニウムには、投与直後の深い筋弛緩状態でも、スガマデクスを大量投与（16 mg/kg）すれば筋弛緩作用の回復が可能です。そのため、筋弛緩薬を投与して換気ができない場合にも、筋弛緩作用を回復という手段を取ればよいという安心感があります。さらに、レミフェンタニルを持続投与しながら麻酔導入を開始する機会も増えています（用法・用量は添付文書を参照ください）。レミフェンタニルは、投与速度しだいでは高濃度となり、声門閉鎖を引き起こすことがあります。その対処としては、筋弛緩薬もしくは静脈麻酔薬の追加投与が有効です。このようなさまざまな薬剤の登場で、過去の麻酔導入時とは状況が異なっており、導入時の筋弛緩薬の取り扱いも変わってきたものと考えられます。

また、近年、さまざまな研究結果から、筋弛緩薬の投与はマスク換気も容易にすることが知られてきました。一般的に筋弛緩薬投与後にマスク換気が改善する[1]場合が多く、筋弛緩薬は気管挿管を容易にするため、気管挿管が予定されている場合には、原則として筋弛緩薬を投与することが推奨[2]されます。

マスク換気困難の予測因子を 3 つ保有する 113 症例を対象に、フェイスマスクを両手法で保持して従圧式換気を行い、呼気の 1 回換気量を測定して筋弛緩薬投与効果を評価した研究[3]があります。ロクロニウム 0.6 mg/kg 静注から 30 秒後に、1 回換気量の中央値［上限−下限］は、初期の 350 [80−850] ml から 517 [100−1,250] ml に 48% 増加しました（P＜0.001）。筋弛緩作用が最大発現時には、1 回換気量は 600 [250−1,303] ml でベースラインから 71% の増加（P＜0.001）、ロクロニウム投与 30 秒後からは 16% の増加（P＝0.003）を認め、測定経過中には 1 回換気量の減少は観察されませんでした。ロクロニウム 0.6 mg/kg の投与は、全症例でマスク換気を改善し、臨床的に意味のある 1 回換気量の増加をもたらしたことより、マスク換気困難な症例では、早期からの筋弛緩薬投与を考慮してよいと結論づけています。

これらを考え合わせると、肥満患者など上気道閉塞のリスクが術前から判明している場合でも、軟部組織の問題だけではなく筋硬直や不十分な筋弛緩状態により逆に換気困難に

なっている可能性があります。このような場合、麻酔導入時の早い段階での筋弛緩薬投与は、マスク換気の状態を改善する可能性が高いと考えられます。逆に筋弛緩薬投与後に、徐々にマスク換気困難になった場合には、筋弛緩による上気道軟部組織の筋緊張低下から生じた上気道閉塞の可能性が考えられます。

かりに、筋弛緩薬を投与したあとに、マスク換気が不能であったとしても、95％は気管挿管が可能であったとの報告[4]もあります。また、これらの処置をしても換気が不能な場合には、Sp_{O_2} が低下する前に、声門上器具を使用する[5]という考えもあります。これらのことを総合的に考えると、麻酔導入時にマスク換気ができるかどうかを確認する前に、筋弛緩薬を投与してはいけないという考えは見直すべきでしょう。

実際、日本麻酔科学会の発行した気道管理のガイドライン 2014[5]にも、マスク換気を改善させる手段として、筋弛緩薬が投与されていなければ投与する、筋弛緩薬がすでに投与されていれば回復させると明記されていますね。

麻酔導入時の薬剤投与法や考え方が変化し

てきた現在では、マスク換気を確認しなければ、筋弛緩薬を投与しないという考えはむしろ有害ともいえるのかもしれません。

—— 文　献 ——

1) Warters RD, et al. The effect of neuromuscular blockade on mask ventilation. Anaesthesia 2011; 66: 163-7.
2) Combes X, et al. Comparison of two induction regimens using or not using muscle relaxant: Impact on postoperative upper airway discomfort. Br J Anaesth 2007; 99: 276-81.
3) Soltesz S, et al. The effect of neuromuscular blockade on the efficiency of facemask ventilation in patients difficult to facemask ventilate. Anaesthesia 2017; 72: 1484-90.
4) Kheterpal S, et al. Prediction and outcomes of impossible mask ventilation: A review of 50,000 anesthetics. Anesthesiology 2009; 110: 891-7.
5) Isono S, et al. Oxygenation, not intubation, does matter. Anesthesiology 2011; 114: 7-9.
6) JSA airway management guideline 2014: to improve the safety of induction of anesthesia. Japanese Society of Anesthesiologists. J Anesth 2014; 8: 482-93.

（讃岐　美智義）

28 肺保護換気

➡ 〜術中やるとすれば……〜

(Güldner A, et al. Anesthesiology 2015 ; 123 : 692−713)

　換気とは、酸素を取り込み、その代わりに二酸化炭素を吐き出すことです。酸素は多くの生物にとって生命の維持のために必要不可欠なものであり、そのまま換気も必要不可欠ということができます。19世紀まで、呼吸状態の悪化に対して、われわれはなすすべなく、多くの命が失われていましたが、人工呼吸の発達により、こうした患者の生命を救えるようになりました。特に1950年代、ポリオによる球麻痺患者の救命のために陽圧式人工呼吸器が活躍したことは有名です。非生理的な換気様式である人工呼吸は、非常に有用である一方、陽圧換気であること、人工気道を介した換気であること、臥床を強いられることなど、肺に不可逆的な障害（ventilator-induced lung injury：VILI）を生じることも明らかになってきています。集中治療領域では、少しでも肺の障害を避ける換気に対する取り組み（肺保護換気）が一般的に用いられています。では、同じ人工呼吸を多用する手術中の全身麻酔管理の場合はどうでしょう？　全身麻酔を受ける患者の多くは肺に障害がない患者です。しかも、長期間の人工呼吸が問題となる集中治療と比較すれば、全身麻酔は比較的短時間で終了します。全身麻酔中に肺保護換気が必要なのでしょうか？

　一般外科手術における術後の呼吸器合併症の発生率は、5%程度と報告されています。しかも、こうした患者の5人に1人は致死的な合併症を生じると報告されています[1]。

術後呼吸器合併症はけっしてまれではないのです。では、どうして肺に障害がない患者に術後呼吸器合併症が生じるのでしょうか。残念ながら、全身麻酔自体がリスクと考えられています。例えば、全身麻酔導入時に高濃度酸素を使用することが推奨されていますが、酸素濃度を上昇させると窒素濃度が相対的に低下します。全身麻酔導入中に換気が不十分で肺の一部が虚脱すると、その先の肺胞内の酸素が吸収されて無気肺を引き起こし、術後の肺合併症につながります。また、筋弛緩薬の使用による自発呼吸の消失も、非生理的な換気不均衡を生じ、肺の障害を進める可能性があります。手術を契機とした炎症反応と人工呼吸、そのほかさまざまな原因が重なって（multiple hit theory）、肺に障害を引き起こすと考えられています。表1に術後呼吸器合併症のリスクとして考えられる因子を挙げましたが、周術期に回避することが難しいくらい多くのリスクファクターが挙げられています。この中でも特に、術前から肺に障害を持つ患者（間質性肺炎や慢性閉塞性肺疾患）や、熱傷や腹膜炎など全身炎症性疾患状態の患者では、術後に急性呼吸促迫症候群（acute respiratory distress syndrome：ARDS）へ進行する可能性が高いと予想されます。周術期の肺保護換気が術後呼吸器合併症を低下させるとの報告が多数ありますので、リスクを有する患者さんに対しては、積極的に肺保護換気を用いるべきでしょう。

表1 術後呼吸器合併症のリスクファクター

患者要因	術前検査	手術術式	麻酔管理
年齢	低血清アルブミン	開胸手術	全身麻酔
性別（男性）	低酸素（$SpO_2 \leq 95\%$）	心臓手術	高気道内圧（$\geq 13\,cmH_2O$）
ASA class 3 以上	貧血（Hb < 10 g/dl）	上腹部開腹手術	高濃度酸素吸入
呼吸器感染症の既往		大血管手術	多量の晶質液輸液
日常生活動作低下		脳外科手術	赤血球輸血
うっ血性心不全		泌尿器手術	筋弛緩薬効果残存
慢性閉塞性肺疾患		長時間手術（> 2 時間）	胃管留置
喫煙		緊急手術	
腎機能低下			
胃食道逆流			
体重減少			

(Güldner A, et al. Intraoperative protective mechanical ventilation for prevention of postoperative pulmonary complications. Anesthesiology 2015; 123: 692–713 より改変引用)

　では、どのように肺保護換気を行うべきなのでしょう？　ARDS 患者での VILI 発症のメカニズムは、閉じかかった肺胞の伸展による障害（barotrauma）、完全に虚脱した領域での上皮・内皮障害（atelectrauma）、局所での炎症性サイトカイン産生による臓器障害（biotrauma）などの機序が考えられています。特に肺胞が虚脱し換気面積が減少することが原因であり虚脱した肺胞を開通し換気に再度動員し、そのまま開在させ続けることが重要です（オープンランングコンセプト）。現在、集中治療領域で考えられている肺保護戦略には 3 つの柱があります。❶低 1 回換気量（6 ml/kg 程度）、❷吸気プラトー圧の制限（可能なかぎり低く、<30 cmH_2O を目標）、❸呼気終末陽圧（positive end-expiratory pressure : PEEP）は呼気終末における肺胞の虚脱を防ぐ最低レベルに設定、です。基本的には術中の肺保護換気も同一と考えてよいでしょう。術中の PEEP に関しては、さまざまな意見があり、全身麻酔による末梢気道の閉塞という機序を考えれば、必要最低限の PEEP を付加すべきと考えられていますが、過剰な PEEP は循環抑制を生じ

る可能性もあります。残念ながら現在のところ、どれくらいの PEEP が適正なのかは答えが出ていないようです。すべての患者に一様に至適な PEEP は存在せず、個々の状況に合わせて調節すべきです。リクルートメントマニューバーに関しても同様で、術中の酸素化を改善することは間違いないようですが、術後呼吸器合併症には影響しないとの報告があり、その有用性に関してさまざまな意見があるようです。ただし、術中に酸素化が低下するようであれば、積極的に行うべきという点では異論がなさそうです。現在、推奨されている換気方法を**図**にまとめました。

　最後に、肺保護換気で吸気プラトー圧の制限を優先し小さい換気量で換気を行った場合、十分な二酸化炭素の呼出ができず、二酸化炭素が貯留する傾向にあります。高二酸化炭素血症はすぐに治療すべきでしょうか？呼吸性のアシドーシスを生じれば生体に悪影響がありそうですが、最近の報告では必ずしもそうでないことが分かってきています。開腹・腹腔鏡下大腸切除や子宮摘出を受けた患者において、術中の呼気二酸化炭素濃度が 5 mmHg 上昇すれば、入院期間のオッズ比

正常肺（ARDS なし）

初期設定
- V_T＝6-8 ml/kg 予測体重
- PEEP ≦2 cmH$_2$O
- F$_{IO2}$≧0.4（Sp$_{O2}$ 92%以上を維持）
- 呼吸数 Et$_{CO2}$ 35-45 mmHg を維持できるように回数を調整
- リクルートメント手技は施行しない

不十分な場合（＜Sp$_{O2}$ 92%）
- F$_{IO2}$/PEEP を以下の組み合わせで順に調整
  0.5/2; 0.6/2; 0.6/3; 0.6/4; 0.6/5; 0.7/5; 0.8/5; 0.8/6
- リクルートメント手技の施行を考慮

障害肺（ARDS あり）

初期設定
- V_T＝6 ml/kg 予測体重
- F$_{IO2}$/PEEP の組み合わせは 0.3/5 から開始し段階的に上昇
  （Pa$_{O2}$ 55-80 mmHg または Sp$_{O2}$ 88-95%以上を維持）
- 呼吸数 ≦35 動脈血 pH が 7.30-7.45 となるように回数を調整
- リクルートメント手技は施行しない

不十分な場合
- V_T≦4 ml/kg 予測体重（吸気プラトー圧 <30 cmH$_2$O に調整）
- F$_{IO2}$/PEEP の組み合わせは 0.3/5 から開始し段階的に上昇
- Pa$_{O2}$≦55 mmHg であればリクルートメント手技を考慮

図 手術中に推奨される換気設定（非肥満、上腹部開腹手術を想定）
（Güldner A, et al. Intraoperative protective mechanical ventilation for prevention of postoperative pulmonary complications. Anesthesiology 2015; 123: 692-713 より改変引用）

は開腹大腸切除で 0.93、腹腔鏡下大腸切除や子宮摘出では 0.89 に減少したと報告されています[2]。二酸化炭素分圧が上昇すれば、血管は拡張し、酸素解離曲線の右方移動が生じるので、組織の酸素供給がよくなることが知られており、この影響がアウトカム改善につながったのかもしれません。われわれの換気設定で入院期間が短くなる可能性があるとすれば、とても興味深いですね。さらに過換気による二酸化炭素の低下は、脳血流の低下につながり、術後の認知機能障害や、在院日数の延長にもつながるとの報告もあり注意すべきです[3]。これらを総合すると、術中の二酸化炭素は、"正常"から"やや高め"に維持すべきと考えられています（permissive hypercapnia、**表2**）。

　これまで、周術期に比較的短時間の人口呼吸であれば肺保護換気は不要である、二酸化炭素の貯留は呼吸性アシドーシスを引き起こし悪影響を及ぼす、と考えられてきました。

表2 術中軽度高炭酸ガス血症の利点

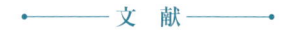

- 心拍出量増加、血管拡張、酸素解離曲線右方移動による末梢での酸素供給増加
- 組織酸素化上昇[4,5]
- 臓器障害に対する保護効果[6]
- 術後認知機能改善[7]

今回引用した文献では、これまでの考え方と異なる管理方法が推奨されています。われわれ臨床医は、常に最新の知識を身につける努力を怠ってはならない、ということを忘れてはいけないですね。

●──── 文　献 ────●

1) Güldner A, et al. Intraoperative protective mechanical ventilation for prevention of postoperative pulmonary complications. Anesthesiology 2015; 123: 692–713.
2) Wax B, et al. Intraoperative carbon dioxide management and outcomes. Eur J Anaethesiol 2010; 27: 819–23.
3) Grüne F, et al. Moderate hyperventilation during intravenous anesthesia increases net cerebral lactate efflux. Anesthesiology 2014; 120: 335–42.
4) Hager H, et al. Hypercapnia improves tissue oxygenation in morbidly obese surgical patients. Anesth Analg 2006 Sep; 103: 677–81.
5) Fleischmann E, et al. Mild hypercapnia increases subcutaneous and colonic oxygen tension in patients given 80% inspired oxygen during abdominal surgery. Anesthesiology 2006 May; 104: 944–9.
6) Laffey JG, et al. Carbon dioxide and the critically ill—Too little of a good thing? Lancet 1999; 354: 1283–6.
7) Hovorka J. Carbon dioxide homeostasis and recovery after general anaesthesia. Acta Anaesth Scand 1982; 26: 498–504.

（秋吉　浩三郎）

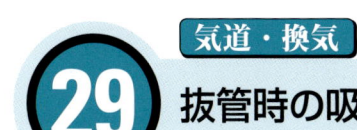

気道・換気

29 抜管時の吸引

➡ **～あれ？　皆同じでないのですね～**

(Popat M, et al. Anaesthesia 2012 ; 67 : 318-40)

　気管挿管―全身麻酔状態から抜管操作に移行する場合、吸引するのが通常です。問題は、気管吸引と口腔内吸引（咽頭部吸引）のいずれを先に行うか、口腔内吸引はどのように行うか。気管吸引はいつ行うか、非喫煙者では必要ないのではないのかという意見[1]もあります。

　リスクの低い患者の覚醒下の抜管に関して、DAS ガイドライン[2]（以下、DAS）では、初めに（できれば直視下に）咽頭吸引を行うことを推奨しています（**表**）。盲目的に行うのではなく、喉頭鏡を口腔内に挿入して咽頭吸引することがよいようです。DAS には、抜管前には気管吸引は行うとの記述がありま

せん。一方、Miller 第 8 版[3]（以下、Miller）では、肺リクルートメントを行ったのち、咽頭の吸引と必要であれば気管内も吸引します。順番に関しても、咽頭を吸引したのち、気管内を吸引すると書かれています。まれに、気管内を吸引したのちに、口腔内（咽頭内）を吸引している麻酔科医を見かけますが、これは逆のようです。その真意は、清潔な気管内を吸引したのち、不潔な口腔内を吸引すれば、吸引チューブは 1 本で済むという考えがあるのかもしれません。口腔内を吸引するチューブと気管内の吸引チューブは、別々のものを準備するのが通常です。気管内→口腔内で吸引を行った場合には、かりに口

表　DAS ガイドライン：リスクの低い患者の覚醒下の抜管

1. 100％酸素投与
2. 中咽頭の分泌物の吸引、理想的には直視下に
3. バイトブロックの挿入
4. 適切な患者体位
5. 筋弛緩の拮抗：TOF＞0.9
6. 正常な呼吸の確立と十分な分時換気量の自発呼吸
7. 開眼と従命が可能な覚醒状態にする
8. 頭頸部の動きを最小限にする
9. 陽圧をかけ、カフを脱気してチューブを抜去する
10. 100％酸素を投与し、気道開存と呼吸が十分であることを確認する
11. 完全に回復するまで酸素投与を続ける

（衛藤由佳ほか．抜いたらいかんぜよ　研修医・レジデントが知りたい抜管のなぜ？　日臨麻会誌 2018; 38: 176-82 より引用）

腔内に分泌物が多量にある場合には、気管チューブのカフを膨らませていたとしても、口腔内分泌物は気管内に流れ込んでしまいます。順番は、あくまでも口腔内→気管内の順番とすべきだと筆者は考えます。また、Miller では、抜管前に胃管吸引を行います。その後、スニッフィングポジション（肥満や閉塞性睡眠時無呼吸患者では頭高位）とし、カフを抜く前に陽圧をかけ（加圧抜管）て、カフ上に溜まった分泌物を排出すると考えられます。加圧抜管とすることに関しては、DAS ガイドラインにも同様の記載があります。加圧抜管が推奨されているのは、受動的な呼気を促したり分泌物を排出したりすることや喉頭痙攣や息こらえの発生を減少させる可能性があるという理由からです。さらに、加圧抜管よりも吸引抜管のほうが口腔内容物の気管内への流入が多かったとの模型を使った研究報告[4]があるため、最近では、吸引抜管は推奨されないとされています。吸引抜管とは、吸引カテーテルを気管チューブ先端から数 cm 出る程度に入れたのち、カフを抜き、吸引しながら抜管することです。吸引抜管では、カフ上部の分泌物を誤嚥しないよう吸引できることが利点である考えられています。

抜管前吸引の手順や作法はさまざまですが、何を考えて吸引を行うか、何が大事かを優先してどの手順、要領で行うかは、個々の患者状態やそのときどきの状況に基づくことが大切だと考えます。

● ── 文　献 ──●

1) 衛藤由佳ほか. 抜いたらいかんぜよ　研修医・レジデントが知りたい抜管のなぜ？日臨麻会誌 2018; 38: 176-82.
2) Popat M, et al. Difficult Airway Society Guidelines for the management of tracheal extubation. Anaesthesia 2012; 67: 318-40.
3) In: Miller RD, editor. Miller's anesthesia, 8th ed. Philadelphia: Elsevier/ Saunders; 2015. p.1680-3.
4) Andreu MF, et al. Effect of applying positive pressure with or without endotracheal suctioning during extubation: A laboratory study. Respir Care 2014; 59: 1905-11.

（讃岐　美智義）

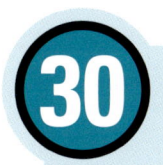

30 中心静脈穿刺の感染対策

→ 〜CDC ガイドラインの根拠が……〜

(Raad II, et al. Infect Control Hosp Epidemiol 1994；15：231-8／Ishikawa Y, et al. Ann Surg 2010；251：620-3)

中心静脈カテーテル挿入時には、手術帽子、マスク、滅菌ガウン、滅菌手袋および全身用滅菌ドレープを使用するマキシマルスターライルバリアプリコーション（maximal sterile barrier precautions：M-SBP)を、カテーテル関連血流感染症（catheter-related blood stream infection：CR-BSI）を防ぐために行うことは今では医療従事者にとって常識となっています。CDC guideline 2002 にもっとも信頼度の高いカテゴリー IA として、突然に、しかも華々しく登場したこの guideline の根拠となった論文を紹介しましょう。

表に示すように、M-SBP は、対照である standard SBP（S-SBP）と比較して、CR-BSI の発生率や発生回数、細菌生着率など、すべての比較において圧倒的な有意差を示しています[1]。しかし、本研究が以下の点において、麻酔科医や集中治療医が行う一般的な中心静脈カテーテルの使用とは非常に異なった特殊な環境であったことはあまり知られていません。

❶ アンダーソンがんセンター単一施設で行われた無作為化比較試験（randomized controlled trial：RCT）である。

❷ 外来通院患者を対象としている（家庭ではヘパリンロック）。

❸ 患者総数はわずか 342 名である。

❹ カテーテルの使用目的は抗がん薬投与である。

❺ カテーテル挿入期間は 2 カ月以上である。

❻ 末梢静脈カテーテルが約 1/3 も含まれている。

カテゴリー 1A とは、実践が強く推奨され、よくデザインされた実験的、臨床的または疫学的研究によって強く支持されている、と定義されています。単一施設でのたった 1 つのエビデンスで、しかも中心静脈カテーテルといいながら 1/3 が末梢静脈カテーテルを用いた杜撰なデータをもって、1A とすることは明らかに間違っています。この論文の著者である Raad が、この guideline の作成委員会のメンバーであったことが影響したといわれても反論できないでしょう。

このほかに、M-SBP の有効性を支持する RCT としては Pronovost ら[2]の研究がよく引用されます。彼らは、ミシガン州の 69 の集中治療室を対象に、以下の 5 つの CR-BSI の予防策を実施しました。

❶ カテーテル挿入前の手洗い（手指消毒）

❷ M-SBP

❸ クロルヘキシジンアルコールによる挿入部位の消毒

❹ 大腿静脈の回避

❺ 不要な中心静脈カテーテルの速やかな抜去

その結果、3 カ月後に CR-BSI が 1/3 になったと報告しました。この論文では 5 つの予防策のひとつひとつについて CR-BSI 減少との統計学的関連性は検証されておらず、あくまでも 5 つの予防策（バンドル）の有

	maximal SBP	standard SBP
患者数	176	167
がん/白血病/そのほか	123/48/5	112/55/0
挿入部位：鎖骨下 V/末梢 V	135/41	123/44
使用目的：化学療法/そのほか	173/3	165/2
挿入期間（平均日数）	70	67
入院期間（平均日数）	8.6	9.1
CR-BSI の発生率（%）	0.057**	3.6
CR-BSI の 1000 カテーテル日あたりの発生回数	0.08**	0.5
カテーテル先端の細菌生着率（%）	2.7**	7.2
カテーテル挿入 2 カ月以内の発生率（%）	25*	75

効性を示した RCT であり、M-SBP の有効性を示したものではありません。この論文は、5 つのバンドルを実践したら CR-BSI が減少しましたが、その理由は科学的にはよく分かりませんでした、と示しているだけです。

　このような状況の中で、熊本医療センターの石川先生を中心とした多施設前向き RCT が本邦で行われました[3]。外科病棟あるいは ICU での中心静脈カテーテル挿入を対象とし、S-SBP 群（n＝213）、M-SBP 群（n＝211）で比較し（カテーテルの挿入期間は両群ともに約 14 日間）、CR-BSI は S-SBP 群で 6 症例、M-SBP 群で 5 症例と有意差を認めませんでした。この RCT は、多施設研究（9 施設）である点、カテーテル使用が麻酔科医・集中治療医の状況に合わせてある点などにおいて、Raad らの研究と比べると圧倒的に信頼性の高いエビデンスです。

　さて、2010 年の段階で、M-SBP に関しては、有効性を示す単一施設での杜撰な RCT が 1 つ、そして有効性を否定する多施設 RCT が 1 つという状況となり、CDC guideline 2011 では、M-SBP は IB（実践が強く推奨され、いくつかの実験的、臨床的または疫学的研究および強力な理論的根拠によって支持されている、あるいは限られた科学的データしかないが実際に行われている事項：無菌テクニックなど）に格下げとなりました。実際に行われている事項とはいえ、それは CDC 自らがもともとカテゴリー IA に推奨したからです。個人的には、II 以下である未解決問題（科学的根拠が不十分であるか、有効性に関する合意が得られていない）に格下げされるべきだと思いますが、皆さんはどうお考えでしょうか？

《S-SBP には、マスクがない》

　さて、この問題にはもう 1 つ、大きな錯覚が隠されています。Raad らの研究で M-SBP の対照群とされた S-SBP は、滅菌手袋と刺入部を覆う小型滅菌シーツと定義されており、マスクが入っていないのです（石川先生らは、Raad らの方法に準拠してマスクなしの S-SBP を対照群としている）。日本では伝統的に、マスク、滅菌手袋と刺入部を覆う小型滅菌シーツで中心静脈穿刺を行っており、この方法が Raad らの研究で否定された

と勘違いしたのです。

　実は、CDC guideline は 2007 年に、脊髄内や硬膜外に薬剤やカテーテルを投与する際には外科用マスクを着用すること、という追加記載を行っています。これはアメリカにおいて硬膜外麻酔やミエログラフィーなどの腰椎処置後に細菌性髄膜炎の報告がいくつかあり、原因菌として口腔咽頭常在細菌叢である連鎖球菌が検出されたことによるものでした[4]。日本では 30 年以上前から腰椎処置では帽子やマスクの使用は当たり前でしたが、欧米では 2000 年代になってもマスクもせずにしゃべりながら、これらの処置を行っていたのです。要するに中心静脈穿刺でも、マスクの有無こそが CR-BSI の発生リスクを規定していたと考えられます。石川先生らによって、M-SBP の有効性は明確に否定され、日本伝統のマスクをした S-SBP を否定するエビデンスは存在しないので、われわれは自信を持って従来どおりのマスクをした S-SBP で中心静脈穿刺を行えばよいのではないでしょうか。今日も世界中で滅菌ガウンと全身用滅菌ドレープが大量に消費されています。エコロジーに敏感な諸氏が、この問題に関してのみ黙しているのが不思議に感じられます。

—— 文　献 ——

1）Raad II, et al. Prevention of central venous catheter-related infections by using maximal sterile barrier precautions during insertion. Infect Control Hosp Epidemiol 1994; 15: 231-8.
2）Pronovost P, et al. An intervention to decrease catheter-related bloodstream infections in the ICU. N Engl J Med 2006; 355: 2725-32.
3）Ishikawa Y, et al. Maximal sterile barrier precautions do not reduce catheter-related bloodstream infections in general surgery units. Ann Surg 2010; 251: 620-3.
4）Couzigou C, et al. Iatrogenic streptococcus salivarius meningitis after spinal anaesthesia: need for strict application of standard precautions. J Hosp Infect 2003; 53: 313-4.

（溝部　俊樹）

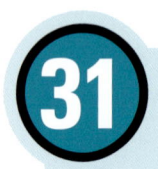

31 区域麻酔施行時にマスクは必須か？

→ ～えっ‼　逆を支持する論文があるとは……～

(Hebl JR. Reg Anesth Pain Med 2006 ; 31 : 311-23)

　皆さんは、区域麻酔手技を行うときにマスクを着けているでしょうか？　おそらく日本の大部分の病院の麻酔科医は、区域麻酔施行時にマスクを着けていると思います。少し古い話ですが、1994年にイギリスの産科麻酔科医801人を調査したアンケートでは、50.6％の麻酔科医が硬膜外麻酔、脊髄くも膜下麻酔時ともにマスクを着用していないと答えました[1]。これはSchweizer[2]のマスクを着けているとむしろ細菌汚染が増えるという論文が根底にあるようです。この論文では、マスク着用時に顔の筋肉をもぞもぞ動かす癖がある人（"mask wiggler" と表現されています）はマスクと顔の皮膚がこすれて落屑が生じるためではないかと考察されています。Tunevall[3]は1981年からおよそ2年4カ月にわたってスウェーデンの病院で前向き研究を行い、外科医を含めて手術スタッフ全員がマスクを着けていないときと着けている

ときで術後創部感染に有意差はなく（**表**）、マスクを着ける意味は患者を感染から守るより、医療従事者を血液汚染や空気感染から守ることではないかと結論づけています。

　Tunevallの論文は術野感染に着目していますが、麻酔科の区域麻酔時の感染に着目した論文もあります。Philipsら[4]は、25名の被験者の口から30cm離れたところに寒天培地を置き、被験者に5分しゃべらせたあとに細菌コロニー数を数えたところ、マスクなしでしゃべったときは25個中13個の培地でコロニー形成を認めた（コロニー：mean 3.6, range 0-24）のに対し、マスクをしてから0-5分のときはコロニー形成を認めた培地は3個（コロニー数：それぞれ1つずつ）、マスクをしてから10-15分のときはコロニー形成を認めた培地は9個（コロニー数：mean 1, range 0-10）でした（**図**）。これは施行者の口と施行部位が近い脊

表　マスクありとなしの場合の術後創部感染

	マスクあり			マスクなし			P値
	感染数	手術件数	%	感染数	手術件数	%	
臨時手術	21	350	6.0	19	349	5.4	NS
定期清潔手術	11	688	1.6	9	707	1.3	NS
定期非清潔手術	41	499	8.2	27	500	5.4	NS
合計	73	1,537	4.7	55	1,551	3.5	NS

NS：有意差なし（統計は χ 二乗検定を使用し、P<0.05 を有意差ありとした）
(Tunevall TG. Postoperative wound infections and surgical face masks: A controlled study. World J Surg 1991; 15: 383-7 より改変引用)

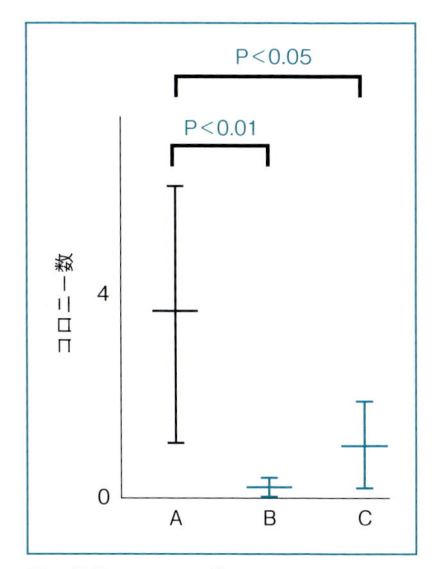

図　培地のコロニー数
Group A: マスクなし、Group B: マスク着用 0-5 分、Group C: マスク着用 10-15 分
水平線：平均コロニー数、垂直線：95％信頼区間
統計はANOVAを使用し$P < 0.05$を有意差ありとした。
（Philips BJ, et al. Surgical face masks are effective in reducing bacterial contamination caused by dispersal from the upper airway. Br J Anaesth 1992; 69: 407-8 より改変引用）

髄くも膜下麻酔を想定した実験で、筆者らは脊髄くも膜下麻酔時のマスクの着用は重要であり、手技ごとに新しいマスクに交換することが望ましいと主張しています。

また症例報告になりますが、Schneerberger ら[5]の報告では、4 人の患者が同一の麻酔科医の脊髄くも膜下麻酔後に連鎖球菌性の髄膜炎を発症、麻酔科医は習慣性扁桃炎の治療中で手技施行時マスクを着けずによくしゃべっていたそうです。North ら[6]は、硬

膜外膿瘍が硬膜外麻酔を施行した麻酔科医の鼻から培養されたブドウ球菌が原因であった症例を報告しています。

以上のような話は、Reg Anesth Pain Med 2006 で Hebl[7]によって区域麻酔における清潔操作に関する review の "Surgical Mask" の項でまとめられています。

区域麻酔施行時のマスクは、麻酔科医が上気道炎や扁桃炎に罹患している場合はもちろん、患者に話しかけをする場合や患者からの感染を防ぐことを考慮して着けておいたほうがよさそうです。

─── 文　献 ───

1) Panikkar KK, et al. Wearing of masks for obstetric regional anaesthesia. A postal survey. Anaesthesia 1996; 51: 398-400.
2) Schweizer RT. Mask wiggling as a potential cause of wound contamination. Lancet 1976; 2: 1129-30.
3) Tunevall TG. Postoperative wound infections and surgical face masks: A controlled study. World J Surg 1991; 15: 383-7.
4) Philips BJ, et al. Surgical face masks are effective in reducing bacterial contamination caused by dispersal from the upper airway. Br J Anaesth 1992; 69: 407-8.
5) Schneeberger PM, et al. Alpha-hemolytic streptococci: A major pathogen of iatrogenic meningitis following lumbar puncture. Case reports and a review of the literature. Infection 1996; 24: 29-33.
6) North JB, et al. Epidural abscess: A hazard of spinal epidural anaesthesia. Aust N Z J Surg 1979; 49: 484-5.
7) Hebl JR. The importance and implications of aseptic techniques during regional anesthesia. Reg Anesth Pain Med 2006; 31: 311-23.

（高橋 桂哉）

32 坐骨神経麻痺

→ ～こんなブロックでも起きるのですね～

(Gautier PE, et al. Anesth Analg 2016 ; 122 : 279-82)

　全人工膝関節置換術（total knee arthroplasty：TKA）に代表される下肢手術の周術期鎮痛に末梢神経ブロックを行うのは、もはや当たり前となっていますよね。一方で、術後に神経障害が生じた場合、自身で施行した末梢神経ブロックとの関係について悩まれた経験がある方も多いのではないでしょうか。まして自分が標的としていない神経に生じた場合は、なおさらだと思います。筆者自身、内転筋管ブロック（adductor canal block：ACB）施行後に術後痛は自制内であり、ブロックの効果にひと安心したものの、あれ？坐骨神経ブロックをしていないのに足首に力が入らない……という経験をしたことがあります。なぜ伏在神経を標的にした ACB で、坐骨神経領域の神経障害を生じてしまったのでしょうか。

　Gautier ら[1]は、ACB に伴う合併症としての坐骨神経への影響を調査しました。内転筋管の遠位に 1％メピバカイン 20 ml を使用してブロックしたのちに効果を検討したところ、ブロック後 30 分の時点で腓骨神経領域では 33％で軽度な感覚障害を認め、脛骨神経領域では 27％で軽度、20％で著明な感覚障害を認めました（**表**）。また、この時点での伏在神経ブロックによる膝関節の感覚消失は 80％で認められました。さらに Goffin らは、献体を用いて内転筋管内に色素を投与し、これが大内転筋の表面を広がり坐骨神経周囲まで広がることを確認しました。内転筋

管の遠位でのブロックは、坐骨神経麻痺を来しうることが解剖学的に証明されたわけです。大内転筋は遠位になるにつれて断面積が小さくなるために、伏在神経と坐骨神経の距離が近くなり薬液が広がりやすくなります（**図**）。

　筆者は、超音波ガイド下に末梢神経ブロックを行うようになってから、TKA には持続大腿神経ブロック（femoral nerve block：FNB）を行ってきました。ところが FNB は大腿四頭筋の筋力を低下させるため、早期のリハビリや術後の転倒などに関連がある[2]ということが知られるようになりました。Kuang ら[3]のメタ解析では、FNB に比べて ACB では大腿四頭筋の筋力が維持され、鎮痛効果も同等であると結論づけています。一方で昨今、膝関節周囲の感覚には伏在神経に加え、大腿神経の内側広筋枝が影響していることが知られるようになりました。せっかく大腿四頭筋の筋力を維持するために FNB から ACB に変更しても、痛みがあったり坐骨神経麻痺を来してしまっては本末転倒です。ACB と一言でいっても内転筋管のどこに薬を投与し、それがどこまで広がるかで、どの神経がブロックされるのかが変わってきてしまいます。過去の報告でもこの部位は一致していませんが、縫工筋と長内転筋が交差する内転筋管の近位、または大腿三角の遠位でACB を施行することにより、大腿神経の大腿直筋枝や坐骨神経をブロックせずに大腿神

表　内転筋管ブロック後のピンプリックに対する感覚

		3 対側と同様の感覚	2 感覚の軽度低下	1 感覚の著明な低下	0 感覚の欠如
伏在神経： 末梢枝	30 min	2（13％）	—	2（13％）	11（73％）
	60 min	—	—	4（27％）	11（73％）
伏在神経： 関節枝	30 min	2（13％）	1（ 7％）	—	12（80％）
	60 min	1（ 7％）	—	2（13％）	12（80％）
腓骨神経	30 min	10（67％）	5（33％）	—	—
	60 min	9（60％）	4（27％）	1（ 7％）	1（ 7％）
脛骨神経	30 min	8（53％）	4（27％）	3（20％）	—
	60 min	6（40％）	4（27％）	4（27％）	1（ 7％）

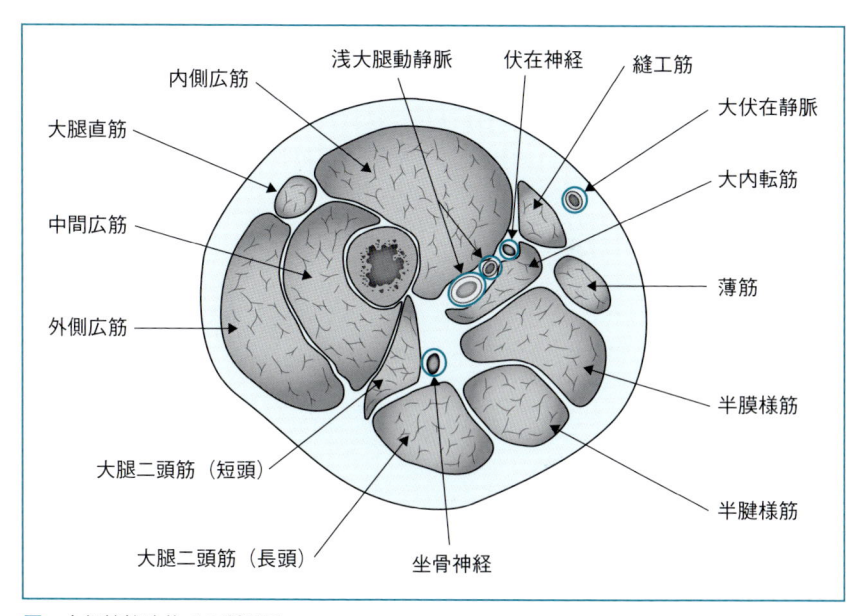

図　内転筋管遠位での断面図

経の内側広筋枝、伏在神経の膝蓋下枝をブロックでき、膝関節手術にはこれがもっとも適しているように思われます。しかし、TKA といっても、さまざまなアプローチや最小侵襲手術（MIS）も含まれ侵襲が及ぶ部位も異なるため、施設にあった術後鎮痛法を術者とともに模索していく必要があります。

TKA 術後の合併症としての坐骨神経障害発生率は、1.3-2.2％[4]といわれています。特に総腓骨神経麻痺によって足の背屈ができなくなることが多いため、その可能性を減らすために選択的脛骨神経ブロックを行うのも良い方法です。

ACB 以外にも股関節手術などで行われる

腰神経叢ブロックでは、第4腰椎神経根を
ブロックしてしまい、坐骨神経障害を来す可
能性があります。そのため筆者は神経刺激装
置を併用し、大腿四頭筋の筋収縮を確認しな
がら神経ブロックを行うことが重要であると
考えています。

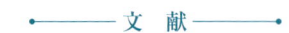 文　献

1) Gautier PE, et al. Distribution of injectate and
sensory-motor blockade after adductor canal
block. Anesth Analg 2016; 122: 279-82.
2) Ilfeld BM, et al. The association between low-
er extremity continuous peripheral nerve
blocks and patient falls after knee and hip ar-
throplasty. Anesth Analg 2010; 111: 1552-4.
3) Kuang MJ, et al. Is adductor canal block bet-
ter than femoral nerve block in primary total
knee arthroplasty? A GRADE analysis of the
evidence through a systematic review and
meta-analysis. J Arthroplasty 2017; 32: 3238-
48.
4) Schinsky MF, et al. Nerve injury after prima-
ry total knee arthroplasty. J Arthroplasty
2001; 16: 1048-54.

（飯田　高史）

神経ブロック

33 超音波は有用!!

➡ ～もう一息～

(Schnabel A, et al. Br J Anaesth 2013 ; 111 : 564-72)

　昨今、麻酔科領域では血管穿刺や末梢神経ブロックに超音波が利用されるようになっており、多くの麻酔科医がその恩恵を受けていることと思います。特に末梢神経ブロックに関して、以前は神経刺激装置による穿刺（nerve stimulation：NS）が主に行われてきましたが、超音波ガイド下に穿刺（ultrasound：US）をするようになって、何が変わったのでしょうか。なんとなく超音波の使用は、すべてにおいて利点がありそうな気がしますよね。この点について整理してみたいと思います。

　Schnabel ら[1]は、末梢神経ブロックの中でも、カテーテル留置に着目してメタアナリシスを行いました（**表1**）。まずカテーテル留置の成功率について、US と NS とを比較した9つの無作為化比較試験から530名が抽出され、US は NS に比較して成功率は1.14倍となりました。特に遠位の坐骨神経ブロックと鎖骨下での腕神経叢ブロックは、近位の坐骨神経ブロック、大腿神経ブロックと斜角筋間での腕神経叢ブロックに比べて、US での成功率が高くなりました。さらにUS の中でも、超音波で最終的なカテーテルの位置を確認した場合には成功率は1.35倍となりました。カテーテル留置に伴う合併症でもっとも多かったのは、血管の誤穿刺でUS で0.13倍に減らすことが可能となりました。ブロック中の疼痛や留置に要した時間も、US で少ないという結果でした。その一

方で、術後の安静時痛・体動時痛や、一時的な神経障害の発生率には有意差を認めませんでした。

　Abrahams ら[2]は、単回投与の末梢神経ブロックについて、US と NS の比較を行いました（**表2**）。基準を満たした13の無作為化比較試験の946名において、US は NS に比べて失敗率を0.41倍、施行時間を1分、効果発現に要する時間を29%短縮し、効果時間を25%延長しました。また、血管の誤穿刺は0.16倍に減少しましたが、神経障害の発生率には有意差を認めませんでした。

　カテーテル留置による持続投与でも、単回投与でも、US が NS に比べて成功率を上げ、施行時間を短縮し、血管の誤穿刺を防ぐというのは明らかで、より深部の神経ブロックで顕著なようです。一方で、神経障害の発生率については、どのように考えるべきでしょうか。

　Barrington ら[3]は、7,000名の患者に対し、US でも NS でも術後の神経損傷の発生率に変わりがないことを示しました。現在、持続末梢神経ブロックが原因と考えられる長期にわたる神経障害の発生率は0.07%[4]で、斜角筋間での腕神経叢ブロックでもっとも生じやすいことが知られています。この確率自体は非常に少ないものですが、鎖骨上での腕神経叢ブロックでは、0.2-0.5 mA で神経刺激したところ、50%は神経内まで針を進めないと反応しないという報告[5]もあり、これ

表1　超音波ガイド下穿刺の神経刺激下穿刺に対する優位性

		相対危険度 [95% CI; P]
持続	神経ブロック成功率	1.14 [1.02−1.27; ＝ 0.02]
	最終的に位置確認した場合の成功率	1.35 [1.19−1.54; ＜0.00001]
	血管の誤穿刺率	0.13 [0.04−0.38; ＝ 0.0002]
単回	失敗率	0.41 [0.26−0.66; ＜0.001]
	血管の誤穿刺率	0.16 [0.05−0.47; ＝ 0.001]

（Schnabel A, et al. Ultrasound compared with nerve stimulation guidance for peripheral nerve catheter placement: A meta-analysis of randomized controlled trials. Br J Anaesth 2013; 111: 564−72 / Abrahams MS, et al. Ultrasound guidance compared with electrical neurostimulation for peripheral nerve block: A systematic review and meta-analysis of randomized controlled trials. Br J Anaesth 2009; 102: 408−17 より改変引用）

表2　末梢神経ブロックにおける超音波ガイド下穿刺：現時点での優位性を示すエビデンスの有無

エビデンスあり	エビデンスなし
・神経ブロック成功率	・術後 24/48 時間の体動時痛
・神経ブロック施行時間	・一時的/永続的な神経障害
・効果発現時間	・局所麻酔薬中毒
・効果持続時間	
・カテーテル留置中の疼痛	
・血管の誤穿刺	

（Schnabel A, et al. Ultrasound compared with nerve stimulation guidance for peripheral nerve catheter placement: A meta-analysis of randomized controlled trials. Br J Anaesth 2013; 111: 564−72 / Abrahams MS, et al. Ultrasound guidance compared with electrical neurostimulation for peripheral nerve block: A systematic review and meta-analysis of randomized controlled trials. Br J Anaesth 2009; 102: 408−17 より改変引用）

は神経刺激下では神経内への薬液投与の可能性があることを示唆しています。超音波ガイド下では、熟練者であれば神経束内への薬液投与の可能性を限りなくゼロにできるため、末梢神経ブロックが原因である神経障害の発生率をさらに下げることが可能かもしれません。Jacob らは、12,000 名の TKA 患者のうち、0.79％に術後神経障害を認めたと報告しました。この確率は末梢神経ブロックを80％の患者が受けるようになった現在と、ほとんど全身麻酔単独であった時代とで変

わっておらず、術後神経障害の発生には末梢神経ブロック施行の有無よりも、手術手技・体位・患者素因の影響が大きいと結論づけています。

　現状では、超音波ガイド下の末梢神経ブロックが神経刺激下に比べて、神経障害の発生を減らすという明らかなエビデンスは得られていません。これは末梢神経ブロックに伴う神経障害の発生率自体が、かなり低いことが原因と考えられます。しかし、万が一起きれば重篤な合併症となることから、超音波を

使用して神経束内への薬液投与を防ぐことは重要だと考えます。

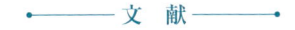
文　献

1）Schnabel A, et al. Ultrasound compared with nerve stimulation guidance for peripheral nerve catheter placement: A meta-analysis of randomized controlled trials. Br J Anaesth 2013; 111: 564-72.

2）Abrahams MS, et al. Ultrasound guidance compared with electrical neurostimulation for peripheral nerve block: A systematic review and meta-analysis of randomized controlled trials. Br J Anaesth 2009; 102: 408-17.

3）Barrington MJ, et al. Preliminary results of the Australasian Regional Anaesthesia Collaboration: A prospective audit of more than 7000 peripheral nerve and plexus blocks for neurologic and other complications. Reg Anesth Pain Med 2009; 34: 534-41.

4）Ilfeld BM. Continuous peripheral nerve blocks: A review of the published evidence. Anesth Analg 2011; 113: 904-25.

5）Barrington MJ, et al. Neurologic complications of regional anesthesia. Curr Opin Anaesthesiol 2011; 24: 554-60.

（飯田　高史）

34 出血・感染がなければ、良いはず？

→ ～在院日数を延ばす可能性があるのですね～

(Halabi WJ, et al. JAMA Surg 2014 ; 149 : 130−6／Halabi WJ, et al. J Gastrointest Surg 2013 ; 17 : 1130−7)

硬膜外麻酔は、非常に強力な鎮痛方法であり、術後患者の早期離床、入院日数の短縮に大きく貢献する優れた鎮痛方法であると考えられてきました。術後の早期回復とコスト削減をエビデンスに基づいて複合的にアプローチする術後回復力強化（enhanced recovery after surgery : ERAS®）プロトコール2005においても、胸部硬膜外麻酔は質の高い鎮痛と腸管機能回復促進を提供する要因として推奨されてきました。しかし、最近のエビデンスにおいて、下腹部手術においては、総合的なアウトカムにおいて否定的な知見が出てきています。

2017年に発表されたERAS® レビュー[1]では、胸部硬膜外麻酔を腹腔鏡下大腸切除術に対してルーチンに施行することは推奨されなくなりました。Halabi ら[2]は、2002−2010年の腹腔鏡下大腸切除術患者191,576名を後方視的に検討し、硬膜外麻酔が施行された患者はわずか2.14％であり、在院日数が0.6日延長したことを報告しました。さらに、硬膜外麻酔群で入院中の医療費が平均3,732 US ドル上昇し、尿路感染症発生率も上昇〔オッズ比（odds ratio : OR）1.18〕することを指摘しています。呼吸不全、肺炎、吻合部リーク、イレウス、尿閉の発生率については有意差を認めませんでした。Guay J ら[3]が発表したシステマティックレビューでも腹腔鏡下大腸切除術患者において、硬膜外麻酔施行患者群では術後1日および2日目まで

安静時痛・歩行時痛が有意に低下し、腸管運動回復が早いことが認められたものの、PCA（patient-controlled analgesia）群と比較して在院日数が0.9日延長することが明らかになりました。術後の悪心・嘔吐、尿閉、尿路感染症、術後創部感染症、吻合部リーク、イレウスなどの発生率には有意差は認めませんでしたが、全体としての合併症発生頻度が高いことや、硬膜外麻酔に伴うまれではあるが重大な合併症、例えば硬膜外膿瘍、硬膜外血腫、永続的な神経障害、心停止、カテーテル破断・遺残など（それぞれ0.1−0.014％の発生率）のリスクを加味したうえで硬膜外麻酔に対して否定的な立場を取っています（**表1**）。

さらに、腹腔鏡下手術のみならず、開腹手術でも硬膜外麻酔の優位性が否定されています。Halabi ら[4]が2013年に発表した開腹での大腸切除術888,135名の後方視的解析において、硬膜外麻酔施行率は4.4％であり、尿路感染症、尿閉、吻合部リーク、死亡率などには有意差は認めないものの在院日数が0.16日延長し、入院中の医療費が4,340 US ドル低下し、イレウス発生率が上昇（OR 1.17）していることが明らかとなりました。ただし、直腸手術症例に限定して解析すると、在院日数の延長や、イレウス発生率の上昇を認めず、術式・手術部位による影響を考慮する必要性が示されています。

下腹部消化管手術以外における硬膜外麻酔

表1 胸部硬膜外麻酔に伴う副作用と合併症の発生頻度（%）

血圧低下、徐脈、頻脈	3−30
筋力低下、運動ブロック	0.5−3
局所麻酔薬中毒	0.01−0.12
除痛不均衡・偏在、鎮痛不十分	1−5
悪心・嘔吐	10−50
皮膚瘙痒	12−40
尿閉	5−20
傾眠	4
酸素飽和度低下	1−30
硬膜穿刺	0.3−1.2
一過性神経症状、神経根症状、麻痺	0.01−3
出血	0.3−3
硬膜外血腫	0.0004−0.03
カテーテル留置失敗	頻度不明
迷走神経反射失神	頻度不明
穿刺部痛	頻度不明
カテーテル関連感染症、硬膜外膿瘍	0.01−0.05

（Feltracco P, et al. Perioperative benefit and outcome of thoracic epidural in esophageal surgery: A clinical review. Dis Esophagus 2018; 31: 1−14 より改変引用）

の有用性は、最近の研究でも過去の研究同様、有用性を示す報告が多くなっています。食道手術に対する胸部硬膜外麻酔の影響を検証したシステマティックレビュー[5]においては、硬膜外麻酔は早期離床、術後呼吸機能の改善、鎮痛により咳を可能とし、無気肺、肺炎リスクを減らし、腸管機能回復を促進し、イレウス発生率を減らし、人工呼吸期間を短縮させると結論づけています。腹部大動脈瘤に対する開腹手術においても、硬膜外麻酔の効果を調べた大規模調査[6]では、硬膜外麻酔

を施行した患者群で、在院日数、術後30日の死亡率については有意差を認めなかったものの、術後の視覚アナログスケール（VAS）の低下、心筋梗塞発症率の減少、抜管までの時間短縮、術後呼吸不全発症率の減少、ICU滞在期間の短縮、胃腸管出血発生の減少を認めました。

　それでは、硬膜外麻酔の有用性が否定されるような多角的鎮痛方法には、どのようなものがあるのでしょうか。Joshiら[7]は、腹腔鏡下大腸手術患者の術後鎮痛管理について、1995年から2011年に出版された論文のメタアナリシスにより、手術終了時の局所麻酔薬注射、ステロイド全身投与、非ステロイド性抗炎症薬（NSAIDs）やシクロオキシゲナーゼ（COX）-2阻害薬、アセトアミノフェンの積極的な使用、オピオイドによるレスキュー、静脈内リドカイン点滴など（**表2**）が有効な手段であると述べていますが、鎮痛効果については非硬膜外麻酔群では硬膜外麻酔群よりもペインスコアが高かったと結論づけています。ただし、脊髄くも膜下麻酔や腹横筋膜面ブロックを含む鎮痛方法に対する評価については新しい知見も出てきているので、今後の研究結果が俟たれます。

　このように、胸部硬膜外麻酔のその高い鎮痛効果は揺るぎないものです。しかし、その優位性については術後1日目か2日目までであり、その後はほかの多角的鎮痛方法と有意差はなくなります。また、まれではありますが、硬膜外麻酔には重大な合併症がいくつかあり、ひとたび起これば患者にとっても、医療者にとっても甚大なものとなります。高い鎮痛効果と、さまざまな利点を持つ硬膜外麻酔ですが、利点と合併症を十分に理解し、手術部位、術式、術前の患者因子も加味したうえで、適用を慎重に吟味する必要性がより

表2　腹腔鏡下大腸手術後の疼痛管理についての推奨

手術終了前
・デキサメタゾン 4-8 mg
・COX-2 阻害薬、NSAIDs、アセトアミノフェンの静脈内投与
・手術終了時の、創部への長時間作用型局所麻酔薬の浸潤麻酔
・静脈内リドカインボーラス投与と持続投与

手術終了後
VAS が 50 以上
・COX-2 阻害薬または NSAIDs ＋アセトアミノフェン＋静脈内オピオイド PCA
・無効な場合、静脈内リドカイン投与
VAS が 50 以下
・COX-2 または NSAIDs ＋アセトアミノフェン±弱オピオイド

COX：シクロオキシゲナーゼ、NSAIDs：非ステロイド性抗炎症薬、VAS：視覚アナログスケール
(Joshi GP, et al. Evidence-based postoperative pain management after laparoscopic colorectal surgery. Colorectal Dis 2013; 15: 146-55 より改変引用)

いっそう高まっていますね。

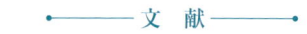

文　献

1) Ljungqvist O, et al. Enhanced recovery after surgery: A review. JAMA Surg 2017; 152: 292-8.
2) Halabi WJ, et al. Epidural analgesia in laparoscopic colorectal surgery: A nationwide analysis of use and outcomes. JAMA Surg 2014; 149: 130-6.
3) Guay J, et al. Epidural local anesthetics versus opioid-based analgesic regimens for postoperative gastrointestinal paralysis, vomiting, and pain after abdominal surgery: A Cochrane review. Anesth Analg 2016; 123: 1591-602.
4) Halabi WJ, et al. A nationwide analysis of the use and outcomes of epidural analgesia in open colorectal surgery. J Gastrointest Surg 2013; 17: 1130-7.
5) Feltracco P, et al. Perioperative benefit and outcome of thoracic epidural in esophageal surgery: A clinical review. Dis Esophagus 2018; 31: 1-14.
6) Panaretou V, et al. Postoperative pulmonary function after open abdominal aortic aneurysm repair in patients with chronic obstructive pulmonary disease: Epidural versus intravenous analgesia. Ann Vasc Surg 2012; 26: 149-55.
7) Joshi GP, et al. Evidence-based postoperative pain management after laparoscopic colorectal surgery. Colorectal Dis 2013; 15: 146-55.

（小野　大輔、賀来　隆治）

脊髄くも膜下麻酔

35 投与量・投与速度・身長？

➡ 〜結局、麻酔域を決める因子はどれですか〜

(Greene NM. Anesth Analg 1985；64：715–30)

　脊髄くも膜下麻酔は、1899年の臨床応用以来100年以上にわたって広く行われている手技であり、手技が比較的単純な点、硬膜外麻酔と比較して、少量の局所麻酔薬で十分な効果が施行後すぐに得られる点などから、主に下半身の手術に世界中で施行されています。しかし全身麻酔と異なり、手術侵襲に対して十分な麻酔域を常に確実に得ることが難しいことも事実です。不十分な麻酔域のため、再施行など追加の処置が必要であったり、想定よりも高位のブロックとなり、低血圧、悪心・嘔吐、呼吸困難感などを合併することがあったり、麻酔域の調整がうまくいかないことも、日々の臨床においてしばしば経験します。結局のところ、麻酔域を決める因子は何なのでしょうか？

　脊髄くも膜下麻酔においては、一般的に脳脊髄液より低密度の低比重液は重力に反して広がる傾向があり、等比重液は注入された部位にとどまろうとします。高比重液は脳脊髄液より高密度なので、注入後の広がりは重力の影響を受けます。0.75％ブピバカイン高比重液を使用した場合、T10までの麻酔域を得るために必要な投与量は8–12 mg（1.1–1.6 ml）、T4まででは14–20 mg（1.9–2.7 ml）とされています[1]。

　麻酔域の高さに関与すると推定される因子を示します（**表**）。まず年齢ですが、多くの報告では年齢増加と麻酔域の上昇の関連が示されています。これは年齢に伴う脊柱管容量

の減少、脳脊髄液量・密度の変化も大きく関与しているようです。ただし、その年齢による麻酔域の差は有意ではありますが、臨床上の意義は少ないようです[2]。

　次に、身長に関してですが、これについては両方の報告があります。妊産婦において一定の量を投与した群と、身長・体重によって投与量を変えた群で、麻酔域の違いを比較したHartenら[3]の報告では、両群で麻酔域に有意差がありませんでした。つまり、高身長患者には投与量を増やすべきであるという結果です。固定群では2.4 ml、可変群では平均で1.9 mlの0.5％高比重ブピバカインが投与されています。固定群では可変群よりも早く麻酔効果が得られていますが、低血圧の頻度が高くなっています。同じく妊産婦52症例に対する帝王切開時の麻酔に関するNorrisら[4]の報告では、上述の結果とは反対に、年齢、身長、体重、体型指数（BMI）、脊柱の長さは、0.5％高比重ブピバカイン3 ml固定による麻酔域に関係しなかったようです。いずれの報告も、局麻薬にオピオイドが添加されていますし、麻酔域はピンプリックテストによる痛覚消失で評価されていますので、厳密に身長のみの影響を評価できてはいない可能性はあります。同容量の薬物を投与した場合、身長差によって、脊柱管内での薬物の広がりに差が出ることは明らかですが、単独で臨床的に影響があるほどではなく、そのほかの因子も関与してくると思われ

表 脊髄くも膜下麻酔の麻酔域に影響を及ぼすと推定される因子

● **患者の特徴**
- 年齢
- 身長
- 体重
- 性別
- 腹腔内圧
- 脊柱の解剖学的形態
- 体位

● **注入方法**
- 注入部位
- 刺入方向
- ベベルの向き
- バルボタージュの使用

● **髄液の特徴**
- 量
- 圧（咳、怒責、バルサルバ）
- 密度

● **麻酔薬の溶液の特徴**
- 密度
- 質量
- 濃度
- 温度
- 量
- 血管収縮薬

(Greene NM. Distribution of local anesthetic solutions within the subarachnoid space. Anesth Analg 1985; 64: 715–30 より改変引用)

ます。

身長や脊柱管内の容積が同じ場合、体重は麻酔域に影響を及ぼさないと考えられます。ただし、体幹の脂肪の付き方によって仰臥位での体位に影響を及ぼすことがあること、また腹腔内圧の上昇に伴って薬液の広がりに差が出る可能性はあるようです[2]。妊産婦において麻酔域が広がりやすいことは、この点が関係しています。

性差に関しては、骨格の違いによる体位の違いが影響を与える可能性があります。つま

り、脊髄くも膜下麻酔施行時の脊柱管の傾きが、肩幅の広い男性と、腰幅の広い女性で異なることによります[2]。

脊髄くも膜下麻酔の刺入部位による麻酔域の違いで知っておくべきことは、脊椎の解剖学的特徴です。仰臥位では一般的に、脊椎の生理的彎曲によって L3 付近がもっとも高くなります。高比重液は、最高点から上方の下部胸椎、下方の仙骨部に流れます。注入部位が下方になれば、胸椎への上方の流れが少なくなり、十分な麻酔域が得られないことの一因となります[5]。低・等比重液では、薬液を注入する向きも重要な因子となります。針の刺入が頭側に傾いていると、薬剤は頭側に広がりやすくなります。針のベベルの向きも、同様に影響を及ぼします。等比重液では、ベベルの向いている方向に薬液が広がりやすくなります[1]。薬液を注入するときに髄液と混和しながら行うバルボタージュといわれる手技は、高比重液では麻酔域に影響を与えないようです[2]。

投与速度は、あまり影響を与えません。教科書的には 0.2 ml/sec での投与が推奨されています[6]。帝王切開時に脊髄くも膜下麻酔を施行し、オピオイドを添加した 0.5%高比重ブピバカイン 4 ml の薬液注入時間を 15 秒と 120 秒で比較した検討では、麻酔域に有意差は認められませんでした[7]。無理な力を加えた急速な投与では、シリンジが外れ薬液がこぼれる原因となるので、丁寧に緩徐な投与を心がける必要があります[1]。

Malinovsky ら[8]は、くも膜下に投与されるブピバカインの質量（10 mg）を同じにして、薬液の濃度・比重を調整し、投与量の影響を調べました。その結果、等比重液では、2、5、10 ml と総投与量を変えても、効果発現までの時間、効果持続時間に有意差

を認めませんでした。最大の麻酔域の高さは、10 ml 投与群でピンプリックテスト、コールドテストともに、2 ml、5 ml 投与群と比較して 1-2 分節有意に高くなっていました。高比重液では、投与量の変化によって、低比重液と同様に効果発現までの時間、効果持続時間に有意差を認めず、さらに麻酔域の高さにも有意差を認めませんでした。つまり、局所麻酔薬の質量が同じ場合、比重を調整して濃度を変化させても容量が 2-5 ml 程度では、麻酔域の高さに臨床的に有意な差を認めない可能性が示されています。等比重と高比重を比較した結果からは、5 ml 投与群で、等比重のほうがピンプリックテスト（88 分 vs. 142 分、P<0.01）、コールドテスト（96 分 vs. 180 分、P<0.05）ともに効果持続時間が高比重と比較して有意に長くなっていました。つまり局所麻酔薬の総投与質量が同じ場合、等比重液として投与したほうが、効果持続時間が長くなることを示しています。

現在のところ、もっとも影響が大きいと考えられているのは、髄液の特徴です。髄液の量・密度は人によってばらつきが大きく、事前に予測することが困難です。注入する薬剤は、髄液によって撹拌されるため、髄液の状態は麻酔域に大きく影響すると考えられています[2]。つまり、同じ薬液でも人によって髄液との比重が異なってくる可能性があり、それが上述のような条件から、麻酔域に大きく関与するということです。

作用時間の延長を目的とした局所麻酔薬に添加する薬剤は、麻酔域に影響を与えないと考えられています。しかし、全身投与された血管収縮薬によって、麻酔域に差が出たという報告もあります。Cooper ら[9]は、帝王切開時にエフェドリンを使用した群とフェニレフリンを使用した群で、頭側への麻酔域の広がりに有意差があったことを報告しています。

脊髄くも膜下麻酔の不成功症例に関する検討では、手技に伴う問題点、つまり確実にくも膜下腔に薬液が全量注入されたかどうかについて詳細に述べられています。髄液の逆流が見られて、針の先端がくも膜下腔にあったとしても、注入孔が硬膜外に出ていたりして、不完全な注入となっている可能性が指摘されています[10]。

昔から変わらず、確実な麻酔域を得るために必要なのは、くも膜下腔に確実に薬液を投与することです。現在、臨床的に麻酔域の広がりを評価する方法は、ピンプリックテスト、コールドテストなどですが、脊柱管内での薬液の広がりはさまざまな因子の影響を受け、交感神経のブロックは運動・知覚神経よりも広範囲に起こっていると考えられ、厳密に薬剤の広がりを上記の方法だけで評価することが正しいかは疑問です。私たち麻酔科医にとって管理上重要なことは、最終的に手術が無事に終了することであり、追加処置の必要性を適切に判断できることです。単一の手技で完結することだけを成功・失敗と判断すべきでなく、本稿で述べた特徴を十分理解したうえで、周術期管理を行うことが大切です。100 年以上行われている簡便な手技ですが、経験すればするほど奥が深く感じられるのは、上述のような複数の不確実な因子が関与しているからなのですね。

●───── 文　献 ─────●

1) Tsai T, et al. Part III, section 2, 13. spinal anesthesia. In: Hadzic A, editor. The New York School of Regional Anesthesia, textbook of regional anesthesia and acute pain manage-

ment. New York: McGraw-Hill Medical; 2007. p.193-228.

2) Greene NM. Distribution of local anesthetic solutions within the subarachnoid space. Anesth Analg 1985; 64: 715-30.

3) Harten JM, et al. Effects of a height and weight adjusted dose of local anaesthetic for spinal anaesthesia for elective Caesarean section. Anaesthesia 2005; 60: 348-53.

4) Norris MC. Patient variables and the subarachnoid spread of hyperbaric bupivacaine in the term parturient. Anesthesiology 1990; 72: 478-82.

5) 佐倉伸一. 脊椎麻酔域を決定する因子：（Ⅰ）局所麻酔薬溶液の特性. 麻酔 2000; 49: 18-25.

6) Brull R, et al. Chapter 56. Spinal, epidural, and caudal anesthesia. In: Miller RD, editor. Miller's anesthesia. 8th ed. Philadelphia: Elsevier; 2015. p.1684-720.

7) Simon L, et al. Effect of injection rate on hypotension associated with spinal anesthesia for cesarean section. Int J Obstet Anesth 2000; 9: 10-4.

8) Malinovsky JM, et al. Intrathecal bupivacaine in humans: Influence of volume and baricity of solutions. Anesthesiology 1999; 91: 1260-6.

9) Cooper DW, et al. Evidence that intravenous vasopressors can affect rostral spread of spinal anesthesia in pregnancy. Anesthesiology 2004; 101: 28-33.

10) Fettes PD, et al. Failed spinal anaesthesia: Mechanisms, management, and prevention. Br J Anaesth 2009; 102: 739-48.

（賀来 隆治）

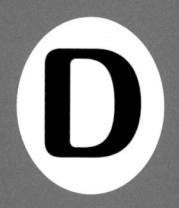

D 術中管理（Ⅲ）：麻酔法の選択

§1　麻酔薬の選択

36 プロポフォールは環境に優しいか？

➡ ～廃棄物や尿中物質も考えるのですね～

（Russell F. Anesth Analg 2012；114：1091-2）

環境への麻酔薬の影響を考えたとき、揮発性吸入麻酔薬や亜酸化窒素による大気汚染がすぐに思い浮かびます。亜酸化窒素は地球温暖化ガスの一つとして、二酸化炭素、メタン、フロン類とともに 1997 年の「気候変動に関する国際連合枠組条約の京都議定書」において削減目標が設定されました。これは、亜酸化窒素がオゾン層破壊効果を持つためです。麻酔薬としては、血液ガス分配係数の低い揮発性吸入麻酔薬が一般的になったこともあり、キャリアガスとしての使用の必然性が低くなったことから、劇的に使用量が減少しました。最近使用されている揮発性吸入麻酔薬のセボフルランとデスフルランは構造上塩素分子を持たないため、オゾン層破壊の原因となる塩素ラジカルを生じません。総排出量も大気中の検出限界以下であるため、二酸化炭素のように地表放射熱を妨げる可能性は低く、温暖化に与える影響は限定的です。

では、静脈麻酔薬が環境に与える影響はないのでしょうか。プロポフォールは体内では主に肝臓で代謝され、1,4-キノール体のグルクロン酸抱合体、および 1,4-キノール体の硫酸抱合体として尿中に排泄されます[1]。これら代謝産物には、プロポフォールとしての薬効活性はありません。しかし、長期的な環境への影響は検討されていません。例えば、日帰りプロポフォール麻酔を施行された患者の自宅における尿排泄により下水へ移行した代謝産物が、長期的に環境に悪影響を与える

可能性は否定できないのです。

米国では、米国食品薬品局（FDA）が 2016 年にトリクロサンなどの抗菌薬を含む抗菌せっけんなどを販売禁止処分にしました[2]。日本でも、やや遅れて現在は販売規制となっています。下水道に排出されたトリクロサンが土壌環境へ拡散し、いわゆる環境ホルモンとなる可能性が指摘されたことが理由の一つでした。また、米国では全米 30 の河川調査で、80％の河川から抗うつ薬や抗菌薬、抗凝固薬などの残留薬物が検出され、薬物による水質汚染が問題となっています。

構造式 2,6-diisopropylphenol から分かるように、プロポフォールはフェノール類の一つです。環境省はフェノール類の排水基準を設定しており、許容基準は 5 mg/l です[3]。生態系への影響は開発過程では調べられていませんが、水棲生物への毒性が強いという報告もあります。北米原産の淡水魚の一種であるブルーギルの 96 時間での半数致死濃度（median lethal concentration：LC_{50}）は 0.62 mg/l といわれています[4]。仮に 100 mg の残薬を水で希釈して下水処理しようとすると、LC_{50} 以下にするためには 162 l の水が必要となり、これはほぼ家庭用のお風呂 1 杯ぶんに匹敵する量です。そのため下水処理では、河川や海洋汚染につながる可能性があります。では、ほかの処理方法はどうでしょうか。感染性医療廃棄物の焼却施設は、800℃以上の燃焼ガスが 2 秒間以上滞留す

るものと規定されています。溶融による処理施設では、鉄の溶融温度の 1600℃以上で注射針などの処理が行われています。プロポフォールの活性を完全に破壊するためには、少なくとも 2 秒間の 1000℃以上の熱処理が必要であり、そのため残薬は感染性医療廃棄物のうち、焼却処理あるいは溶融処理されるものとして扱うことが望ましいのです。

当然ですが、使用後のバイアル、プレフィルドシリンジなどの廃棄物処理には、一般ごみと同様に焼却に伴う二酸化炭素負荷が生じます。減量を考えても、麻酔効果を維持するためには必要以上に使用量を制限することはできません。

環境への影響はプロポフォールに限った話ではなく、どの薬剤にも共通することである

のでしょうが、剤形を工夫して極力残薬を少なくするなど、薬剤を有効活用しつつ環境負荷を軽減する考え方を持つことも必要かもしれません。

●————— 文　献 —————●

1) 1%プロポフォール注「マルイシ」医薬品インタビューフォーム. 2018 年 3 月（第 12 版）.
2) FDA issues final rule on safety and effectiveness of antibacterial soaps. FDA News Release September 2, 2016.
3) 環境省ホームページ（https://www.env.go.jp/water/impure/haisui.html）
4) Russell F. Propofol wastage in anesthesia. Anesth Analg 2012; 114: 1091-2.

（佐藤　暢一）

麻酔薬の選択

37 亜酸化窒素は常に悪か？

→ ～見直されている報告も多いのですね～

（Joshi GP, et al. Anesth Analg 2017 ; 124 : 2077-9）

現在、吸入麻酔による全身麻酔は、酸素-空気-吸入麻酔薬にレミフェンタニル、フェンタニルなどのオピオイド鎮痛薬を用いるのが一般的です。鎮静薬として吸入麻酔薬のセボフルランやデスフルランを用い、鎮痛薬としてオピオイドを用いることになんらの疑問もありませんね。しかし、約35年前（1980年代）の全身麻酔は、酸素-亜酸化窒素-吸入麻酔薬が基本でした。そのころの吸入麻酔薬はハロタンとエンフルランで、酸素-笑気（当時は"亜酸化窒素"でなく"笑気"と呼ぶほうが多かったように思います）-ハロタンを GOF、酸素-笑気-エンフルランを GOE と呼んでいました。全身麻酔の種類は主にこの2つで、オピオイドを使用するのは、心臓血管麻酔かニューロレプト鎮痛（neuroleptanalgesia：NLA）でした。NLA は昔の成書に記載されているフェンタニルとドロペリドールを用いる、いわゆる NLA 本法です。通常の全身麻酔中に、オピオイドを静脈内投与するということはまれでした。亜酸化窒素には鎮痛作用はありますが、教科書に書いてあるように 1MAC が 100％以上なので、亜酸化窒素だけで十分な鎮痛効果を得ることはできません。当然、オピオイドのように手術侵襲を十分抑制するほどの効果はありません。手術開始の加刀時に患者さんが痛みで動かないような麻酔深度にもっていくためには、吸入麻酔薬濃度を十二分に上げて麻酔深度をかなり深くしておかなければいけません

でした。加刀直前は深い麻酔で血圧も下がるし、かといって麻酔を浅くすると加刀時に患者が動くし、麻酔が深いまま昇圧薬を投与すると、加刀時にその影響が残っていると血圧が急上昇するかもしれない、と緊張の瞬間です。そもそも、そういうときに昇圧薬を安易には使わせてもらえませんでした。血圧は麻酔深度で調節するというのが、麻酔科医の技術のひとつのように教育されました。吸入麻酔薬の肺胞内濃度を早く上げるためにも、亜酸化窒素は必要でした。セカンドガス効果といわれるものですね。これは現在でも小児の緩徐導入に亜酸化窒素を用いる理由です。このように、亜酸化窒素が全身麻酔には欠かせない時期が長く続いたあと、イソフルラン、セボフルランと導入の早い吸入麻酔薬が登場し、さらにフェンタニルが気管挿管や術中の鎮痛に一般的に用いられるようになるにつれて、亜酸化窒素の必要性が失われてきました。さらに、亜酸化窒素の術後悪心・嘔吐（postoperative nausea and vomiting：PONV）作用、イレウスや腹腔鏡手術時の腸管膨隆、眼内レンズなどの閉鎖腔の拡大、長時間使用による骨髄抑制作用など、いくつかの不都合な点が指摘され、吸入麻酔による全身麻酔は酸素-亜酸化窒素から酸素-空気へ置き換わってきました。

麻酔の歴史上では、1845年に米国の歯科医のウェルズが笑気麻酔の公開実演を行い、患者が大暴れし大失敗に終わり、翌年にモー

表 1　亜酸化窒素の特徴

欠点	利点
PONV（postoperative nausea and vomiting） 腸管膨隆 閉鎖腔拡大 骨髄抑制 指定ドラッグ	セカンドガス効果→迅速な麻酔導入覚醒[2] 循環動態への影響少→高齢者、心血管疾患合併症患者に有利（腸管膨隆、排便機能の影響がない）[3] 鎮痛効果→麻酔薬、オピオイド必要量↓[11]→認知障害↓（？） NMDA 抑制作用→慢性痛抑制効果[4)5] 術後予後改善（非心臓手術）[7]

トンが MGH（マサチューセッツジェネラルホスピタル）でエーテル麻酔の実演に成功したというのは有名な話ですね。ウェルズの公開実演失敗後、笑気が麻酔の表舞台に再登場するのは約 20 年後ですが、その間もエンターテイメントとして闇での使用は行われていたようです。現在でも"笑気ガス"は英国やヨーロッパでは合法ドラッグとして広まっています。"笑気ガス"吸入による死亡事故が英国で相次ぎ、日本でも危険ドラッグの"シバガス"として報道があり、2016 年に"笑気ガス"は指定ドラッグに認定されました。また、亜酸化窒素は二酸化炭素の約 300 倍の温室効果があることをご存知と思われます。医療用亜酸化窒素の生産量は総排出量の 1％未満でありましたが、病院での使用は控える傾向となり、2011 年までの 11 年間で医療用亜酸化窒素の生産量は 27.3％まで減少しています[1]。なんだか亜酸化窒素は、欠点だらけのようですね（**表 1**）。

しかし、近年、亜酸化窒素の利点も見直されてきています（**表 1**）。亜酸化窒素全盛期には、セカンドガス効果は麻酔導入の早さに貢献してきましたが、麻酔覚醒時にも亜酸化窒素の投与を中止すると、吸入麻酔薬の排出を早める効果となります。そのため、患者覚醒が早くなるとの報告があります[2]。また、亜酸化窒素は循環動態への影響が少ない麻酔薬ということで、ハイリスクの高齢者や心血管疾患合併患者の麻酔の際に、循環動態の変動が少なく、質の高い麻酔を提供してくれます。さらに、亜酸化窒素には鎮痛作用がありますから、術中の麻酔薬やオピオイドの使用量も減らすことができます[3]。術後認知機能低下を防ぐために、術中の麻酔薬、オピオイド使用量を減らすという意味では亜酸化窒素は有用でしょう。もちろん、セカンドガス効果により覚醒が早くなれば、認知機能を低下させないことも期待できます。術後鎮痛に関しても、亜酸化窒素は N-メチル-D-アスパラギン酸（NMDA）受容体抑制作用があり、術後の遷延痛（慢性疼痛）の抑制も期待できます[4)5]。腸管膨隆による術野の妨げや、術後の排便機能などにも影響がないという報告もあります[3]。つい十年前まで、われわれ麻酔科医によって日常的に多くの患者に使用してきたという歴史は、その安全性に関して、これ以上ないエビデンスかもしれません。

亜酸化窒素は、メチオニン合成阻害作用によってホモシスチン濃度を上昇させ、内皮細胞障害や心筋梗塞を誘発させると考えられていましたが、臨床研究においては、心肺機能を明らかに悪化させるとのエビデンスはなく[6]、むしろ術後予後を改善するとの報告もあります[7]。予後に関する国際的な大規模多施設研究では、2003 年から行われた evaluation of nitrous oxide in the gas mixture for anaesthesia（ENIGMA）-Ⅰ trial で 2 時

間以上の大手術において、亜酸化窒素は入院期間には影響はなかったが、亜酸化窒素使用群は非使用群に比べて、重症 PONV、発熱、創感染、肺炎、無気肺などの合併症が有意に多かったと報告しています。しかし、その後、2007 年から行われたさらに大規模な国際的多施設研究 ENIGMA-Ⅱ trial では、心血管合併症を有する 45 歳以上の非心臓大手術患者を対象とし、術後 30 日の重症合併症および 1 年後の予後を、亜酸化窒素使用群と非使用群で比較した結果では、死亡率、心筋梗塞、脳卒中、創感染などを含む重症合併症に有意差はなく、集中治療室（intensive care unit：ICU）入室率、ICU 滞在期間、入院期間にも有意差はありませんでした。結論としては、亜酸化窒素は非心臓大手術において安全に使用でき、亜酸化窒素の PONV 作用は制吐薬の予防投与によって制御できると報告しています[8]。

そうは言っても、亜酸化窒素による PONV 作用は、根強く信じられていますよね。ENIGMA-Ⅱ trial で、重症 PONV 発症のリスク因子を中心に解析した結果を詳しく見てみましょう。重症 PONV の有意な因子は、アジア系人種とモルヒネ使用でした[9]。propensity score でマッチングさせたデータで比較すると、PONV リスクとなる因子は、亜酸化窒素使用、女性患者、非喫煙者、末梢神経ブロック、腸管手術患者、2 時間以上の手術でした（**表2**）。しかし、亜酸化窒素を使用しなくても PONV は約 10％の患者に起きています。ほかのメタアナリシスでは、もっと高率に起きています[10]。術中のレミフェンタニルも PONV の原因になりえます[10]ので、PONV 対策として、亜酸化窒素を使用しない、ということだけで済むものではなさそうですね。たとえ亜酸化窒素を使用しても、プ

表2　PONV 危険因子

| 亜酸化窒素使用（PONV 予防策で改善） |
| 女性患者 |
| 非喫煙者 |
| 末梢神経ブロック |
| 腸管手術患者 |
| 2 時間以上の手術 |

（Myles PS, et al. Sever nausea and vomiting in the evaluation of nitrous oxide in the gas mixture for anesthesia Ⅱ trial. Anesthesiology 2016; 124: 1032-40 より改変引用）

ロポフォールのような制吐作用のある麻酔薬を使用すれば、亜酸化窒素の PONV を抑制できるという報告もあります[10]。ENIGMA-Ⅱ trial でも、制吐薬としてデキサメタゾンやセロトニン阻害薬の予防投与を行うと、亜酸化窒素使用の有無での PONV の有意差はなくなっています。

それでは亜酸化窒素について、まとめてみましょう。高齢者や心血管疾患患者などで循環動態の変動を少なくしたい、術後認知機能低下を防ぐために術中の麻酔薬、オピオイド使用量を減らしたい、覚醒を早くしたいなど、亜酸化窒素の利点を活かしたい場合は亜酸化窒素の使用を考慮しましょう。そして、亜酸化窒素を使うと決めたら、ほかの PONV リスク因子も考慮し、PONV 予防策を取っておくことが良さそうです。

ーーー●ー　文　献　ー●ーーー

1) Low-carbon Society Promotion Office, Global Environment Bureau, Ministry of the Environment, Japan. National Greenhouse Gas Inventory Report of JAPAN. http://www.gio.nies.go.jp/aboutghg/nir/2018/NIR-JPN-2018-v4.1_web.pdf

2) Peyton PJ, et al. Nitrous oxide diffusion and

the second gas effect on emergence from anesthesia. Anesthesiology 2011: 596-602.

3) Koch B, et al. Nitrous oxide does not influence operating conditions or postoperative course in colonic surgery. Br J Anaesth 1994: 72: 55-7.

4) Chan MTV, et al. Chronic postsurgical pain after nitous oxide anesthesia. Pain 2011: 152: 2514-20.

5) Echevarria G, et al. Nitrous oxide reduces postoperative opioid-induced hyperalgesia after remifentanil-poropofol anaesthesia in humans. Br J Anaesth 2011: 107: 959-65.

6) Leslie K, et al. Nitrous oxide and long-term morbidity and mortality in the ENIGMA Trial. Anesth Analg 2011; 112: 387-93.

7) Turan A, et al. The association between nitrous oxide and postoperativee mortality and morbidity after noncardiac surgery. Anesth Analg 2013: 116: 1026-33.

8) Joshi GP, et al. Evaluation of nitrous oxide in the gas mixture for anesthesia（ENIGMA）studies: The tale of two large pragmatic randomized controlled trials. Anesth Analg 2017; 124: 2077-9.

9) Myles PS, et al. Sever nausea and vomiting in the evaluation of nitrous oxide in the gas mixture for anesthesia Ⅱ trial. Anesthesiology 2016; 124: 1032-40.

10) Fernacdez-Guisasola J, et al. Association between nitrous oxide and the incidence of postoperative nausea and vomiting in adults: A systematic review and meta-analysis. Anesthesiology 2010; 65: 379-87.

11) Heath KJ, et al. Nitrous oxide reduces the cost of intravenous anaesthesia. Eur J Anaesthesiol 1996; 13: 369-72.

（萬　知子）

38 吸入麻酔薬は全部同じか？

→ ～そんな利点もあったのですね～

（Dexter F, et al. Anesth Analg 2010 ; 110 : 570－80）

　吸入麻酔薬の麻酔導入・覚醒の速さには、血液/ガス分配係数（blood/gas ratio）が大きく関係します。セボフルランは速やかな覚醒、気道刺激性が低い点から頻用されていますが、さらに血液/ガス分配係数が低いデスフルランが、日本でも 2011 年より販売が開始されています。

　それぞれの特徴や利点・欠点を理解することで、効果的な活用が可能です。デスフルランには、気道刺激性という問題がありますが、速やかな覚醒（日帰り外来患者にも適する）、神経障害の有無の確認、換気応答の早

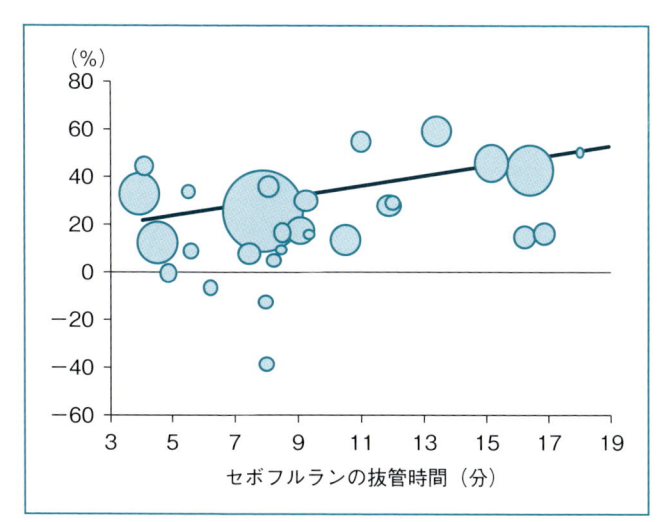

図1　デスフルランのセボフルランに対する抜管時間の減少割合（%）
セボフルラン（Sevo）の代わりにデスフルラン（Des）を用いることによる抜管時間の減少割合は、メタ解析を行った結果、抜管時間は Sevo で 5 分の際、Des では 20% 強の減少が期待できる。さらに liner weighted rank regression slope（線形加重ランク回帰スロープ）を描くと、抜管時間が Sevo で 1 分増加するごとに、Des で 2.1% ずつの抜管時間短縮を認める。この図から、覚醒により時間がかかる状況下では、さらに Des 使用の有効性が高い。
（Dexter F, et al. Statistical modeling of average and variability of time to extubation for meta-analysis comparing desflurane to sevoflurane. Anesth Analg 2010; 110: 570-80 より改変引用）

期回復、認知機能の早期回復などの利点が挙げられます。特に覚醒遅延の起こりやすい高齢者や肥満症例では、良い適用となります。ただし、鎮痛処置が不十分な場合、覚醒時興奮を起こす可能性があり、術中・術後鎮痛に十分な配慮が必要です。

Dexter ら[1]は、31 論文のメタ解析を行い、デスフルランはセボフルランに比べて、抜管までの平均時間を 25%、標準偏差を 21% 短縮したと報告しています。また、セボフルランでの抜管時間が長いものほど、デスフルランを使用することによる時間短縮が期待できます（図1）。さらに、麻酔情報管理システム（AIMS）による 32,792 症例の検討より、抜管時間 15 分以上を 15% で認めました。これらでは、退室から次の入室までの時間が平均 4.9 分延長しており、デスフルランの導入は入退室入れ替え時間の短縮化といった手術室の効率的運用、労働時間やコストの削減が期待できます。

Van Den Elsen ら[2]は、0.1MAC の吸入麻酔薬の換気応答への影響を検討し、セボフルランでは末梢性に 27% の二酸化炭素への換気応答低下が認められるのに対して、デスフルランでは換気応答に影響は認められませんでした。したがって、術後の呼吸抑制が、デスフルランでは起こりにくいメリットがあると考えられます。

Dahan ら[3]は、正常二酸化炭素状態での低酸素への換気応答において、0.1MAC の低濃度のデスフルランはほかの揮発性麻酔薬と比較しても、影響がほぼなく、換気応答保持の点で利点があることを報告しました。これらの点から、二酸化炭素貯留や低酸素への換気応答低下が危惧される高齢者の周術期管理において、有用性が期待できます。

Kanazawa ら[4]は、1MAC のデスフルラ

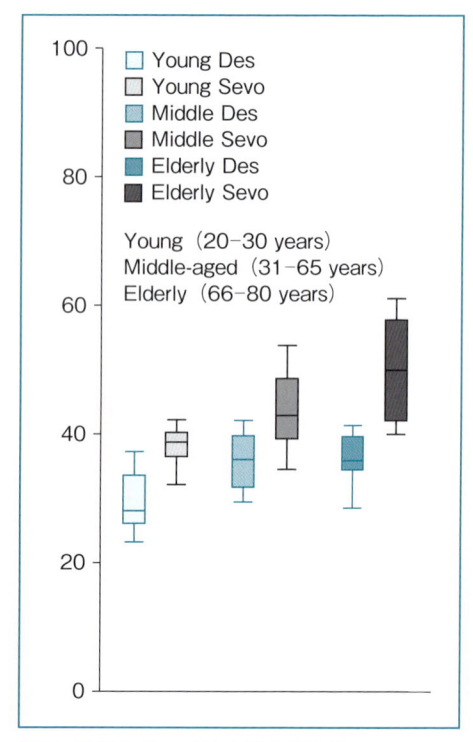

図2　1MAC における 3 群の BIS 値
1MAC では、デスフルラン群はセボフルラン群より、有意に BIS 値が低値となった。Young 群では、BIS 値が Middle 群、Elderly 群よりも有意に低くなった。各年齢の MAC 値は、Nickalls の年齢に基づく計算式から引用した。
（Kanazawa S, et al. Electroencephalographic effect of age-adjusted 1MAC desflurane and sevoflurane in young, middle-aged, and elderly patients. J Anesth 2017; 31: 744-50 より一部を改変引用）

ン、セボフルランが成人の bispectral index（BIS）値に与える影響を、若年者、中年者、高齢者で比較しました（図2）。1MAC でのBIS 値はすべての年代で、デスフルラン群ではセボフルラン群よりも低値でした。この原因は完全には解明されていませんが、BIS を用いた吸入麻酔薬での麻酔管理において、1MAC のデスフルラン麻酔での BIS 値は同

じ 1MAC のセボフルランよりも低く出る可能性を認識したうえで、BIS 値を麻酔管理に活用すべきと考えます。

　Chong ら[5]は、脊椎手術で運動誘発電位（moter evoked potential：MEP）を用いる場合、デスフルランはセボフルランに比べて、MEP を抑制しにくいことを報告しています。例えば、脊椎手術の患者が大豆アレルギーなどで全静脈麻酔（total intravenous anesthesia：TIVA）が無理な症例などでは、デスフルランが代理の麻酔薬として使用できる可能性が高く、今後のさらなる知見の蓄積が期待されます。

　セボフルランに続き、デスフルランは新たな選択肢として認識されてきています。それぞれの特徴、注意点を学び、より安全で覚醒の質の高い麻酔管理を目指す継続した取り組みが重要です。

● 文　献 ●

1) Dexter F, et al. Statistical modeling of average and variability of time to extubation for meta-analysis comparing desflurane to sevoflurane. Anesth Analg 2010; 110: 570-80.
2) Van Den Elsen M, et al. Influence of 0.1 minimum alveolar concentration of sevoflurane, desflurane and isoflurane on dynamic ventilatory response to hypercapnia in humans. Br J Anaesth 1998; 80: 174-82.
3) Dahan A, et al. Ventilatory response to hypoxia in humans. Influences of subanesthetic desflurane. Anesthesiology 1996; 85: 60-8.
4) Kanazawa S, et al. Electroencephalographic effect of age-adjusted 1 MAC desflurane and sevoflurane in young, middle-aged, and elderly patients. J Anesth 2017; 31: 744-50.
5) Chong CT, et al. Direct comparison of the effect of desflurane and sevoflurane on intraoperative motor-evoked potentials monitoring. J Neurosurg Anesthesiol 2014; 26: 306-12.

（植木　隆介）

39 肥満患者に対して

→ ～それならば、選択したいです～

(McKay RE, et al. Br J Anaesth 2010 ; 104 : 175–82)

肥満患者の麻酔に吸入麻酔薬を用いると、覚醒に時間を要することはよく知られています。

その点で、デスフルラン（以下、Des）は、セボフルラン（以下、Sevo）と比較して肥満患者の麻酔覚醒に要する時間を短縮できるため、有力な選択肢といえます。

De Baerdemaeker ら[1]は、50 名の腹腔鏡下胃形成術を受ける病的肥満患者を Sevo 群〔2%、fresh gas flow（FGF）2 l/min で維持）、Des 群（6%、FGF 2 l/min で維持）の 2 群に分けて、bispectral index（BIS）モニターとレミフェンタニルの目標濃度調節静注（target-controlled infusion : TCI）を併用し麻酔管理を行いました。その結果、開眼、抜管、気道保持、見当識の回復など速やかな覚醒が Des 群において認められました。この研究では、BIS 値を 45–55 にコントロールするべく、30 秒以上の BIS 値逸脱時に、各吸入麻酔薬の inhalation bolus（Sevo 8%、FGF 4 l/min、30 sec vs. Des 16%、FGF 4 l/min、30 sec）を行っています。BIS 値は Des 群で低値となる傾向を認め、Des 群で血圧低下の発生頻度の低下を認めました。

Strum ら[2]は、病的肥満成人〔体型指数（body mass index : BMI）35 以上〕に対する腹腔鏡下の gastrointestinal（胃腸）バイパス術の吸入麻酔薬 1MAC で維持した全身麻酔において、Sevo 群（N＝25）と Des 群（N＝25）を比較しました。鎮痛薬の使用量に 2 群間で有意差はありませんでした。手術終了時にテーパリング（tapering）なしで覚醒させたところ、Des 群で有意に速やかな覚醒（従命反応出現や抜管時間）が認められました。また、PACU（postanesthetic care unit）での修正 Aldrete スコアは Des 群で有意に高く、Sp$_{O2}$ も高く維持されました。

副作用についても、悪心や嘔吐の発生頻度に違いはなく、制吐薬の使用頻度にも有意差はありませんでした。

McKay ら[3]は、セボフルランの脂肪/ガス分配係数が、デスフルランの 2.8 倍高いため、脂肪にセボフルランが多く蓄積し、肥満患者でより覚醒遅延を起こしやすいと考えました。そこで、50％酸素、50％亜酸化窒素併用、筋弛緩薬不使用のラリンジアルマスク（LMA）による気道確保が行われる手術症例で、BMI によるグループ分けを行い調査しました。Sevo 群、Des 群とも BMI 18–24、25–29、30 以上の 3 グループに分類、それぞれ 20 名（6 群で計 120 名）で麻酔覚醒、嚥下機能の回復を検討しました。

その結果、麻酔薬中止から最初の嚥下（体を起こして、20 ml の水を咳をしないで飲める）が可能になるまでの時間は、Des 群で有意に短く、Sevo 群とともに BMI と相関性が認められました（図 1–A）。また、BMI を 18 から 35 の間に限定すると、Sevo 群では

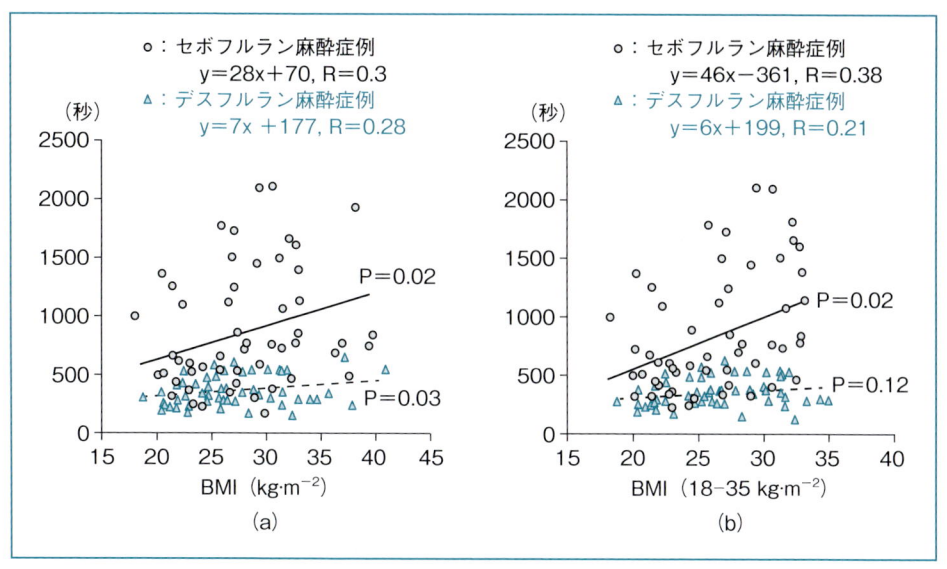

図1 麻酔薬中止から最初の嚥下可能になるまでの時間
（a）BMI 全範囲では、Des は Sevo よりも嚥下可能となる時間が有意に短く、Sevo 群、Des 群とも BMI が大きいほど時間がかかった。
（b）BMI が 18-35 の間では、Des は Sevo よりも嚥下可能となる時間が有意に短く、Sevo 群では BMI に比例して時間がかかるのに対し、Des 群では比例しなかった。
（McKay RE, et al. Effect of increased body mass index and anaesthetic duration on recovery of protective airway reflexes after sevoflurane vs desflurane. Br J Anaesth 2010; 104: 175-82 より改変引用）

BMI と相関しましたが、Des 群では相関が認められませんでした（**図1-B**）。すなわち、Des 群では BMI が 35 までなら、非肥満症例と変わらない速やかな麻酔覚醒が期待できると考えられます。さらに、従命可能から嚥下可能になるまでの時間も、Sevo 群では、BMI が 30 以上と高い群では 2 分の時点で 20 名中 3 名しかできず、6 分後でも 60% しかできませんでした。一方 Des 群では、2 分の時点で BMI 30 以上の群 20 名中 19 名が可能となっており、嚥下機能、気道反射の速やかな回復が認められました（**図2**）。

Singh ら[4]は、肥満手術の全身麻酔についての無作為化比較試験の 5 論文を厳選し、メタ解析を行いました。これによると、デスフルランはセボフルランに比べて、呼名開眼までは 3.8 分（37% 減）、抜管までは 4.97 分（33.6% 減）の速やかな覚醒が得られると結論づけています。また、各論文で気道トラブルの報告は認めませんでした。したがって、活動性の気管支喘息や重度の慢性閉塞性肺疾患（COPD）などを避け、慎重に適用を判断すれば、肥満患者に Des を使用するメリットは大きいと考えます。

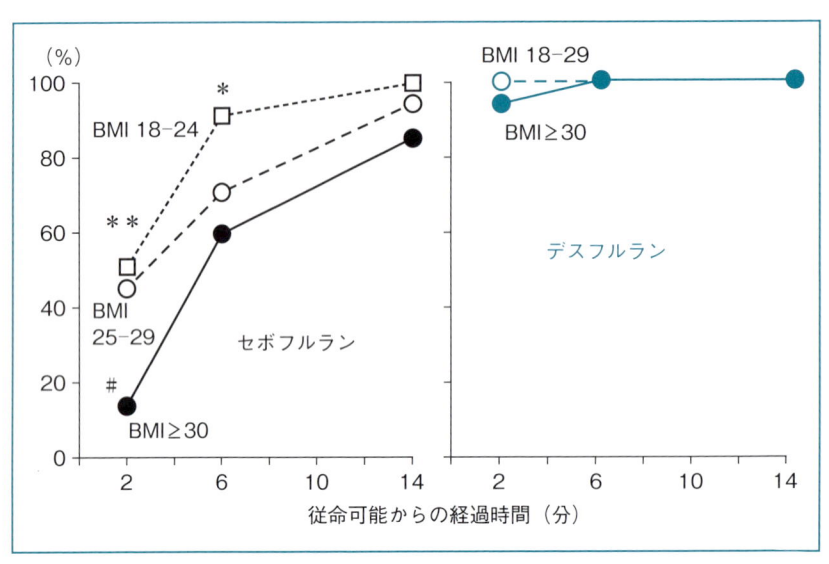

図 2 嚥下可能となった患者の割合

セボフルランの麻酔では、従命可能から嚥下可能になる気道反射の回復は、デスフルランに比較し、予測し難く、時間を要した。特に、BMI が 30 以上の症例群では、29 未満の群と比べ、その傾向が認められた。一方、デスフララン群では、計 60 名中 BMI 30 以上の 1 名を除き、59 名で従命可能から 2 分後に嚥下可能となった。

*P=0.0005、**P<0.00001; compared with desflurane. #P<0.05; compared with BMI 18-29（McKay RE, et al. Effect of increased body mass index and anaesthetic duration on recovery of protective airway reflexes after sevoflurane vs desflurane. Br J Anaesth 2010; 104: 175-82 より改変引用）

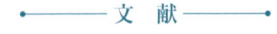

—— 文　献 ——

1) De Baerdemaeker LE, et al. Optimization of desflurane administration in morbidly obese patients: A comparison with sevoflurane using an 'inhalation bolus' technique. Br J Anaesth 2003; 915: 638-50.
2) Strum EM, et al. Emergence and recovery characteristics of desflurane versus sevoflurane in morbidly obese adult surgical patients: A prospective, randomized study. Anesth Analg 2004; 99: 1848-53.
3) McKay RE, et al. Effect of increased body mass index and anaesthetic duration on recovery of protective airway reflexes after sevoflurane vs desflurane. Br J Anaesth 2010; 104: 175-82.
4) Singh PM, et al. Comparison of the recovery profile between desflurane and sevoflurane in patients undergoing bariatric surgery—A meta-analysis of randomized controlled trials. Obes Surg 2017; 27: 3031-9.

（植木　隆介）

40 喉頭上デバイス

➡ ～デスフルランの出番はあるか？～

（McKay RE, et al. Anesth Analg 2006；103：1147-54）

デスフルラン（以下、Des）の注意点としては、気道刺激性が挙げられ、薬剤添付文書の副作用欄にも、ラリンジアルマスク（laryngeal mask：LMA）などの声門上器具使用中に喉頭痙攣が出現し、換気困難となった症例が報告されているため、注意することと記載されています。これについては、過去の文献から得られる知見を問題ありで要注意とするものと、気道トラブルのリスクはセボフルラン（以下、Sevo）とほぼ同等で問題なしとする報告があり、これらを対比してまとめてみると理解が深まります。

まず、問題ありとする3つの報告[1]～[3]を示します。初めに、Nyktari ら[1]は、予定手術患者で Des、Sevo、イソフルラン（以下、Iso）の 1MAC、1.5 MAC について、各 30 分の投与を行い、気道抵抗を調べました。その結果、Des 1.5 MAC は気道抵抗を 30% 上昇させると報告しました（**図 1**）。次に、Arain ら[2]は、予定手術患者の LMA 症例で、2 MAC の麻酔深度による影響を調査し、Des は Sevo に比べ、咳、息こらえ、体動が増加することを報告しました。さらに、Ter-Riet ら[3]は、81 名の手術予定患者（3 群で各群 27 名）に対し、2 MAC の吸入麻酔薬のマスクによる吸入を 60 秒間行い、咳嗽回数、不愉快さ、どれだけの時間に耐えられるかを評価しました。その結果、Sevo 群 1 名、Iso 群 11 名、Des 群 20 名で咳嗽を認め、Des 群では有意差をもって、不快感を訴え

ました。しかし、これらは現在の臨床では行わない 1.5 MAC 以上での麻酔維持や緩徐導入を行う場合の問題点であり、Nyktari ら[1]の Des 1MAC は気道抵抗に影響なしという知見もあります。Jones ら[4]の調査でも、Des 1MAC では気道刺激症状は認められませんでした（**図 2**）。ポイントは、Des の気道刺激性は濃度依存性というところです。したがって、通常 1-1.5 MAC 以下の Des 濃度で維持する臨床麻酔に前述した問題ありとする結果を当てはめるのは、議論が分かれるところです。

次に、問題なし（リスクは、ほかと同等）とする4つの報告[5]～[8]を示します。まず、Mahmoud ら[5]は、1MAC の Des と Sevo、LMA で管理した婦人科の日帰り手術症例で、気道反応に有意差なしと報告しました。次に、McKay ら[6]は、喫煙者 110 名における麻酔時の気道合併症の頻度を Des 群（n=55）と Sevo 群（n=55）で比較しました。結果として、咳嗽は Des 群 5.9%、Sevo 群 9.16% に認め、有意差はありませんでした（P=0.39）。また、息こらえ、喉頭痙攣、Sp_{O_2} の低下の頻度も同様に有意差はありませんでした。非喫煙者と比較した結果、気道合併症は麻酔薬ではなく、喫煙の有無が影響すると考えられました。また、Gildasio ら[7]は、LMA 使用下の全身麻酔患者において、Des と Sevo が上気道症状（咳嗽と喉頭痙攣）に与える影響をメタアナリシス（7 研究、

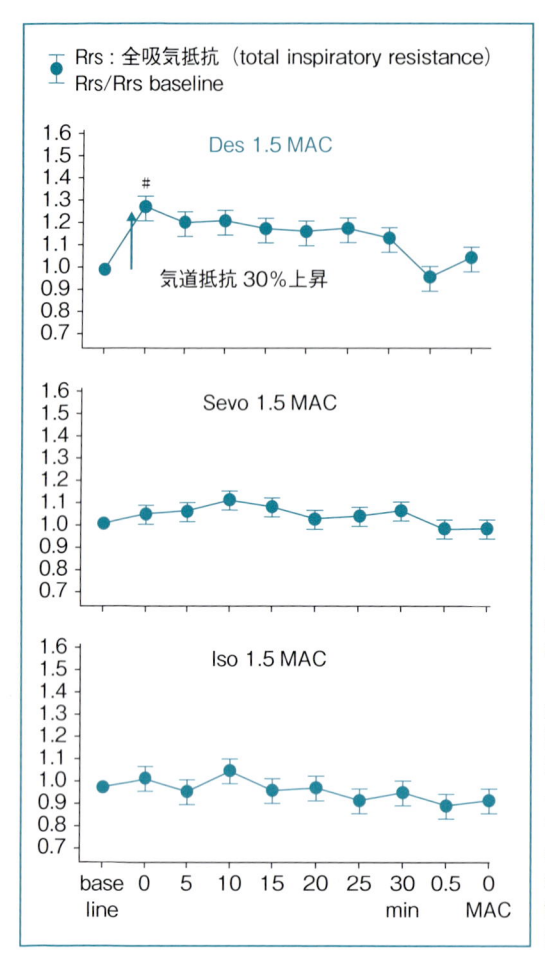

図1 吸入麻酔薬の気道抵抗に与える影響を調査

予定手術を受ける患者71名を対象とした（18-75歳、非胸腹部手術）。Des、Sevo、Isoの3群に分け、麻酔導入後、気管挿管し、各吸入（揮発性）麻酔薬を1 MACで30分（baseline）、1.5 MACで30分投与して、気道抵抗を調べた。1 MACでは、Desは気道抵抗に影響しなかった。Des 1.5 MACでは、気道抵抗の有意な上昇（30%）を認め、中止によりベースライン付近に復帰した。

(Nyktari V, et al. Respiratory resistance during anaesthesia with isoflurane, sevoflurane, and desflurane: A randomized clinical trial. Br J Anaesth 2011; 107: 454-61 より改変引用)

657症例）により評価しました。Sevoに対するDesの咳嗽と喉頭痙攣のオッズ比は、それぞれ1.44〔95%信頼区間（confidence interval : CI）0.49-4.1〕vs. 3.06（95%CI 0.43-21.62）と両群間に有意差はありませんでした。ただし、覚醒時の咳嗽発生率は、オッズ比2.43（95%CI 1.2-4.7）とDes群のほうが多く認めました。結論として、LMAを用いた全身麻酔時にSevoよりDesで上気道症状が多いとするエビデンスは認め

ませんでした。そして、Stevanovicら[8]は、13個の無作為化比較試験（RCT）を元に、システマティックレビューとメタ解析を行いました。その結果、Des麻酔は、Sevo、Iso、プロポフォール麻酔と比べて、上気道の有害反射を有意に増加させることはありませんでした。また、Kongら[9]の報告などから、Desの気道刺激性はオピオイド投与で影響が緩和されることも、知見として重要です（図3）。これには、Cornettら[10]の報告

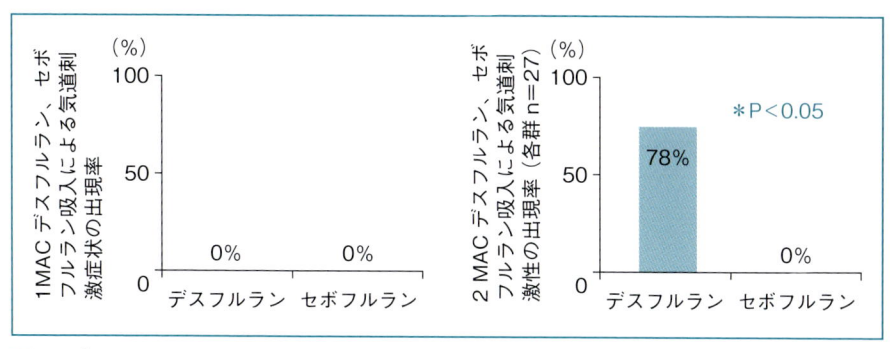

図2 デスフルラン、セボフルランの1MAC、2MAC吸入時の気道刺激症状の出現
〔Jones RM, et al. Kinetics and potency of desflurance（I-653）in volunteers. Anesth Analg 1990; 70: 3-7（デスフルラン調査）／TerRiet MF, et al. Which is most pungent: isoflurane, sevoflurane or desflurane? Br J Anaesth 2000; 85: 305-7（セボフルラン調査）を組み合わせて改変引用〕

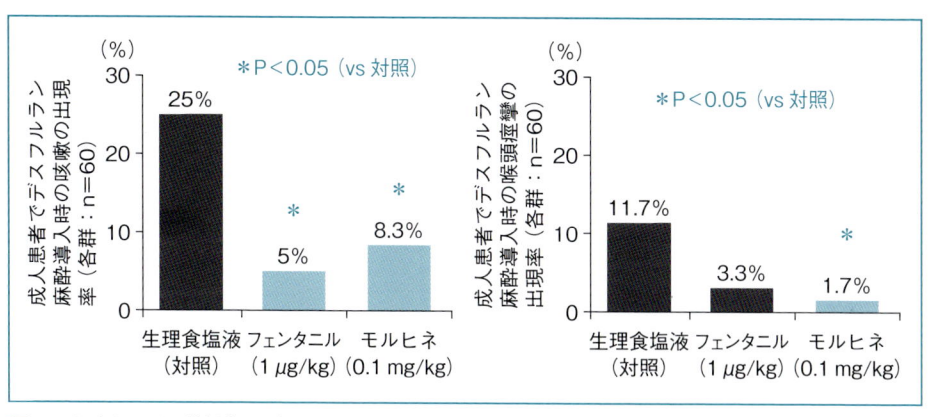

図3 オピオイドの前投与はデスフルランによる麻酔導入時の咳嗽を抑制する
酸素化2分前にオピオイドまたはプラセボ投与、酸素6 l/minを3分間酸素化後、酸素3 l/min、亜酸化窒素3 l/minで、デスフルラン1%から6呼吸に1%ずつ上昇させて麻酔を導入し、咳嗽、体動、喉頭痙攣などの発生頻度を調査した。
（Kong CF, et al. Intravenous opioids reduce airway irritation during induction of anaesthesia with desflurane in adults. Br J Anaesth 2000; 85: 364-7 より改変引用）

にあるDesの気道刺激性が気道のカプサイシン受容体であるTRPV1（transient receptor potential V1）を介するという報告との関連が推測されます。

以上のことから、術前評価で活動性の気管支喘息や慢性閉塞性肺疾患（COPD）などを除外し、適用を検討、オピオイドを併用する

ことで、LMA症例でも、安全性を確保し、Desのメリットを生かせると考えます。

――― 文 献 ―――

1) Nyktari V, et al. Respiratory resistance during anaesthesia with isoflurane, sevoflurane, and desflurane: A randomized clinical trial. Br J

Anaesth 2011; 107: 454-61.

2) Arain SR, et al. Desflurane enhances reactivity during the use of the laryngeal mask airway. Anesthesiology 2005; 103: 495-9.

3) TerRiet MF, et al. Which is most pungent: Isoflurane, sevoflurane or desflurane? Br J Anaesth 2000; 85: 305-7.

4) Jones RM, et al. Kinetics and potency of desflurance (I-653) in volunteers. Anesth Analg 1990; 70: 3-7.

5) Mahmoud NA, et al. Desflurane or sevoflurane for gynaecological day-case anaesthesia with spontaneous respiration? Anaesthesia 2001; 56: 171-4.

6) McKay RE, et al. Airway responses during desflurane versus sevoflurane administration via a laryngeal mask airway in smokers. Anesth Analg 2006; 103: 1147-54.

7) Gildasio SJ, et al. The effect of sevoflurane versus desflurane on the incidence of upper respiratory morbidity in patients undergoing general anesthesia with a Laryngeal Mask Airway: A meta-analysis of randomized controlled trials. J Clin Anesth 2013; 25: 452-8.

8) Stevanovic A, et al. Airway reactions and emergence times in general laryngeal mask airway anaesthesia: A meta-analysis. Eur J Anaesthesiol 2015; 32: 106-16.

9) Kong CF, et al. Intravenous opioids reduce airway irritation during induction of anaesthesia with desflurane in adults. Br J Anaesth 2000; 85: 364-7.

10) Cornett PM, et al. General anesthetics sensitize the capsaicin receptor transient receptor potential V1. Mol Pharmacol 2008; 74: 1261-8.

（植木 隆介）

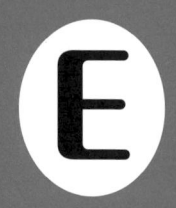

E 術中管理（Ⅳ）：各論

41 セボフルランとデスフルラン

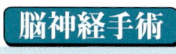

～まったく同じでないようです～

(Julliac B, et al. Anesthegiology 2007；106：243-51／Vakkuri AP, et al. Anesth Analg 2005；101：396-400)

　吸入麻酔薬として、セボフルランとデスフルランが普及しています。これらは最小肺胞濃度（minimum alveolar concentration：MAC）と血液/ガス分配係数の違いはあるものの、ひとまとめにして同じような麻酔薬と認識されているかもしれません。しかし実際は、大脳ニューロンの過剰な放電に由来するてんかん波を誘発する作用や、濃度依存性の脳波変化が、セボフルランとデスフルランでは異なることをご存知でしょうか。

　セボフルランには、てんかん既往の有無や年齢に関係なく脳波上、てんかん波を誘発する作用があります（図）が、デスフルランにはその作用はありません[1)2)]。Julliac ら[1)]は、非てんかん成人患者を対象にセボフルランによる緩徐導入中に発生するてんかん波のリスク因子を調査しました。てんかん波は40症例中12症例（30％）で認め、すべての症例で前頭部優位に出現しました。てんかん波誘発のリスク因子として、高濃度セボフルラン、麻酔導入のスピード、女性が挙げられました（表）。また、過換気による低二酸化炭素血症を付加すると、さらにてんかん波が誘発されやすくなることも知られています。この結果からすると、特に女性の場合では過換気を避けてセボフルランの吸入濃度を徐々に上げて、ゆっくり麻酔導入するほうが良さそうです。また、セボフルランによるてんかん波の誘発は、麻酔導入時だけでなく麻酔維持中にも認められ、約1.5MACを閾値として

2MACで50-100％の患者で認められるといわれています。さて、麻酔中のてんかん波出現は、術後神経予後と関連するのでしょうか。神経学的異常のない小児を対象に、麻酔導入時のてんかん波出現と覚醒時興奮の関連を調査した研究で、麻酔導入時におけるてんかん波の出現が覚醒時興奮の因子であることが示されました〔オッズ比 4.7、95％信頼区間（CI）1.3-16.6、P=0.016）[3)]。覚醒時興奮は患児にとって危険であり、医療スタッフの負担も増大するため解決すべき問題です。一時的なてんかん波の出現でも予後に影響するので、注意が必要なことが示されました。

　一方、デスフルランはセボフルランと異なり、てんかん波を誘発しません。急速に濃度を上昇させても、高濃度で維持しても、過換気を併用しても、てんかん波を誘発しないことが示されています[2)4)]。難治性てんかん重積患者のてんかん波の抑制に、デスフルランが効果的であったことも報告されています[5)]。てんかん患者では、デスフルランのほうが安全に使用しやすいということになります。

　セボフルランとデスフルランでは、濃度依存性の脳波変化も異なります。吸入濃度を上げていくと脳波の振幅が増大し徐波化しますが、デスフルランは吸入濃度上昇に伴う振幅増大や徐波化の程度がセボフルランよりも弱いことが示されています[4)]。セボフルランは、

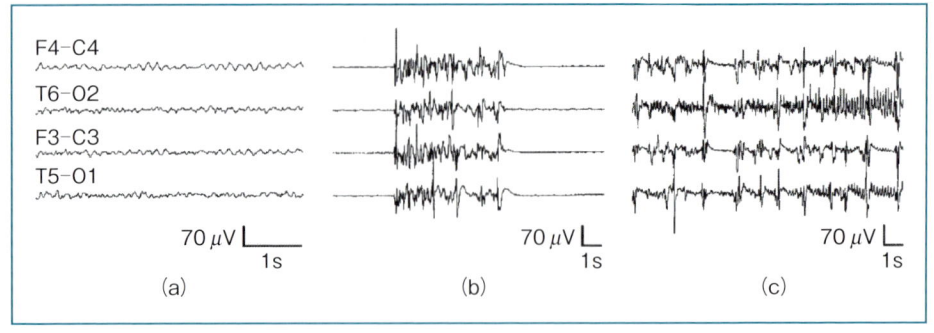

図 セボフルランによって誘発されたてんかん波

てんかん既往のない患者に 2 MAC セボフルランを投与したときの脳波変化を示している。1.5 MAC セボフルラン投与時から burst suppression が出現し始め、2 MAC まで上げて、しばらくするとてんかん波 (c) が出現した。

(a) 覚醒時の脳波（セボフルラン投与前）、(b) 2 MAC セボフルラン投与中の burst suppression、(c) 2 MAC セボフルラン投与に誘発されたてんかん波

（Kaisti KK, et al. Epileptiform discharges during 2 MAC sevoflurane anesthesia in two healthy volunteers. Anesthesiology 1999; 91: 1952-5 より改変引用）

表 てんかん波が誘発されるリスク因子（多変量解析）

因子	オッズ比(95% CI)	P value
女性	12.60(1.46-135)	0.037
β 波出現までの時間(秒)*	0.92(0.86-0.99)	0.043
呼気セボフルラン濃度(%)	8.78(1.12-69)	0.039

*：セボフルランの吸入を開始して、薬物速波といわれる β 波が出現するまでの時間。この時間が短ければ、麻酔導入スピードは速いことを意味する。

（Julliac B, et al. Risk factors for the occurrence of electroencephalogram abnormalities during induction of anesthesia with sevoflurane in nonepileptic patients. Anesthesiology 2007; 106: 243-51 より改変引用）

年齢にかかわらず吸入濃度上昇とともに脳波の高振幅、徐波化を認めます。しかし、デスフルランは中年齢以降では比較的低濃度から深い鎮静度を表すデルタ波の振幅を増高させますが、さらに濃度を上げてもアルファ波とデルタ波の振幅が大きくならない[6]ので、濃度依存性の脳波変化がセボフルランと異なります。

吸入麻酔薬による全身麻酔の作用機序として、意識に関与する脳幹網様体、大脳皮質などからなる上行性網様体賦活系の抑制が考えられていますが、十分に解明されていません。てんかん波誘発作用や濃度依存性の脳波変化が異なることから、セボフルランとデスフルランでは中枢への作用がいくぶんか異なっているのかもしれません。

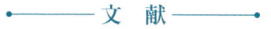

── 文　献 ──

1) Julliac B, et al. Risk factors for the occurrence of electroencephalogram abnormalities during induction of anesthesia with sevoflurane in nonepileptic patients. Anesthesiology 2007; 106: 243-51.

2) Vakkuri AP, et al. A rapid increase in the inspired concentration of desflurane is not associated with epileptiform encephalogram. Anesth Analg 2005; 101: 396-400.

3) Koch S, et al. Emergence delirium in children is related to epileptiform discharges during anaesthesia induction: An observational study. Eur J Anaesthesiol 2018; 35: 1-8.

4) Rampil IJ, et al. The electroencephalographic effects of desflurane in humans. Anesthesiology 1991; 74: 434-9.

5) Sharpe MD, et al. Prolonged desflurane administration for refractory status epilepticus. Anesthesiology 2002; 97: 261-4.

6) Hoffman WE, et al. Comparison of isoflurane and desflurane anesthetic depth using burst suppression of the electroencephalogram in neurosurgical patients. Anesth Analg 1995; 81: 811-6.

（林　浩伸）

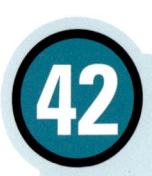

42 MEP 施行時は、吸入麻酔薬は使用不可か

➡ ～意外と使えるデスフルラン !!～

(Chong CT, et al. J Neurosurg Anesthesiol 2014 ; 26 : 306-12／Sloan TB, et al. J Clin Monit Comput 2015 ; 29 : 77-85)

　脊椎・脊髄手術、脳神経外科手術、大血管手術など、術後に運動機能障害が発生する可能性のある手術では、術中の運動機能モニタリングとして運動誘発電位（motor evoked potential : MEP）が使用されています。MEPモニタリングでは経頭蓋的に運動野を電気刺激し、その反応を末梢筋から記録することで下行性運動経路の機能を術中評価できます。吸入麻酔薬も静脈麻酔薬であるプロポフォールも用量依存性に MEP を抑制しますが、一般的には吸入麻酔薬のほうが強く MEP を減弱させることが知られています。これは、吸入麻酔薬のほうが脊髄前角における α 運動ニューロンの興奮性をより強く抑制するからだと考えられています。したがって、MEPモニタリング時の麻酔方法として、プロポフォールによる全静脈麻酔（total intravenous anesthesia : TIVA）が第一選択とされてきました。

　2011 年から本邦でも使用可能になったデスフルランは、従来の吸入麻酔薬と比較して血液/ガス分配係数が低いため覚醒・回復が早く、麻酔方法の選択肢の一つとして定着してきました。現在、吸入麻酔薬としてデスフルラン、セボフルラン、イソフルランが臨床使用されていますが、一概に吸入麻酔薬といっても中枢神経系への作用はまったく同じではないことが分かっています（参照：前項 ㊶）。MEP モニタリング時の麻酔方法としては敬遠されがちな吸入麻酔でありますが、デ

スフルランの普及が MEP モニタリング時の麻酔方法を変える可能性はあるのでしょうか。ラットを使って吸入麻酔薬による脊髄 α 運動ニューロンの興奮性の抑制効果を調べた研究では、デスフルランがもっとも抑制効果が少ないことが示されています[1]。また、ラットを用いた別の研究では、デスフルランの濃度による MEP への影響を調査し、1 MAC では MEP 波形が記録できなかったが、0.5 MAC 以下では記録が可能であることが示されています[2]。これらの動物研究の結果からすると、MEP をもっとも抑制しない吸入麻酔薬の種類とその濃度は、0.5 MAC 以下のデスフルランということになります。では、実際に患者を対象としたデスフルラン使用はどうでしょうか。

　Chong ら[3]は、術前神経症状のない成人患者の脊椎手術を対象としてデスフルラン麻酔とセボフルラン麻酔、それぞれ 0.3 MAC、0.5 MAC、0.7 MAC での MEP への影響を調べています。ただし、両群で麻酔深度を確保するためにプロポフォール（75-125 μg/kg/min）を併用しています。結果は、デスフルランのほうが MEP 抑制効果は小さい傾向にあり、0.3 MAC デスフルランでは上肢と下肢の MEP 振幅を抑制しませんでした（図 1）。患者を対象にする場合も、吸入麻酔薬の中でデスフルランがもっとも MEP を抑制する効果が控えめなようです。また彼らは、吸入濃度を上げるにつれ MEP 振幅の低

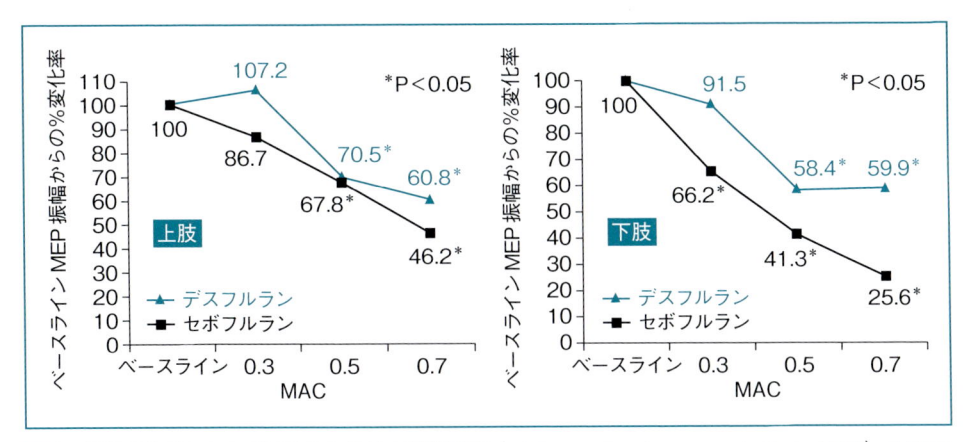

図1　デスフルランとセボフルランの最小肺胞濃度（minimum alveolar concentration：MAC）の MEP 振幅への影響
デスフルランまたはセボフルランを吸入する前に得られたベースライン MEP 振幅と比較して、0.3、0.5、0.7 MAC での振幅の変化を示している。セボフルランのほうが MEP 振幅を低下させる効果が強い。
（Chong CT, et al. Direct comparison of the effect of desflurane and sevoflurane on intraoperative motor-evoked potentials monitoring. J Neurosurg Anesthesiol 2014; 26: 306−12 より改変引用）

下の程度が大きくなるが、0.7 MAC デスフルランでも 1,122±1,038μV（上肢）/612±686μV（下肢）と、十分な大きさの波形が得られることを示しました（数値は mean±SD）。Sloan ら[4]は、成人患者を対象とした脊椎手術における MEP モニタリング時に、0.5 MAC のデスフルラン麻酔（3.0%）とプロポフォール（115±24μg/kg/min）による TIVA を比較しました。ただし、この研究でも麻酔深度を補うために 0.5 MAC デスフルランに少量のプロポフォール（49±49μg/kg/min）が併用されています。経頭蓋電気刺激の強度は、モニタリング技師によって十分な MEP 波形が得られるように設定され、両群ともに中央値は 400 V で差はありませんでした。その結果、上肢（短母指外転筋）と下肢（前脛骨筋）から得られた MEP 振幅に関して、デスフルラン麻酔群と TIVA 群で有意差がありませんでした（**図2**）。0.5 MAC デスフルラン使用下では、TIVA と同

等の MEP 振幅が記録できるようです。ただし、デスフルランを使用した 61 症例のうち1 症例で MEP が記録できなかったため、TIVA に切り替えることで MEP が記録できるようになったようです。その症例は術前から四肢のいずれかに神経学的症状があり、それが MEP の記録を困難にした可能性があると考察されています。

　以上の研究結果から考えると、下記の点に注意すれば MEP モニタリング時にデスフルラン麻酔は使用可能だといえます。まず、対象は脊椎・脊髄手術に限ったほうがよさそうです。脊椎・脊髄手術では強い刺激強度を使用できますが、脳腫瘍摘出術や脳動脈瘤クリッピング術などの脳外科手術で術野が刺激部位から近い場合、術野よりも尾側まで電気刺激が到達してしまうと術野で発生した異状を見逃すこと（偽陰性）になってしまいます。したがって、脳外科手術では刺激が術野よりも尾側に届かないようにする必要がある

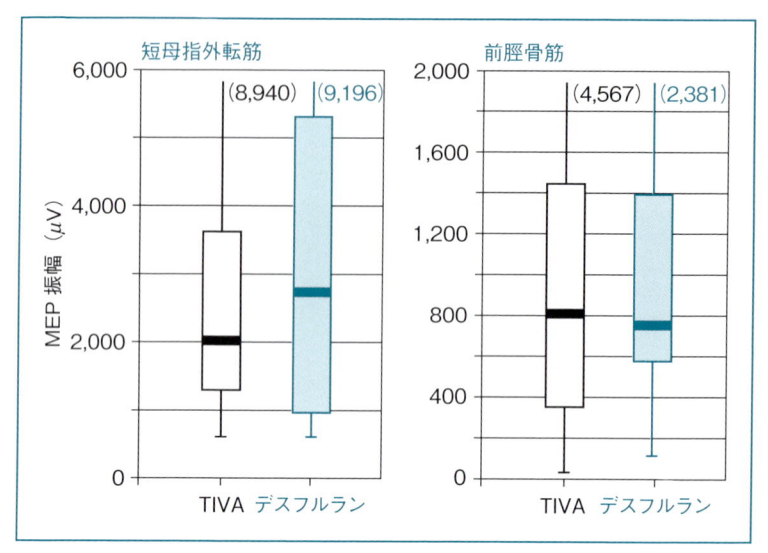

図2　TIVA とデスフルラン麻酔で得られた MEP 振幅の比較
短母指外転筋から得られた MEP 振幅（中央値）は、2,016 μV（TIVA）と 2,867 μV（デスフルラン）であった（P = 0.15）。前脛骨筋から得られた MEP 振幅は、812 μV（デスフルラン）と 749 μV（TIVA）であった（P = 0.82）。デスフルラン麻酔も TIVA と同程度の MEP 振幅が記録可能であった。デスフルラン麻酔の群は、0.5 MAC デスフルランに少量のプロポフォールを併用している。
（Sloan TB, et al. Intraoperative neurophysiological monitoring during spine surgery with total intravenous anesthesia or balanced anesthesia with 3% desflurane. J Clin Monit Comput 2015; 29: 77-85 より改変引用）

ため、刺激強度をできるだけ小さくしなければなりません。そうなれば必然的に、得られる MEP も小さくなります。この理由で、MEP 抑制効果がもっとも小さい麻酔薬を選択しなければならないので、やはり吸入麻酔ではなくて TIVA を選択すべきだと思われます。さらに、術前神経症状がある患者でも、デスフルランは使用しないほうがいいと思います。術前神経症状はベースライン MEP の記録を困難にさせる因子なので、この場合は TIVA を選択したほうがよいと思われます。これらに気をつければ、意外にもデスフルランは MEP モニタリング時にも使用できそうですね。

● ── **文　献** ── ●

1) Rampil IJ, et al. Volatile anesthetics depress spinal motor neurons. Anesthesiology 1996; 85: 129-34.
2) Haghighi SS, et al. Effect of desflurane anesthesia on transcortical motor evoked potentials. J Neurosurg Anesthesiol 1996; 8: 47-51.
3) Chong CT, et al. Direct comparison of the effect of desflurane and sevoflurane on intraoperative motor-evoked potentials monitoring. J Neurosurg Anesthesiol 2014; 26: 306-12.
4) Sloan TB, et al. Intraoperative neurophysiological monitoring during spine surgery with total intravenous anesthesia or balanced anesthesia with 3% desflurane. J Clin Monit Comput 2015; 29: 77-85.

（林　浩伸）

43 開頭手術は過換気で

➡ ～ダブルパンチは危険です～

(Akkermans A, et al. Anesthesiology 2019 ; 130 : 92-105)

　開頭手術のときには、頭蓋内圧（intracranial pressure：ICP）を低下させ、手術を行いやすくするため呼吸管理を過換気にすることがありますが、本当に手術環境を改善するのかを検討した多施設共同研究があります。Gelb ら[1]は、265 名を対象として前向き無作為化クロスオーバー試験を行いました。過換気（Pa_{CO_2}＝25±2 mmHg）は正常換気（Pa_{CO_2}＝37±2 mmHg）と比較し、頭蓋内圧を 24％（5 mmHg）低下させ、脳腫脹の危険性を 14％減少させました。過換気によって頭蓋内圧を低下させることができましたが、本当に良いことだけなのでしょうか？モンロー・ケリーの法則では、頭蓋内の容積は一定で、脳実質と髄液と脳血液量で構成されます。脳血液量のうち動脈に分布しているのは約 30％のため、過換気によって脳血流量（cerebral blood flow：CBF）の減少を30％得ても、脳血液量（cerebral blood volume：CBV）の減少は 7％にすぎません[2]。頭蓋内圧を下げるために CBF が犠牲になっていますね。脳灌流圧（cerebral perfusion pressure：CPP）が 60-150 mmHg の範囲で、CBF は自己調節によって正常値の 50 ml/100 g/min に維持されます。CPP が 60 mmHg のときに最大限に拡張していた動脈が過換気による低二酸化炭素症によって収縮すると、CBF も低下することが分かります[3]（図）。脳動脈瘤手術の麻酔管理では動脈瘤の破裂を避けるため、収縮期血圧 80-100 mmHg（平均血圧 60 mmHg）程度を目標とすると、脳灌流圧（CPP）＝平均血圧－頭蓋内圧（ICP）なので、ICP 10 mmHg（正常値 5-15 mmHg）としても CPP は 50 mmHg となり、CBF が低下し始めます。過換気を用いた呼吸管理を行うと、さらに CBF が低下し、脳の酸素需給バランスは保てず、脳虚血を起こす危険性が増加してしまいます。Akkermans ら[4]は、動脈瘤性くも膜下出血の手術における平均血圧および呼気終末二酸化炭素分圧（end-tidal carbon dioxide：Et_{CO_2}）と、神経学的予後の関係について、1,099 名を対象として後方視的観察研究を行っています。神経学的予後良好群では平均血圧は 80（中央値）mmHg（72-88：四分位範囲）、Et_{CO_2} は 43 mmHg（41-45）、神経学的予後不良群では平均血圧は81 mmHg（74-48）、Et_{CO_2} は 44 mmHg（42-46）と有意差を認めませんでした。また、手術中の平均血圧 60 mmHg 以下や Et_{CO_2} 30 mmHg 以下の発生は、それぞれ悪い神経学的予後に関連はありませんでした。動脈瘤性くも膜下出血では、呼吸・循環管理のみで予後の改善を図ることは難しいのかもしれません。しかし、神経学的予後不良群では脳梗塞の合併が 45.9％となっており、脳血流を意識した麻酔管理は重要となりそうです。今後の研究が期待されます。

　脳酸素消費量（cerebral metabolic rate of oxygen：$CMRO_2$）と CBF はカップリン

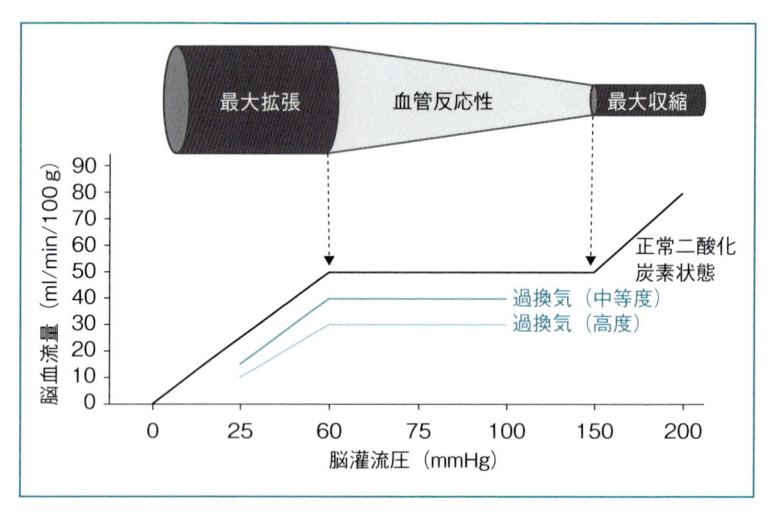

図 脳血流量と脳灌流圧の自己調節に過換気の与える影響
（Meng L, et al. Regulation of cerebral autoregulation by carbon dioxide. Anesthesiology 2015; 122: 196-205 より改変引用）

グの関係にあり、$CMRO_2$ と CBF はバランスを保って変化しています。脳動脈の狭窄病変のある患者では、脳組織が正常な代謝を行っていて $CMRO_2$ が低下していないのに CBF の低下し始めている領域が存在します。CBF の低下を代償するために血管の拡張が起こり、結果として CBV の増加を認めます。さらに代償が進むと、酸素摂取率（oxygen extraction fraction：OEF）の上昇を認めます。これらの CBV や OEF は、ポジトロン断層撮影法（PET）で計測でき、Powers は CBV による代償期を Stage I、OEF による代償期を Stage II と定義しています。脳梗塞を起こした部位の $CMRO_2$ は低下しており、梗塞部位への血流が再開し $CMRO_2$ に対し CBF が過剰になった状態を贅沢灌流（luxury perfusion）といいます。贅沢灌流を認めた梗塞部位の予後は不良といわれています。脳動脈の狭窄病変のある患者での呼吸管理が、脳血液量に与える影響はどのように

なるでしょうか？　低換気（高二酸化炭素）にすると正常血管は拡張し、過換気（低二酸化炭素症）にすると正常血管は収縮します。狭窄病変部位より末梢側の血管は、灌流圧の低下を代償するため、すでに血管が拡張しています。低換気にすると、狭窄病変側と比較して非狭窄部位の正常血管は血管拡張の反応性が保たれているため、非狭窄病変の血流量が増加し、狭窄病変側はスチール現象によって、脳虚血を起こす危険性が増加してしまいます。

二酸化炭素分圧による脳血管の収縮・拡張作用は強力なため、麻酔中の呼吸管理は重要になります。興味深い報告としては、術中の低二酸化炭素症は術後せん妄と相関があるようです[5]。開頭手術以外の麻酔でも、過換気は避けたほうがよさそうですね。

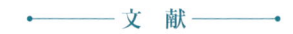

—— 文　献 ——

1) Gelb AW, et al. Does hyperventilation improve

operating condition during supratentorial cra-
niotomy? A multicenter randomized crossover
trial. Anesth Analg 2008; 106: 585-94.

2) Curley G, et al. Hypocapnia and the injured
brain: more harm than benefit. Crit Care Med
2010; 38: 1348-59.

3) Meng L, et al. Regulation of cerebral autoreg-
ulation by carbon dioxide. Anesthesiology
2015; 122: 196-205.

4) Akkermans A, et al. Blood pressure and end-

tidal carbon dioxide ranges during aneurysm
occlusion and neurologic outcome after an an-
eurysmal subarachnoid hemorrhage. Anes-
thesiology 2019; 130: 92-105.

5) Mutch WAC, et al. End-tidal hypocapnia un-
der anesthesia predicts postoperative deliri-
um. Front Neurol 2018; 9: 678.

（和泉 俊輔）

44 CVP は、輸液の指標にならない？

→ ～なるほど、そちら側を見るのですね～

(Eskesen TG, et al. Intensive Care Med 2016 ; 42 : 324-32)

中心静脈圧（central venous pressure : CVP）は、循環血液量を反映するモニターとして期待され、輸液の指標として 1960 年代から臨床使用されてきました。しかし、当初から、低圧系であるがゆえの測定誤差や測定値の変化の正確な解釈が困難であること、圧（CVP）で量（循環血液量）を推測することの妥当性への疑問、すなわち CVP は循環血液量と正に相関関係を示すかという疑問を持たれていました。そのような中、現在までに CVP と循環血液量との相関に否定的な臨床研究が多く報告されています。Shippy ら[1]は、さまざまな原因疾患を有する 188 名の重症患者の研究結果において、CVP と循環血液量の間には相関関係がなく（図 1）、CVP の絶対値も、輸液によるその経時的変化も、適正輸液の指標にならないと報告しています。同様に、Marik ら[2]のシステマティックレビューでも、CVP と循環血液量との相関を検討した 5 つの研究を合わせた相関係数は 0.16 であり、CVP と循環血液量には統計学的な相関をまったく認めないとしています。さらに Marik らは、CVP が輸液反応性の指標になるかについても検討しています。11 の研究を合わせた CVP のベースライン値は、反応群で 8.7 mmHg、非反応群で 9.7 mmHg とわずか 1 mmHg の差しか認めず、CVP のベースライン値と輸液反応性の相関係数については 0.18 であり、統計学的な相関関係をまったく認めていませ

ん。"CVP の絶対値はあてにならないが、その経時的変化を追うことが重要である" とよくいわれますが、これについても Marik ら[2]は検討しています。7 つの研究を合わせた輸液負荷に対する CVP の変化（ΔCVP）と 1 回拍出量増加との相関係数は 0.11 であり、CVP のベースライン値と同様に、変化値も有意な相関関係を認めませんでした。彼らは "CVP で輸液反応性を予想することは、コイントスで占うのと同様である" とまで断言しています。すなわち、CVP の絶対値、変化値ともに、輸液反応性の指標とすべきではないということになります。

ちなみに、輸液反応性とは、前負荷に対して心拍出量もしくは 1 回拍出量が 10-15% 増加することと定義され、増加すれば輸液反応性ありと判断します。輸液反応性はフランク・スターリング曲線を用いれば理解しやすいです。前負荷が低下している状態（図 2-①）では、前負荷の増加によって心拍出量が大きく増加します。一方、前負荷がすでに十分な状態（図 2-②）では、前負荷の増加による心拍出量の増加はわずかとなります。前者を輸液反応性あり、後者を輸液反応性に乏しいと判断します。

近年、輸液反応性の指標として CVP などの静的指標に代わり、動的指標の有用性が注目されています。動的指標とは、人工呼吸管理中における呼吸に伴う収縮期血圧や 1 回拍出量などの変動から、輸液反応性を予想す

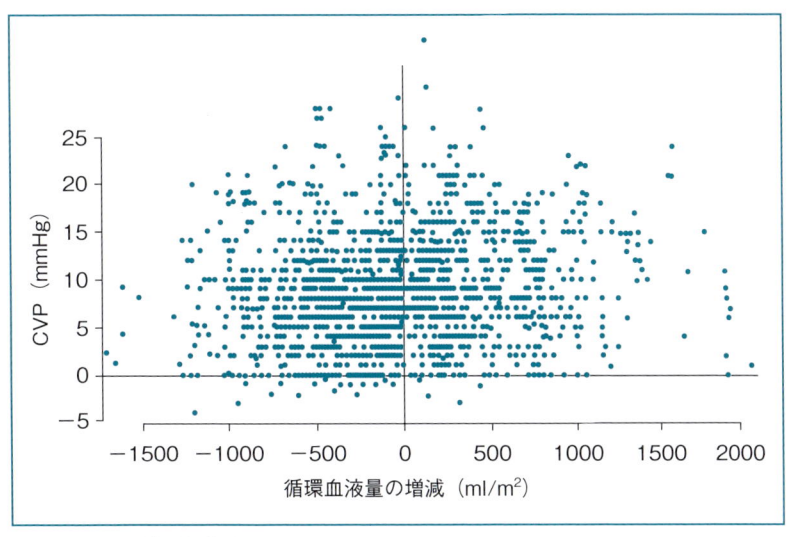

図1　CVP と循環血液量

さまざまな原因疾患を有する 188 名の重症患者において、CVP と色素希釈法で測定した循環血液量に相関関係を認めなかった（r＝0.27）。
CVP で循環血液量を予想できないことは一目瞭然である。
（Shippy CR, et al. Reliability of clinical monitoring to assess blood volume in critically ill patients. Crit Care Med 1984; 12: 107-12 より改変引用）

る指標であり、1 回拍出量変動（stroke volume variation：SVV）や脈圧変動（pulse pressure variation：PPV）、収縮期圧変動（systolic pressure variation：SPV）、脈波変動指標（pleth variability index：PVI）などがあります。多くの研究で動的指標が輸液反応性を予想するのに高い診断精度を有していると報告されています。Marik ら[3]のシステマティックレビューでは、29 の研究、685 名の検討において、SVV と PPV における輸液反応性陽性予測確率の ROC 曲線（receiver operating characteristic curve）下面積は、それぞれ 0.84、0.94 と高い診断精度を有していると報告しています。現時点において、限界はあるものの動的指標が輸液反応性を予想する指標として、もっとも有効であるといえます。

では、CVP は輸液管理において、まったく不要な指標なのでしょうか。CVP は輸液反応性の指標としては、その有用性は否定的であり、CVP 低値が輸液反応性ありという指標にはなりません。しかし、CVP 高値の場合には、輸液負荷に反応する可能性は低く、輸液過剰を防止する指標となる可能性があります。2016 年に Eskesen ら[4]は、輸液反応性の指標としての CVP を再評価するシステマティックレビューを行い、1,148 名を対象に CVP のベースライン値により、<8 mmHg、8-12 mmHg、>12 mmHg の 3 群に分けて検討しています。結果はこれまでの報告と同様に、CVP はほとんどの範囲で輸液反応性の指標になりませんでした。し

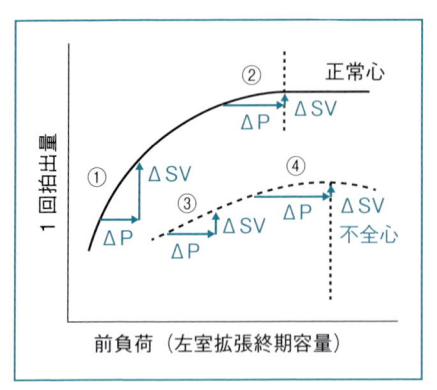

図2 フランク・スターリング曲線
SVV は、正常心ではフランク・スターリング曲線の上行脚と平坦部分では数値が大きく異なる（①→②）。一方、不全心では上行脚と平坦部分での数値の変化は小さくなる（③→④）。そのため、不全心において、前負荷の状態が上行脚③にあるのか平坦部分④にあるのかという評価が難しくなる。

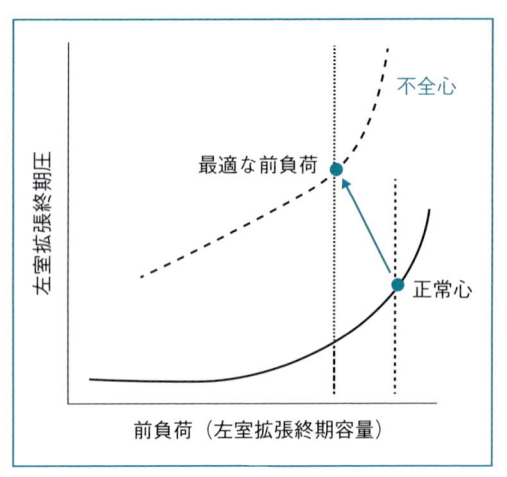

図3 左室コンプライアンス曲線
不全心では正常心と比較して輸液の安全域が狭く、早期から左室拡張終期圧が上昇していく。

表　前負荷状態と循環モニター指標の有用性

	①前負荷低下	②前負荷適正	③前負荷過剰
❶静的指標(CVP)	×	×	○
❷動的指標(呼吸性変動)	◎	○	△
❸動的指標(輸液負荷テスト)	◎	○	×

❷❸の動的指標は①と②の違い（色線）を鋭敏に検出し、"輸液が不足しているか""十分か"の評価が可能である。しかし、②適正か③過剰かは検出することは容易ではないで、③の患者に❸を行った場合、危険な状態になりうる。一方、静的指標は、①と②の状態を把握することはまったく不可能であるが、②と③の境界を検出できる可能性があり、③の状態では、❷より鋭敏に、❸より鋭敏かつ安全に診断できる可能性がある。

かし、CVP が 14～16 mmHg の範囲では負の輸液反応性の指標として価値が認められたとしており、輸液過剰の指標としては有効であることを指摘しています。特に、左室コンプライアンスが低下した不全心では、フランク・スターリング曲線の上行脚の角度が緩やかなため、SVV などの動的指標でも、正常心に比べて上行脚と平坦部分での数値の変化

が小さくなり、細心の注意を払っていないと容易に輸液過剰の状態となりえます（**図2**）。一方、左室拡張終期圧は不全心では、輸液過剰に対して鋭敏に、かつ早期から上昇してきます（**図3**）。そのため、左室コンプライアンスが低下した不全心における輸液管理は、輸液反応性を動的指標で細心の注意を払いながら評価し（**図2**-③）、輸液過剰を CVP な

どの静的指標で評価する（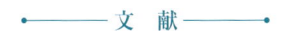）ことにより、より安全に行うことが可能となります。ただし、CVP高値は輸液過剰だけではなく、胸腔内圧の上昇や肺高血圧などでも生じるため、その解釈には注意が必要です。CVPはほかの臨床所見と併用することにより、十分に有効な輸液の指標となります。

　まとめますと、CVPは、循環血液量が少ない状態・適切な状態では、まったく無益で、動的指標に遠く及びませんが、多い状態では、動的指標が検出できない輸液過剰を検出できる可能性があるのですね（**表**）。

●──── 文　献 ────●

1）Shippy CR, et al. Reliability of clinical monitor-ing to assess blood volume in critically ill patients. Crit Care Med 1984; 12: 107-12.

2）Marik PE, et al. Does central venous pressure predict fluid responsiveness? A systematic review of the literature and the tale of seven mares. Chest 2008; 134: 172-8.

3）Marik PE, et al. Dynamic changes in arterial waveform derived variables and fluid responsiveness in mechanically ventilated patients. Crit Care Med 2009; 37: 2642-7.

4）Eskesen TG, et al. Systematic review including re-analyses of 1148 individual data sets of central venous pressure as a predictor of fluid responsiveness. Intensive Care Med 2016; 42: 324-32.

（遠山　裕樹）

45 脊髄虚血にナロキソンが万能か？

➡ ～異常興奮が重要だったとは～

(Kakinohana M, et al. Anesthesiology 2003 ; 98 : 862−70)

胸腹部大動脈瘤の術後鎮痛にオピオイドを用いるのは、よくあることだと思います。創も大きく術後痛も強そうで、痛みをしっかりと取る必要がありそうです。オピオイドの経静脈投与は、術後早期の疼痛管理として一般的です。そのほかの投与経路として、くも膜下腔や硬膜外腔への投与があります。

2003 年に Kakinohana ら[1]は、胸腹部大動脈瘤の鎮痛薬として硬膜外腔へモルヒネ 4 mg を投与された患者において、術直後に両下肢の不全麻痺を認めたが、ICU でナロキソン 40 μg の経静脈投与後、数分以内に両下肢を動かし始め、ほどなくして下肢の運動機能が回復した症例を示しました。脳梗塞による片麻痺がモルヒネの経静脈投与で増悪し、ナロキソンの投与で改善したという報告もあったため、Kakinohana らは大動脈遮断などの脊髄虚血と脳脊髄幹へのモルヒネ投与の下肢の運動麻痺への影響を検討しました。ラット非障害性短時間脊髄虚血モデルを用いて、いくつかの実験を行っています。実験①では、6 分間の脊髄虚血後、再灌流 30 分後にくも膜下腔へ生理食塩液、または 30 μg のモルヒネを投与し運動障害を評価しました。実験②では、6 分間の脊髄虚血後、再灌流 30 分後にくも膜下腔へ 30 μg のモルヒネを投与し、その 90 分後に生理食塩液、またはナロキソンをくも膜下腔へ投与し運動障害を評価しました。実験①では、脊髄虚血後のくも膜下腔へのモルヒネ投与で 60−120 分後に運動障害を強く認め、投与 4 時間まで有意差を認めました。24−48 時間後には運動障害は改善しています。脊髄虚血を行っていない対照群では、モルヒネのくも膜下腔への投与で運動障害を示しませんでした。実験②では、脊髄虚血後のくも膜下腔へのモルヒネ投与で運動障害を認めましたが、90 分後のナロキソン投与により運動障害は改善しました（**図 1**）。以上の実験から、短時間脊髄虚血後のモルヒネによる運動障害と、ナロキソンによる運動障害の改善を報告しています。同時に行った実験③では、6 分間の脊髄虚血後、再灌流 30 分、2 時間、24 時間後にモルヒネをくも膜下腔へ投与し運動障害を評価していますが、24 時間後のくも膜下腔へのモルヒネ投与では運動障害を示しませんでした。

脊髄前角細胞の興奮性、すなわち脊髄運動神経の興奮性は神経生理学的な検査である F 波を評価指標とすることができます。脊髄興奮性の変化によって F 波のパラメーターは変化し、睡眠や麻酔によっても変化することが報告されています。上位運動神経の障害においても痙縮と呼ばれる筋緊張の異常亢進を認めますが、レンショウ細胞による脊髄運動神経に対する抑制が障害されていると考えられています。Kakinohana らは、プロポフォールによる鎮静と脊髄運動神経の興奮性の関係を F 波解析して検討しています[2]。プロポフォールは血中濃度依存的に脊髄運動神

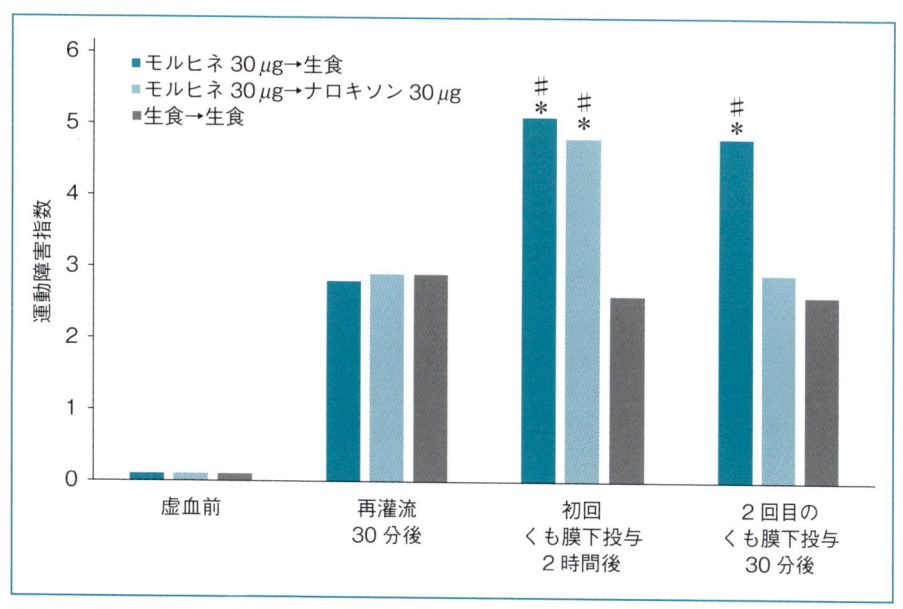

図1 くも膜下腔モルヒネ投与およびナロキソン投与による運動障害指数
再灌流30分後にくも膜下腔にモルヒネを投与すると、運動障害を認めたが、ナロキソン投与で運動障害は改善した。
(Kakinohana M, et al. Neuraxial morphine may trigger transient motor dysfunction after a noninjurious interval of spinal cord ischemia: A clinical and experimental study. Anesthesiology 2003; 98: 862–70 より改変引用)

経の興奮性を抑制し、F波出現頻度とF波最大振幅-M波比が低下することを示しました。しかし、その鎮静下にある患者に刺激を与え覚醒させると、F波出現頻度とF波最大振幅-M波比が鎮静前と同等になることを示しました。このことから、脊髄運動神経の興奮性は、プロポフォールによる鎮静下で抑制されることが分かりました。

また、2007年にKakinohanaら[3]は、非障害性脊髄虚血モデルにおいて脊髄前角細胞の変性をデクスメデトミジン（dexmedetomidine：DEX）の静脈内投与で防げることを報告しました。この実験では、ラットに6分間の脊髄虚血を与え、再灌流の1時間後と6時間後にくも膜下腔にモルヒネ40μg

を繰り返し投与しています。再灌流の1時間後からDEX 1μg/kg/hrを30分間投与し、その後8時間DEXを0.1μg/kg/hr、1μg/kg/hr、3μg/kg/hrで投与する3つのDEX群と対照の生理食塩液（生食）群の計4群を調べています。生食群とDEX 0.1群では、初回のくも膜下モルヒネ投与後24時間と72時間で運動障害を認めました。しかし、DEX 1群とDEX 3群では、有意差をもって運動障害を認めませんでした。正常な脊髄前角細胞の数は生食群、DEX 0.1群と比較し、DEX 1群とDEX 3群で有意に多くなりました。8時間のDEX投与中、生食群とDEX 0.1群ではラットは覚醒状態でしたが、DEX 1群とDEX 3群では鎮静状態

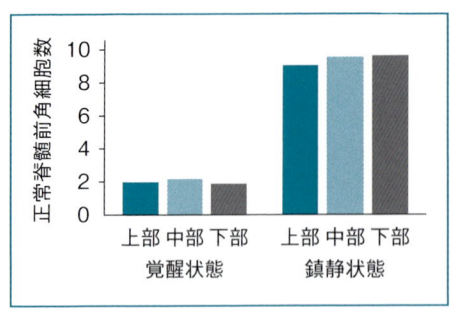

図2 くも膜下腔モルヒネ投与72時間後の覚醒状態と鎮静状態における正常脊髄前角細胞数
覚醒状態である生食群と DEX 0.1 群と、鎮静状態である DEX 1 群と DEX 3 群では、脊髄膨大部の上部・中部・下部で正常脊髄前角細胞数に有意差を認めた。
（Kakinohana M, et al. Intravenous infusion of dexmedetomidine can prevent the degeneration of spinal ventral neurons induced by intrathecal morphine after a noninjurious interval of spinal cord ischemia in rats. Anesth Analg 2007; 105: 1086–93 より改変引用）

にありました（**図2**）。

これまでの興味深い研究の結果からは、非障害性短時間脊髄虚血の30分後にモルヒネを投与すること、モルヒネを反復投与することで運動神経障害を起こすことが分かりました。非障害性短時間脊髄虚血の24時間後にモルヒネを投与しても、運動神経障害は起こりませんでした。また、非障害性短時間虚血後のモルヒネによる運動神経障害は、ナロキソンで改善することが分かりました。また、非障害性短時間虚血後のモルヒネ反復投与による運動障害は、鎮静レベルの DEX 投与によって防げることが分かりました。また、脊髄の運動神経の興奮性は、鎮静下に抑制されることが分かりました。

非障害性脊髄虚血では、脊髄の抑制性神経細胞のオピオイドへの感受性が一過性に高まります。モルヒネなどのオピオイドが作用すると、レンショウ細胞などの抑制性神経細胞の活動が抑制され、脊髄運動神経が異常興奮し、下肢筋の痙性が強まり対麻痺の状態になります。痙性が続くと、神経毒性を持つグルタミン酸などの濃度が上昇し、脊髄運動神経が障害されると推測されています。

胸腹部大動脈瘤手術において、現在はオピオイドとして術中はレミフェンタニルを使用することはよくあることだと思います。これまでの結果から、鎮静下である術中のレミフェンタニルの使用は、脊髄運動神経障害を誘発しないと考えられます。また、術後にレミフェンタニルは体内から代謝されます。さらに大動脈遮断時の脊髄局所の血流とレミフェンタニルを考えたとき、脊髄局所の血流が遮断されるとレミフェンタニルも代謝を受けるだけなので、脊髄局所のオピオイド誘発性の脊髄運動神経障害の可能性も低くなると考えられます。術後に鎮静量のプロポフォールや DEX を使えば、オピオイドによる脊髄運動神経障害の可能性も低くなると考えられます。これらの条件下では、脊髄虚血の治療にナロキソンの使用が万能とはいえません。

実際に、どのようなときがオピオイド誘発性の脊髄運動神経障害の危険性があるのでしょうか？ 術中、運動誘発電位（MEP）の低下などで脊髄虚血が疑われ、高用量のフェンタニルを用いた場合など、術後にもオピオイドが高濃度で残存するときには、術後の下肢運動機能の確認のための覚醒などが組み合わさると、オピオイド誘発性の脊髄運動神経障害の危険性が高まります。また、術中レミフェンタニルで鎮痛を行っていた場合、術後の鎮痛として新たにフェンタニルなどのオピオイドを投与した場合も注意が必要となってくると考えられます。術後のフェンタニル投与後に下肢の運動麻痺を認めた場合に

ナロキソンの投与が効果的であればフェンタニルの使用は中止し、プロポフォールやDEX の鎮静量を投与すればオピオイド誘発性の脊髄運動神経障害の危険性が低くなると考えられます。

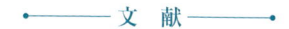

1) Kakinohana M, et al. Neuraxial morphine may trigger transient motor dysfunction after a noninjurious interval of spinal cord ischemia: A clinical and experimental study. Anesthesiology 2003; 98: 862-70.

2) Kakinohana M, et al. Level of consciousness affects the excitability of spinal motor neurones during propofol sedation in humans. Br J Anaesth 2006; 96: 742-6.

3) Kakinohana M, et al. Intravenous infusion of dexmedetomidine can prevent the degeneration of spinal ventral neurons induced by intrathecal morphine after a noninjurious interval of spinal cord ischemia in rats. Anesth Analg 2007; 105: 1086-93.

（和泉　俊輔、垣花　学）

46 溶血にハプトグロビン

→ ～まさかのエビデンスが～

(Kubota K, et al. Anesth Analg 2017 ; 124 : 1771-6)

　周術期においては、体外循環、自己回収血使用、大量輸血、不適合輸血、人工血管や人工弁置換、HELLP症候群などを原因として、溶血が起こります。本来、4量体であるヘモグロビンが2量体に遊離（溶血）すると、ハプトグロビンと結合し、ヘモグロビン-ハプトグロビン複合体を形成し肝臓に運ばれ、肝臓のマクロファージ表面の受容体CD163と結合することでマクロファージ内に取り込まれ分解されます。そして、ヘモグロビンに含まれるヘムは、ヘムオキシゲナーゼ-1により無毒化されます。ところが、前述のような病態で高度の溶血が起こり、大量の遊離ヘモグロビンが血液中に放出されると、相対的にハプトグロビンが不足し、処理できない過剰の遊離ヘモグロビンが糸球体を通過してヘモグロビン尿となります。そこで問題となるのが、腎機能障害です。尿細管より再吸収されたヘモグロビンがヘムとグロビンに分解され、ヘムの触媒反応によりフリーラジカルが産生され、尿細管上皮細胞壊死を引き起こすと説明されています。そのため、わが国では高度の溶血に対して、ハプトグロビンの補充療法が1985年より行われてきました。特に人工心肺を用いる心臓手術において、溶血に対するハプトグロビン使用はわが国では一般的となっています。Kubotaら[1]は、人工心肺を必要とする心臓手術患者1,326名を対象とした単施設後ろ向き観察研究において、ハプトグロビン製剤投与と術後急性腎障害（acute kidney injury：AKI）発症の関係を調べました。ハプトグロビン製剤は19.6％（260名）の患者で用いられ、ハプトグロビン非投与群と比較して術後AKI発症が少なくなることを傾向スコア一致コホート（22.5％ vs. 30.9％、P＝0.033、オッズ比0.65、図）とロジスティック回帰分析（P＝0.029、オッズ比0.54）で示しました。また、Gotohら[2]は、体重20kg以下の人工心肺を用いた先天性心疾患手術症例129名を対象とした単施設後ろ向き観察研究で、血液濾過器の排液の赤色変化または溶血尿の発生を目視で確認した際に、一定量のハプトグロビン製剤を投与した群（57症例）と、血漿遊離ヘモグロビン値を指標にハプトグロビン製剤投与量を変化させた群（72症例）とを比較し、後者において総ハプトグロビン投与量が多く、術後AKIの発症数が有意に少ない（42％ vs. 25％、P＝0.039）ことを報告しました。

　しかし、術後腎機能障害予防を目的としたハプトグロビン製剤の投与に関しては、否定的な意見もあります。ハプトグロビン製剤投与により完全に腎障害を回避できるわけでもありませんし、術後腎障害は数日で回復することが多いため必要ないのでは、という理由からです。

　では、ハプトグロビン製剤を投与したにもかかわらず、腎障害が起きるのはなぜでしょうか？　Gandoら[3]は、術中に測定された

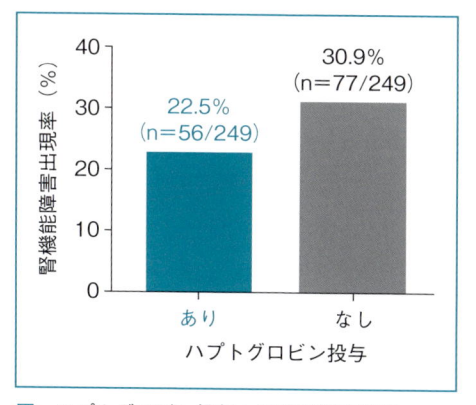

図　ハプトグロビン投与と術後腎機能障害
傾向スコアマッチング後の検討で、ハプトグロビン投与群が非投与群と比較して術後腎機能障害の出現率が低下していた。
（Kubota K, et al. Haptoglobin administration in cardiovascular surgery patients: Its association with the risk of postoperative acute kidney injury. Anesth Analg 2017; 124: 1771-6 より改変引用）

遊離ヘモグロビン値には、循環血液由来だけでなく、術中に投与された輸血に元来含まれている遊離ヘモグロビンを考慮する必要があると報告しています。著者らは、外傷患者53症例について、ハプトグロビン製剤投与群（19症例）と非投与群（34症例）での血清ハプトグロビン、尿遊離ヘモグロビン値の推移、および術後腎機能障害を評価しました。ハプトグロビン投与の基準は臨床指標に応じたものです。結果は、尿遊離ヘモグロビン値には有意差なく、ハプトグロビン製剤投与群で輸血量が多く（10,146±1,794 vs. 3,477±594 ml, P<0.01）、術後尿細管障害を反映する指標であるNAG index（133.6±33.8 vs. 18.8±3.3 U/l/creatinine, P<0.01）も高いというものでした。そして、この結果の解釈として、検討症例で用いたハプトグロビン製剤投与量では、大量輸血に伴

う増加を含めた遊離ヘモグロビンを中和するには不十分だったため、腎機能障害を改善しなかったという可能性を述べています。

最近、興味深い論文が発表されました。結果を先に述べますが、遊離ヘモグロビン値と術後腎機能障害は関連しないというものです。これまでの定説を揺るがす結果です。Wetzら[4]は、術前の血漿ハプトグロビン濃度が高い患者では、術後腎機能障害を発症する割合が低いという仮説のもと、人工心肺を用いる心臓手術154症例を対象とする観察研究を行いました。検討項目は、術前・術中・術後の血漿ハプトグロビン、および血漿遊離ヘモグロビンの推移です。結果は、ハプトグロビン値と遊離ヘモグロビン値に負の相関が認められているにもかかわらず、仮説に反して術後AKIの有無とハプトグロビン値と遊離ヘモグロビン値には相関が認められないというものでした。このことより著者らは、術中遊離ヘモグロビン値の上昇予防目的でのハプトグロビン製剤の投与は推奨しないと述べています。ただし、注意すべきは、この論文ではハプトグロビン製剤投与の効果を見たわけではないということです。したがって、最後の推奨の部分は少し言いすぎの感があります。ハプトグロビン製剤を投与していたら違う結果となっていた可能性もありえますので、さらなる検討が必要でしょう。

人工心肺手術後の腎機能障害の原因としては、遊離ヘモグロビン値の上昇だけでなく、人工心肺中の灌流圧低下や貧血なども考慮する必要があります。さらに、ハプトグロビン製剤は血液製剤である以上、感染やアレルギー反応のリスクを伴うため、使用は最小限にする必要があります。しかし、軽度でも術後腎機能障害を発症した症例では死亡率・肺炎合併率が高く[5]、海外での報告には軽度・

短期間の腎障害でも6年後あるいは5年後の死亡リスクが増加するという報告[6]〜[8]があります。人工心肺を用いる心臓手術において、少なくとも溶血が出現した際に、過度の遊離ヘモグロビン増加および術後腎機能障害への進展を抑制する目的で、ハプトグロビン製剤の投与を検討してよいかと考えられます。

● ─── 文　献 ─── ●

1) Kubota K, et al. Haptoglobin administration in cardiovascular surgery patients: Its association with the risk of postoperative acute kidney injury. Anesth Analg 2017; 124: 1771-6.
2) Gotoh T, et al. Plasma free hemoglobin management and renal protection effects in patients with artificial heart and lungs having congenital heart disease: A dosing strategy for haptoglobin, using Hemocue® readings as an indicator. Jpn J Extra-Corporeal Technology 2017; 44: 7-13.
3) Gando S, et al. The effects of massive transfusion and haptoglobin therapy on hemolysis in trauma patients. Surg Today 1994; 24: 785-90.
4) Wetz AJ, et al. Haptoglobin and free haemoglobin during cardiac surgery – Is there a link to acute kidney injury? Anesth Intensive Care 2017; 45: 58-66.
5) Maekawa Y, et al. Clinical characteristics of acute kidney injury after cardiovascular surgery. Shinzo 2016; 48: 402-7.
6) 水野谷和之ほか．人工心肺を使用した心臓手術後の急性腎障害に関する検討．日集中医誌 2016; 23: 141-7.
7) Liotta M, et al. Minimal changes in postoperative creatinine values and early and late mortality and cardiovascular events after coronary artery bypass grafting. Am J Cardiol 2014; 113: 70-5.
8) Brown JR, et al. Duration of acute kidney injury impacts long-term survival after cardiac surgery. Ann Thorac Surg 2010; 90: 1142-8.

（水田　幸恵、辛島　裕士）

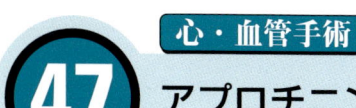

47 アプロチニンはどこへ

➡ 〜そういう理由で〜

(Fergusson DA, et al. N Engl J Med 2008 ; 358 : 2319-31)

アプロチニン――"名前は聞いたことあるけど、見たこと・使ったことはない"という先生は、けっこう多いのではないでしょうか。実際、アプロチニンは臨床の現場において、現在使用することは通常できません。では、アプロチニンはどこに行ってしまったのでしょうか。そして、なぜ姿を消してしまったのでしょうか。

まず、アプロチニンの所在を確認する前に、アプロチニンとはどのような薬剤なのかについて解説します。アプロチニンはセリンプロテアーゼ阻害薬であり、作用機序は次のとおりです。❶血小板の糖タンパクⅠb受容体を阻害することにより、血小板機能を維持します。❷血中プラスミンを直接抑制すること、およびカリクレインによるプラスミノーゲンからプラスミンへの転換を遮断することにより、フィブリン溶解を抑制します。❸カリクレインによるキニン産生を抑制し、血管透過性亢進の原因となるキニンの血管運動活性を最小限に抑えます。❹好中球を活性化し、脱顆粒を抑制します。❺補体の活性化を減弱させます。これらの作用により、アプロチニンは周術期の出血量の軽減と炎症反応の抑制を目的として使用されてきました。そして、多くの研究においても、アプロチニンは周術期の出血量の軽減に非常に有効であることが報告されてきました。Dietrich ら[1]は、冠動脈バイパス術または大動脈弁置換術を施行された 220 症例を対象に、アプロチニン

とトラネキサム酸について無作為化二重盲検比較試験を行いました。アプロチニンにより輸血量の減少、24 時間出血量の減少、術後トロポニンⅠ値の低下を認めましたが、腎機能、心機能、死亡率に関しては 2 群間に有意差を認めなかったと報告しています。Later ら[2]は、低−中リスク心臓手術における無作為化二重盲検比較試験において、アプロチニンは術後出血量と輸血量を有意に減少させると報告しています（図1）。一方、死亡率と有害事象については有意な増加を認めなかったことから、低−中リスク心臓手術症例においてアプロチニンは有用であると結論しています。

このように、出血対策にアプロチニンが有効であるという論文が多数あるなか、2008 年に衝撃的な論文がカナダから報告されました。高リスク心臓手術の術後大量出血を予防するのにアプロチニンがトラネキサム酸およびアミノカプロン酸よりも有効であるか否かを、高リスク心臓手術患者 2,331 症例を対象に多施設盲検無作為化比較対照試験で検証した BART（Blood Conservation Using Antifibrinolytics in a Randomized Trial）試験[3]が施行されました。大量の術後出血の頻度は、それぞれアプロチニン群（9.5%）、トラネキサム酸群（12.1%）、アミノカプロン酸（12.1%）であり、再手術率および胸腔ドレーンからの大量出血の 2 項目に関しては、アプロチニンの投与により改善する可能

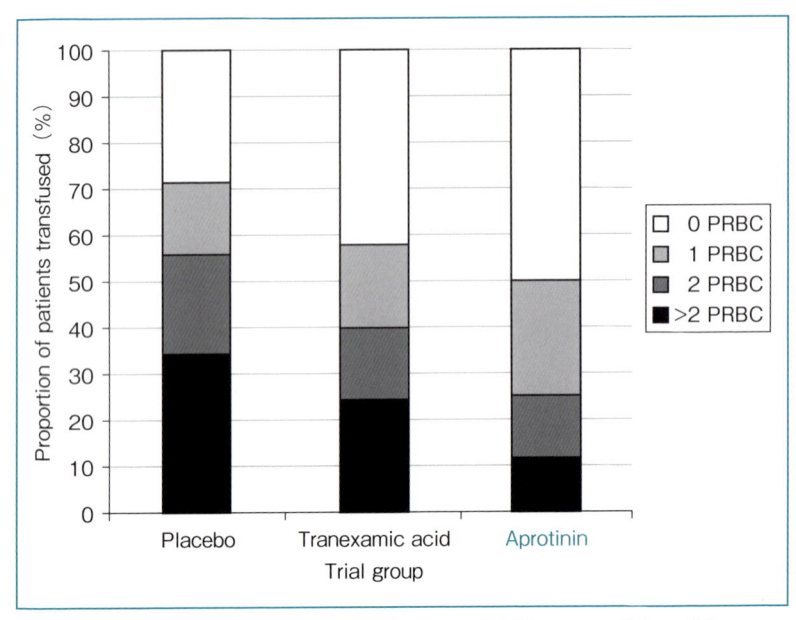

図1 生理食塩液、トラネキサム酸、アプロチニン投与群における輸血の割合
プラセボ群と比較してアプロチニンのみが、有意に輸血量を減少させた。
PRBC: proportion of patients transfused（輸血された患者の割合）
1 PRBC: 270 ml の赤血球輸血
2 PRBC: 540 ml の赤血球輸血
（Later AF, et al. Tranexamic acid and aprotinin in low- and intermediate-risk cardiac surgery: A non-sponsored, double-blind, randomized, placebo-controlled trial. Eur J Cardiothorac Surg 2009; 36: 322−9 より改変引用）

性があると報告されました。しかし、術後 30 日での死亡率に関しては、アプロチニン群（6.0％）、トラネキサム酸群（3.9％）、アミノカプロン酸群（4.0％）であり、アプロチニンはトラネキサム酸およびアミノカプロン酸と比較して、死亡率を上昇させる傾向を認めました（**図2**）。著者らは、今回の研究の対象患者を高リスク心臓手術症例に限っていることから、以上の結果がすべてのアプロチニン適用症例において当てはまるかどうかは不明であると言及しています。しかし、サブグループ解析において、65 歳未満や基

礎疾患のない患者群においてもアプロチニンの使用により死亡率が上昇する結果が得られています。BART 試験が報告されて以降のメタ解析の結果は、BART 試験の結果が大きく影響しているものと考えられ、アプロチニンが死亡率を有意に増加させるというものがほとんどとなっています。

日本国内においてアプロチニンが承認を受けた適応症は急性循環不全（外傷性ショック、細菌性ショック）であり、冠動脈バイパス術施行時の出血、または輸血のリスクの高い患者に対しての出血の予防を目的とした欧

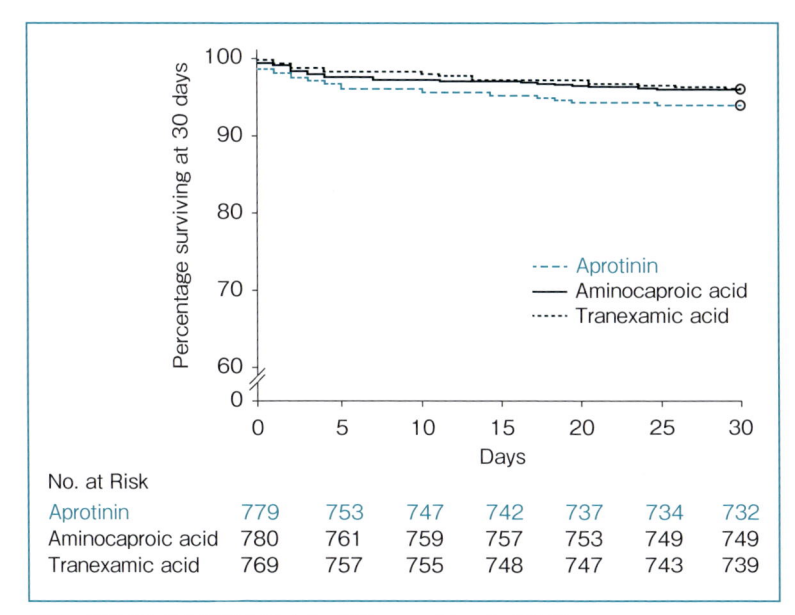

図2　術後30日生存率を示すカプラン・マイヤー生存曲線
アプロチニン群は、トラネキサム酸群（P＝0.05）およびアミノカプロン酸群（P＝0.06）と比較して生存率が低下した。
（Fergusson DA, et al. A comparison of aprotinin and lysine analogues in high-risk cardiac surgery. N Engl J Med 2008; 358: 2319‒31 より改変引用）

米での承認、ならびに高リスクの心臓手術患者を対象とした BART 試験とは効能・効果・用法・用量ともに異なりますが、予防措置としてアプロチニン（トラジロール®）の日本国内での販売は 2010 年に中止され、われわれの前から完全に姿を消しました。今のところ、臨床の現場でわれわれの前に再び姿を現す目途はまったく立っていません。

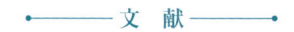
━━●━━　文　献　━━●━━

1) Dietrich W, et al. Tranexamic acid and aprotinin in primary cardiac operations: An analysis of 220 cardiac surgical patients treated with tranexamic acid or aprotinin. Anesth Analg 2008; 107: 1469‒78.
2) Later AF, et al. Tranexamic acid and aprotinin in low- and intermediate-risk cardiac surgery: A non-sponsored, double-blind, randomized, placebo-controlled trial. Eur J Cardiothorac Surg 2009; 36: 322‒9.
3) Fergusson DA, et al. A comparison of aprotinin and lysine analogues in high-risk cardiac surgery. N Engl J Med 2008; 358: 2319‒31.

（遠山　裕樹）

48 ステロイドの功罪

→ ～現時点では……～

(Dvirnik N, et al. Br J Anaesth 2018 ; 120 : 657-67)

1950 年代から心臓手術に用いられるようになった人工心肺（cardioplumonary bypass：CPB）は、その発達とともに多くの心臓手術患者の治療に貢献しています。その一方で、CPB に伴う生体反応が、時として問題となることがあります。その一つが炎症反応です。1983 年に Kirklin らは、CPB に関連した補体系の活性化に伴う炎症反応を報告しました。それ以降、メカニズムの多くが解明され、現在では体外循環後全身性炎症反応（systemic inflammatory response after bypass：SIRAB）と呼ばれるようになりました。SIRAB の原因は、血液と CPB 回路表面との接触、動脈血流のパターン変化、血液ポンプにより発生するずり応力、組織虚血と再灌流、低体温、CPB 中の抗凝固薬などです。そして SIRAB は、肺、腎臓、中枢神経系の合併症に大きく関与します。そのため SIRAB を回避または緩和するために、血液成分の接触活性を起こさない CPB システムや抗炎症薬の開発が求められています。

ステロイドは好中球と血管内皮細胞に作用し、抗炎症作用を有します。その機序は、好中球の血管壁への接着や血管外への遊走の阻害、プラスミノーゲンからプラスミンへの転換に必要な酵素の形成やホスホリパーゼ A_2 の抑制、in vitro での C3 転換酵素や C5 転換酵素の産生抑制などが報告されています。1960 年代ごろから、ステロイドの CPB に伴う炎症を減弱する効果を期待した研究報告が散見されるようになりました。そして、多くの臨床研究や実験で、いずれもサンプル数が少ないものの、ステロイドの予防投与が、心筋障害や心拍出量の改善、肺浮腫の減少をもたらし、術後心房細動の発症予防、術後出血の減少、集中治療室・病院滞在時間の短縮などにつながることが示されました[1)2)]。

しかし近年、心臓手術中のステロイドの予防投与の有用性に関して否定的な報告が相次いでなされました。約 4,500 名の患者を対象として術中の高用量デキサメタゾンの二重盲検比較試験を行った the recent Dexamethasone for Cardiac Surgery（DECS）trial[1)]、および約 7,500 名の患者を対象として CPB における高用量メチルプレドニゾロンの二重盲検比較試験を行った the Steroids In caRdiac Surgery（SIRS）study[2)] です。それらによると、術後死亡率、心筋梗塞、脳梗塞、腎不全、呼吸不全の発生率に有意差はなく、心臓手術における臨床的有用性は認められませんでした[3)]。また、SIRS study ではステロイドによる抗炎症・神経保護作用が CPB 後の認知機能にどのような影響を与えるかのサブグループ解析を行いましたが、術後質的回復や術後せん妄への有効性は示されませんでした。ただし、術後 24 時間の胸腔ドレーンからの排液量はステロイド投与群で少なく、出血量を減らす可能性が示唆されています。このように大規模臨床試験では、CPB におけるステロイドの予防投与

Study or subgroup	ステロイド群 Events	ステロイド群 Total	プラセボ群 Events	プラセボ群 Total	Weight	リスク比 M-H, Fixed, 95%CI
Abbaszadeh and colleagues[18]	0	92	1	92	0.6%	0.33 (0.01, 8.08)
Andersen and colleagues[21]	1	8	0	8	0.2%	3.00 (0.14, 64.26)
Celik and colleagues[23]	1	30	2	30	0.8%	0.50 (0.05, 5.22)
Chaney and colleagues[24]	0	59	1	29	0.8%	0.17 (0.01, 3.97)
Chaney and colleagues[25]	1	30	2	30	0.8%	0.50 (0.05, 5.22)
Codd and colleagues[27]	1	75	0	75	0.2%	3.00 (0.12, 72.49)
Coetzer and colleagues[26]	7	165	5	130	2.2%	1.10 (0.36, 3.40)
Demir and colleagues[28]	0	15	0	15		Not estimable
Dieleman and colleagues[7]	31	2235	34	2247	13.2%	0.92 (0.57, 1.49)
Halonen and colleagues[36]	1	120	1	121	0.4%	1.01 (0.06, 15.94)
Halvorsen and colleagues[35]	1	147	1	147	0.4%	1.00 (0.06, 15.84)
Kerr and colleagues[39]	2	51	3	47	1.2%	0.61 (0.11, 3.52)
Kilger and colleagues[40]	2	43	6	48	2.2%	0.37 (0.08, 1.75)
Liakopoulos and cdlleagues[43]	1	40	0	38	0.2%	2.85 (0.12, 67.97)
Rao and colleagues[52]	2	75	3	75	1.2%	0.67 (0.11, 3.88)
Rubens and colleagues[53]	0	34	2	34	1.0%	0.20 (0.01, 4.02)
Sobieski and colleagues[57]	0	13	0	15		Not estimable
Vallejo and colleagues[61]	6	50	11	50	4.3%	0.55 (0.22, 1.36)
Vukovic and colleagues[64]	0	29	0	28		Not estimable
Weis and colleagues[66]	0	19	0	17		Not estimable
Whitlock and colleagues[68]	1	30	0	30	0.2%	3.00 (0.13, 70.83)
Whitlock and colleagues[6]	154	3755	177	3752	68.9%	0.87 (0.70, 1.07)
Yared and colleagues[69]	2	106	3	110	1.1%	0.69 (0.12, 4.06)
Yared and colleagues[70]	1	37	0	34	0.2%	2.76 (0.12, 65.62)
Total (95%CI)		7258		7202	100.0%	0.85 (0.71, 1.01)
Total events	215		252			

Heterogeneity: $\chi^2=8.22$, df=19 ($P=0.98$); $I^2=0\%$

Test for overall effect: $Z=1.82$ ($P=0.07$)

Favours (steroid) 0.5 0.7 1 1.5 2 Favours (placebo)

図 死亡率のフォレストプロット

ボックスの大きさは推定された study の重み付けに相関する。CI：信頼区間

(Dvirnik N, et al. Steroids in cardiac surgery: A systematic review and meta-analysis. Br J Anaesth 2018; 120: 657–67 より引用)

表　CPB におけるステロイドの使用に関するプラセボ対照二重盲検比較試験の一部

発表年	著者	対象数	結果	論文
2012	Dieleman JM, et al.	4,482	術後感染の減少、人工呼吸期間、ICU・院内滞在時間の短縮効果を認めたが、術後 30 日間の主要な有害事象に有意差なし	JAMA 2012; 308: 1761－7.（DECS trial）
2015	Whitlock RP, et al.	7,507	CPB を用いた心臓手術後の死亡率や主な合併症に影響なし	Lancet 2015; 386: 1243－53.（SIRS study）
2015	van Osch D, et al.	4,494	再開胸のリスクが上昇（原因の多くは心タンポナーデ）	Ann Thorac Surg 2015; 100: 2237－42.
2016	Pesonen E, et al.	40	乳幼児の複雑心奇形手術においてグリコカリックスの脱落抑制効果あり	Acta Anaesthesiol Scand 2016; 60: 1386－94.
2017	Paparella D, et al.	81	大動脈解離や再手術などの高リスク患者においてトロンビン生成や線溶系の減弱効果を示唆	Semin Thorac Cardiovasc Surg 2017; 29: 35－44.
2017	Royse CF, et al.	498	術後せん妄を減少させず、術後質的回復の改善にも寄与しない	Anesthesiology 2017; 126: 223－33.

の有用性は得ることができませんでしたので、ルーチンでの使用は推奨されないということになります。

　これまで述べたのは、成人での心臓手術におけるステロイドに関するものです。では、小児の心臓手術でのステロイド使用はどうでしょうか？　残念ながら、分かっていないというのが現状です。小児心臓手術においてステロイドを用いる目的は、❶ SIRAB の減弱、❷想定される副腎機能不全に対する術前補充、❸超低体温循環停止を伴う手術における神経保護です。しかし、これらについて調べた近年の review[3]では、スロイドの抗炎症効果と臨床学的効果には関連がなく、超低体温循環停止を伴う手術での神経保護作用に関しても議論が分かれると報告されました。一方で、高用量メチルプレドニゾロンの予防投与は小児の複雑心奇形患者の手術において、血管透過性を調節するグリコカリックスの脱落を減らすことを示す報告もあり、小児心臓

手術におけるステロイドの有用性に関しては、さらなる大規模比較試験や長期間の予後調査が求められています。

　まとめますと、近年の報告では CPB におけるステロイドの予防投与の有用性は否定されました（**図**)[4]が、それ以前に報告されているステロイドの有用性を完全に否定するものではありません（**表**）。今後のさらなる基礎・臨床研究により、小児も含めてどのような患者でステロイドの投与が有用かを調べていく必要があるでしょう。

●――― 文　献 ―――●

1) Dieleman JM, et al. Intraoperative high-dose dexamethasone for cardiac surgery: A randomized controlled trial. JAMA 2012; 308: 1761－7.
2) Whitlock RP, et al. Methylprednisolone in patients undergoing cardiopulmonary bypass (SIRS): A randomized, double-blind, placebo-controlled trial. Lancet 2015; 386: 1243－53.

3）Fudulu DP, et al. Corticosteroids in pediatric heart surgery: Myth or reality. Front Pediatr 2018; 6: 112.

4）Dvirnik N, et al. Steroids in cardiac surgery: A systematic review and meta-analysis. Br J Anaesth 2018; 120: 657-67.

（﨑村 正太郎、辛島 裕士）

49 BIS = 0 と 100

→ ～これが切り離された回路なのですね～

(Kakinohana M, et al. Anesthesiology 2003 ; 99 : 1223-5／Kunisawa T, et al. J Cardiothorac Vasc Anesth 2010 ; 24 : 740)

脳波を解析して得られる bispectral index（BIS）値は、麻酔薬投与量の指標として使用した経験のある麻酔科医がほとんどだと思います。0-100 までの数値で表されることは周知のとおりですね。この BIS 値に関して、麻酔薬の投与量がほとんど変わらなくても、心血管手術の操作により大きな変動を来すことがあります。

胸腹部大動脈瘤の切除・人工血管置換術においては、部分体外循環を行い、下行大動脈を一時的に遮断（クランプ）する必要があります。この部分体外循環中に、プロポフォール投与速度を変化させていないにもかかわら

ず、BIS 値が急速に低下し 0 になったことを Kakinohana ら[1]が報告しました（**図 1**）。

この現象は、下行大動脈をクランプし部分体外循環を行う患者に共通するものなのかを確認するべく、Kakinohana らは、同術式を受ける患者 10 症例において、BIS 値の変動のみならず、上下肢（橈骨動脈と大腿動脈）の血中プロポフォール濃度を測定しました。

図 2、**図 3** からクランプ後 30 分間は上肢のプロポフォール血中濃度が急上昇し、BIS 値が急激に低下していることが分かりますね。実際には BIS 値の低下に伴ってプロポフォールの投与速度を減じているので、投与

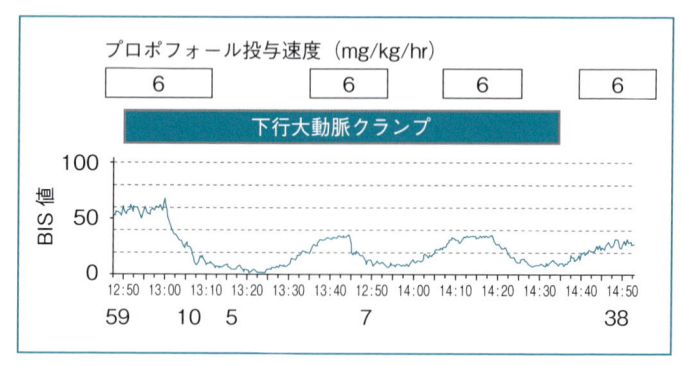

図1 下行大動脈クランプ後の BIS 値の変化
下行大動脈クランプ後に、BIS 値が急激に低下し、ほぼ 0 となっていることが確認できる。プロポフォールの投与を停止しても BIS 値は低値を持続し、BIS 値の回復後に投与を再開すると、再度 BIS 値が低下するということが繰り返された。
(Kakinohana M, et al. Bispectral index decreased to "0" in propofol anesthesia after a cross-clamping of descending thoracic aorta. Anesthesiology 2003; 99: 1223-5 より改変引用)

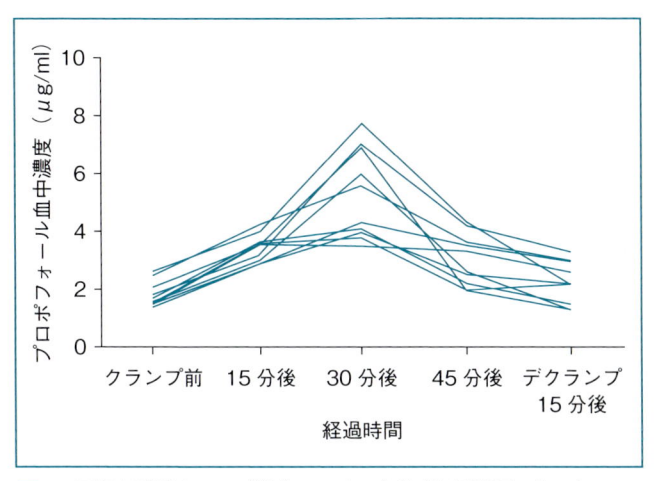

図2　下行大動脈クランプ前後における上肢(橈骨動脈)プロポフォール血中濃度の変化
(Kakinohana M, et al. Influence of the descending thoracic aortic cross clamping on bispectral index value and plasma propofol concentration in humans. Anesthesiology 2006; 104: 939-43 より改変引用)

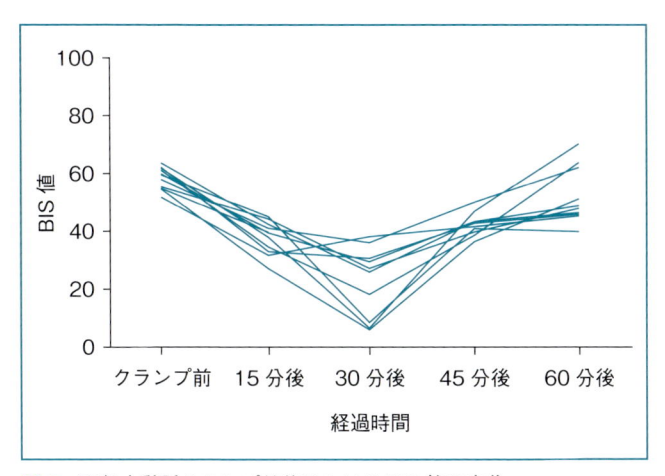

図3　下行大動脈クランプ前後における BIS 値の変化
(Kakinohana M, et al. Influence of the descending thoracic aortic cross clamping on bispectral index value and plasma propofol concentration in humans. Anesthesiology 2006; 104: 939-43 より改変引用)

表　下行大動脈クランプ前後におけるプロポフォール血中濃度の変化（10 症例の平均値）

	クランプ前	15 分後	30 分後	45 分後	デクランプ 15 分後
プロポフォール注入速度 （mg/kg/hr）	3.72	3.6	0.78	1.8	1.89
BIS 値	58.5	38	22.7	42.4	52.2
プロポフォール血中濃度 〔橈骨動脈（μg/ml）〕	1.8	3.4	5.3	3	2.3
プロポフォール血中濃度 〔大腿動脈（μg/ml）〕	1.8	1.4	1.5	1.6	2.1

（Kakinohana M, et al. Influence of the descending thoracic aortic cross clamping on bispectral index value and plasma propofol concentration in humans. Anesthesiology 2006; 104: 939–43 より改変引用）

量に対する上肢の血中濃度の上昇程度はきわめて大きいことが分かります。さて、下肢のプロポフォール濃度は、どのようになっていたでしょうか。

　大腿動脈の血中濃度には大きな変化が見られません（**表**）。つまり下行大動脈遮断中は、橈骨動脈（上肢）のプロポフォール血中濃度は上がり続けるが、大腿動脈（下肢）の血中濃度はやや低下するにとどまっています。さて、このような現象は、なにゆえ起きるのでしょうか？

　図4 は下行大動脈遮断中の模式図です。

　下行大動脈クランプ中は、人工心肺が接続されます。送血管は大腿動脈、脱血管は大腿静脈から上行性に右房と下大静脈の境界まで挿入されます。このため、上半身は自己の心拍出によって還流されますが、下半身は接続された人工心肺からの拍出で還流されることになります。右房内で上下肢の静脈が十分に混合されれば、上下肢の薬物濃度は同じ値になるはずですが、どうしても、下大静脈の血液は脱血管、上大静脈の血液は右室へ還流されやすくなるため、上半身を還流する血流（全体の 3–4 割程度）と下半身を還流する血流（全体の 6–7 割程度）が分離した状

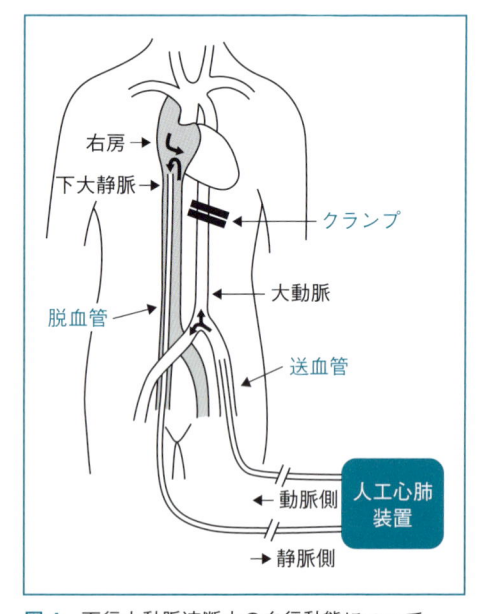

図4　下行大動脈遮断中の血行動態について

態（split circuit[2]）になってしまいます。❶上肢から投与されたプロポフォールは、ほぼ上半身のみの還流となり、分布容積が著明に減少して血中濃度が高くなります。❷上半身の血流はプロポフォールの主要代謝臓器である肝臓に流入しないため、クリアランスは

減少してしまいます。この２つの機序により血中濃度が急上昇し、BIS 値の低下を招いたことが分かりました。とても興味深い現象ですね。このような症例では、運動誘発電位（motor evoked potential：MEP）を測定することが多いと思いますが、この現象を把握しないで麻酔管理を行うと、人工心肺開始後、急激な振幅低下を来します。特に、MEP の振幅に及ぼす影響を最小限にしようと、目標濃度調節静注（target controlled infusion：TCI）を利用した場合、逆に効果部位濃度を一定にできずに、どんどん MEP 振幅が低下してしまうということになってしまいます。このような部分体外循環中は、BIS 値に合わせて、目標血中濃度をどんどん低下させる必要があるのですね。とても、興味深いです。さて、それでは、プロポフォールの投与を下肢から行った場合は、どうなるでしょうか。当然、上半身と下半身の濃度差が逆転することが予想されますね。これに関しては Kunisawa ら[3]が部分体外循環開始後に、目標血中濃度をどんどん上昇させたにもかかわらず、BIS 値が上昇を続け、実測値で

は、下肢の値が 4.972 μg/ml の際、上肢の値が 1.224 μg/ml であったことを報告しています。まさに、BIS モニターが術中覚醒を予防できましたね!!

　以上のことから、部分体外循環中は、上半身/下半身薬物濃度が大きく異なることを念頭に置き、麻酔薬の投与量を調節しましょう。

● ──── 文　献 ──── ●

1) Kakinohana M, et al. Bispectral index decreased to "0" in propofol anesthesia after a cross-clamping of descending thoracic aorta. Anesthesiology 2003; 99: 1223-5.
2) Kakinohana M, et al. Influence of the descending thoracic aortic cross clamping on bispectral index value and plasma propofol concentration in humans. Anesthesiology 2006; 104: 939-43.
3) Kunisawa T, et al. Bispectral index monitor prevented intraoperative awareness during partial cardiopulmonary bypass. J Cardiothorac Vasc Anesth 2010; 24: 740.

（矢野　喜一、国沢　卓之）

50 分離肺換気中の PEEP

➡ ～酸素化改善に役立つのは？～

(Karzai W, et al. Anesthesiology 2009 : 110 : 1402-11)

通常の気管挿管人工呼吸中の患者で、酸素化が悪いときには呼気終末陽圧（positive end-expiratory pressure：PEEP）をかけると、酸素化が改善することがあります。特に、急性呼吸促迫症候群（acute respiratory distress syndrome：ARDS）などの人工呼吸管理で提唱された肺保護戦略[1]として、圧容量曲線の lower inflection point（図）より高い PEEP、6 ml/kg 未満の 1 回換気量、40 cmH_2O 未満の最高気道内圧がもてはやされたこともあり、一側肺換気（one-lung ventilation：OLV）で適用したくなります。しかし、OLV 中の換気側に一定以上の PEEP をかければ、いたずらに気道内圧を増加させ、換気側の肺血管抵抗の増大と非換気側への血流のシフトからシャント血流の増加を引き起こし、逆に低酸素血症となる可能性があります。これが、PEEP に関して両側肺換気と OLV で大きく異なるポイントです。OLV の換気側に一定以上の PEEP をかけることは酸素化改善に役立つどころか、逆効果になることがあります。しかし、ダブルルーメンチューブ（DLT）ではチューブの気道抵抗も高く、3 cmH_2O 程度の PEEP は auto-PEEP の範囲内に収まることがある[2]ため、この問題はまず生じません。したがって、auto-PEEP が lower inflection point（図）より低い患者では、人工呼吸器による PEEP を加えることにより、動脈血酸素化が改善[3]すると考えられます。auto-PEEP 以上の高

PEEP になった場合には、肺血流を非換気肺に移動させるため、前述のように酸素化を悪化させる[3]と考えられます。これらのことより、喀痰による気道閉塞がなく、チューブの位置異常も認めず、適正な OLV が行われているのに低酸素血症が持続する場合には、OLV による肺内シャントの増加が許容範囲を超えた[3]と考えられます。PEEP をかけることで最高気道内圧が高いのがいけないかという問いに対して、OLV で 1 回換気量を 10 ml/kg＋PEEP なしの群（G1）、1 回換気量 6 ml/kg＋PEEP なしの群（G2）、1 回換気量 6 ml/kg＋PEEP 5 cmH_2O（G3）の 3 群で比較した研究[4]があります。G2 と G3 では低酸素症例は不変でしたが P／F 比は減少し、G1 の換気量を保った群では、低酸素血症が少ないという結果になったのは興味深いことです。ちなみに、平均気道内圧は G1 と G3 では 9 cmH_2O で違いはありませんでした。著者らは、1 回換気量が少ない群では PEEP の効果を認めず、むしろ無気肺の発生を疑っています。

このように換気側に PEEP をかけるのは、上記のようなリスクがあるのに対して、非換気側への PEEP〔持続気道陽圧（continuous positive airway pressure：CPAP）〕[5] は Miller でも推奨されています。ポイントは、CPAP を加える前に非換気肺をしっかり膨らませたあとに CPAP を施行することです。肺胞はいったん閉塞してしまうと 5 cmH_2O

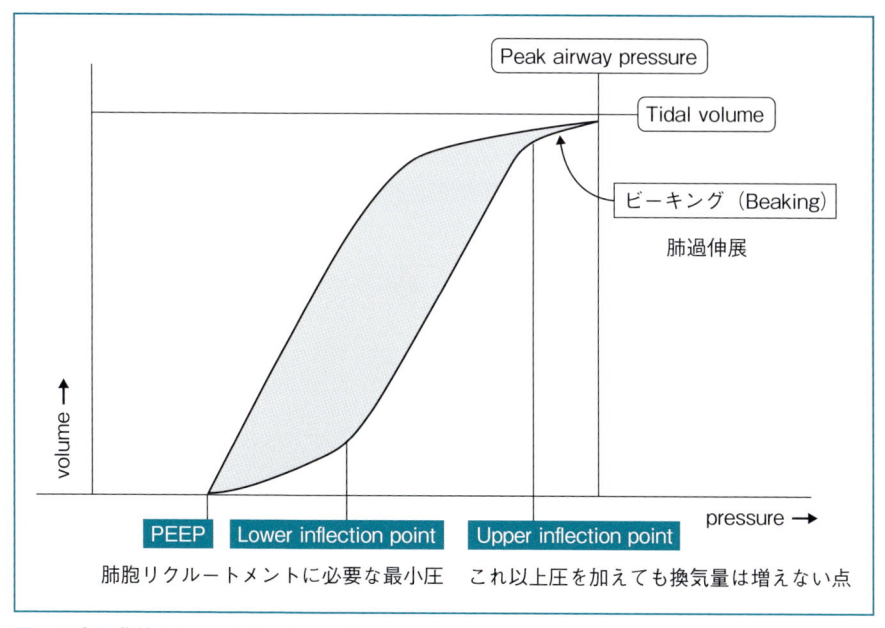

図 圧容量曲線と lower inflection point

程度の圧では再開通しないため、CPAP をそのまま加えても酸素が肺胞まで届かないので酸素化は改善されません。一方、5 cmH$_2$O 以上の圧の非換気側への CPAP は、肺術操作を妨げるという点からも避けるべきと考えます。

したがって、換気側、非換気側いずれへの PEEP もそれだけでは、酸素化の改善には効果が得られにくいため、いたずらに PEEP をかけることのみに執着するのではなく、換気側の喀痰の除去や肺のリクルートメント手技などの根本的な解決を行って、換気側の肺胞を虚脱させないことが重要[6]であると考えられています。

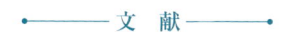

—— 文 献 ——

1) Amato MB, et al. Beneficial effects of the "open lung approach" with low distending pressures in acute respiratory distress syndrome. A prospective randomized study on mechanical ventilation. Am J Pespir Crit Care Med 1995; 152: 1835-46.

2) Spaeth J, et al. Double-lumen tubes and auto-PEEP during one-lung ventilation. Br J Anaesth 2016; 116: 122-30.

3) Karzai W, et al. Hypoxemia during one-lung ventilation: Prediction, prevention, and treatment . Anesthesiology 2009: 110: 1402-11.

4) Kim SH, et al. A practical approach to adult one-lung ventilation. J Anesth 2012; 26: 568-73.

5) Peter DS, et al. Anesthesia for thoracic surgery. In: Miller RD, editor. Miller's anesthesia. 7th ed. Philadelphia: Churchill Livingstone; 2010.

6) 中山禎人. 肺外科手術の麻酔：安全な管理への戦略. LiSA 2016; 23（別冊）：56-67.

（讃岐 美智義）

51 HPV を考慮してプロポフォールがスタンダード

～低濃度なら吸入麻酔も大丈夫そうですね～

(Lohser J, et al. Anesthesiol Clin 2008 ; 26 : 241-72)

　低酸素性肺血管収縮（hypoxic pulmonary vasoconstriction：HPV）は、肺での局所の酸素分圧が低下した際に生じる血管平滑筋の収縮で、動脈血の酸素化を維持するために換気血流比を是正する生体反応のことです。HPV への影響因子は、pH や血中二酸化炭素分圧や心拍出量や揮発性麻酔薬を含め、術中使用される薬剤など多岐にわたります。胸部外科手術における分離肺換気の際には HPV は、換気血流比の低い非換気側肺への血流を低下させ、換気側肺への血流を増加することで酸素化の改善に寄与します。一般的な静脈麻酔薬同様、プロポフォールは HPV を抑制しないため、分離肺換気中の酸素化維持を期待して使用する麻酔薬のスタンダードと考えられます。一方、吸入麻酔薬は濃度依存性に HPV を抑制することが知られています（**表**）[1]。

　プロポフォールは全身性の血管拡張作用はありますが、HPV の抑制作用はありません。Keer ら[2]は、分離肺換気中にプロポフォール投与によって HPV の抑制作用がないことを報告しています。プロポフォールを 6-12 mg/kg/hr で持続投与した患者群において、投与量を増加してもシャント血流は増加せず、換気血流比が維持され Pa_{O_2} に影響しませんでした。また、Nakayama ら[3]は、イヌを用いた研究においてプロポフォールは HPV の作用を増強すると報告しています。アデノシン三リン酸（adenosine triphosphate：ATP）感受性カリウムチャネルは、肺血管平滑筋に作用し血管拡張作用を有しますが、この研究ではプロポフォールは ATP 感受性カリウムチャネルの抑制に関与することにより、HPV の作用が増強することが示されています。以上より、プロポフォールは、HPV に対して増強、または中立的に作用することが知られています。

　吸入麻酔薬は、一般的に濃度依存性に HPV を抑制することが知られています。特にハロタンや亜酸化窒素は HPV の抑制作用が著明です。より新しい吸入麻酔薬であるセボフルランやデスフルランは、臨床的使用量では HPV に対して著明な機能減弱をもたらさず中立的に働きます。Loer ら[4]の研究では、デスフルランは濃度依存性に HPV を抑制することが報告されています。ウサギの摘出肺で肺動脈圧を測定したところ、低酸素状態曝露の際にデスフルランの使用下で濃度依存性に肺動脈圧は低下しました。1.6 MAC（minimum alveolar concentration）のデスフルランは、HPV を 50%抑制することが報告されています。一方、Marc ら[5]の研究では、セボフルランとデスフルランは HPV を維持することが報告されています。イヌを用いた研究で、低酸素状態曝露の際に覚醒時とセボフルランおよびデスフルラン麻酔時を比較し、肺動脈圧と左房圧と血流を測定したところ、HPV は維持されていました。また、Pruszkowski ら[6]の研究においては、bispectral index（BIS）を指標にした麻酔

表 麻酔薬によるHPVに対する影響

	麻酔薬	HPV作用
静脈 麻酔薬	プロポフォール	増強-中立
	ケタミン	中立
	オピオイド	中立
吸入 麻酔薬	亜酸化窒素	減弱
	ハロタン	減弱
	イソフルラン	中立（臨床的使用量）
	セボフルラン	中立（臨床的使用量）
	デスフルラン	中立（臨床的使用量）

(Lohser J, et al. Evidence-based management of one-lung ventilation. Anesthesiol Clin 2008; 26: 241-72 より改変引用)

管理中のプロポフォールとセボフルランを比較したところ、血中酸素分圧に有意差がなかったことが報告されています。肺葉切除術を受ける分離肺換気中の患者群で、BISを40から60に維持した際に動脈血酸素分圧に有意差はありませんでした。これらの結果から、セボフルランやデスフルランのように、より新しい吸入麻酔薬においては、濃度依存性にHPV抑制作用があるものの、1MACという臨床使用濃度においては分離肺換気中の動脈血酸素分圧を大きく低下させないとされ、静脈麻酔薬と同等に使用できるようです[7]。

また、最近になって、吸入麻酔薬による抗炎症作用に関する研究がいくつか見られます。Schillingら[8]は、片肺換気中の肺胞洗浄液中の炎症反応について、プロポフォール4mg/kg/hrとデスフルラン1MACで比較を行い、プロポフォール群で炎症性サイトカインが有意に高値であったことを報告しました。Galaら[9]は、片肺換気後の呼吸器系合併症、肺あるいは全身の炎症反応について、プロポフォールとセボフルランで比較を行いました。その結果、セボフルラン群で肺胞洗浄液中の炎症性サイトカインが低く、術後の

酸素化も良好で、呼吸器合併症の頻度も少なくなっていました。加えて、1年後の死亡率もプロポフォール群と比較して有意に低かったと報告しています（12% vs. 2.3%、P=0.01）。同様にSunら[10]は、腫瘍壊死因子（TNF）-α、インターロイキン（IL）-6、IL-8の肺胞内濃度が、吸入麻酔薬群で静脈麻酔薬群より低く、肺合併症が少なく、在院日数が短縮したことをメタ解析で報告しています。

以上より、プロポフォールはHPVを抑制しないため分離肺換気中に使用する麻酔薬のスタンダードと考えられますが、セボフルラン、デスフルランなどの新しい吸入麻酔薬は、臨床的に用いられる低濃度であれば同等に使用できるようです。それに加えて、抗炎症作用という側面から見れば、新しい吸入麻酔薬には長期的な患者予後に有利な点も期待できる可能性がありそうですね。

● 文献 ●

1) Lohser J, et al. Evidence-based management of one-lung ventilation. Anesthesiol Clin 2008; 26: 241-72.

2) Van Keer L, et al. Propofol does not inhibit hypoxic pulmonary vasoconstriction in humans. J Clin Anesth 1989; 1: 284-8.

3) Nakayama M, et al. Ketamine preserves and propofol potentiates hypoxic pulmonary vasoconstriction compared with the conscious state in chronically instrumented dogs. Anesthesiology 1999; 91: 760-71.

4) Loer SA, et al. Desflurane inhibits hypoxic pulmonary vasoconstriction in isolated rabbit lung. Anesthesiology 1995; 83: 552-6.

5) Marc, et al. Preservation of hypoxic pulmonary vasoconstriction during sevoflurane and desflurane anesthesia compared to the conscious state in chronically instrumented dogs. Anesthesiology 1998; 89: 1501-8.

6) Pruszkowski O, et al. Effects of propofol vs sevoflurane on arterial oxygenation during one-lung ventilation. Br J Anaesth 2007; 98: 539−44.

7) Slinger PD, et al. Chapter 66. Anesthesia for thoracic surgery. In: Miller RD, editor. Miller's anesthesia. 8th ed. Philadelphia: Elsevier; 2015. p.1942−2006.

8) Schilling T, et al. Effects of propofol and desflurane anaesthesia on the alveolar inflammatory response to one-lung ventilation. Br J Anaesth 2007; 99: 368−75.

9) de la Gala F, et al. Postoperative pulmonary complications, pulmonary and systemic inflammatory responses after lung resection surgery with prolonged one-lung ventilation. Randomized controlled trial comparing intravenous and inhalational anaesthesia. Br J Anaesth 2017; 119: 655−63.

10) Sun B, et al. Effects of volatile vs. propofol-based intravenous anesthetics on the alveolar inflammatory responses to one-lung ventilation: A meta-analysis of randomized controlled trials. J Anesth 2015; 29: 570−9.

（廣井 一正、賀来 隆治）

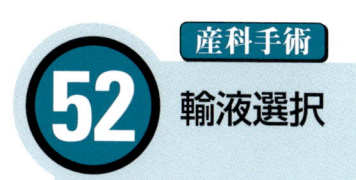

産科手術

52 輸液選択

➡ ～いつ？　何を？　どれくらい？～

(Hahn RG, et al. Br J Anaesth 1997 ; 78 : 144-8)

　脊髄くも膜下麻酔下に行う帝王切開では、約70％と高頻度に低血圧を来すため、予防的昇圧薬投与・子宮左方転移に加え、適切な輸液製剤をタイミングよく投与することが重要です。

　帝王切開では生理食塩液や乳酸リンゲル液などの晶質液、もしくはヒドロキシエチルデンプンが入ったコロイド含有製剤（HES製剤）である人工膠質液を使用します。胎盤では分子量300-600程度の薬物は比較的容易に通過しますが、1,000以上になると通過しにくくなります。このため分子量が7-45万と大きいHES製剤は胎盤を通過せず、胎児に影響することなく母体の循環血液量を増加させることができます。また、輸液製剤を投与するタイミングには、脊髄くも膜下麻酔を施行する直前に行うpreloadingと、麻酔開始と同時に行うcoloadingがあります。晶質液のpreloading、膠質液のpreloading、晶質液のcoloading、膠質液のcoloading、さてどの方法が有効なのでしょうか？

　晶質液のpreloadingは、1968年のWollmanから始まった伝統的投与法ですが、Routらの研究により、その有用性は否定されています。20 ml/kgの晶質液をpreloadingした群と輸液負荷を行わなかった群を比較すると、エフェドリンの投与量や低血圧の重篤度に有意差がなかったからです[1]。さらに彼らは、晶質液の急速preloadingも無効であることを示したため、晶質液のpre-loadingは下火になっていきました。

　しかし、晶質液がすべて否定されたわけではありません。Ohら[2]が行った乳酸リンゲル液15 ml/kgのpreloadingとcoloadingを比較した研究では、低血圧の発生率は、preloadingが83％であったのに対し、co-loadingでは53％でした。

　この晶質液のpreloadingとcoloadingの効果の違いは、晶質液が投与後、速やかに血管内から間質へと再分布してしまうことにあります。晶質液は**図**のように投与時に輸液負荷の効果が最大となるため[3]、coloadingであれば低血圧予防作用を発揮します。ただし、晶質液のcoloadingを効果的に行うには、20 ml/kgを10分程度で投与するなど、かなり急速な投与が必要なので、重症妊娠高血圧症候群や心血管疾患合併妊婦など肺水腫を来す可能性が高い症例には向かないでしょう。

　一方、血管内容量増加効果がより長く続く膠質液では、preloadingとcoloadingの低血圧予防効果は同等であることが2017年のCochrane reviewでも示されています。また、投与量としては、500 mlの膠質液pre-loadingが1,000 mlの晶質液coloadingと同等の低血圧防止作用を持つことをTawfikら[4]が示しています。

　以上のことから、脊髄くも膜下麻酔下の帝王切開で有効な輸液投与方法は**表**のようになります。

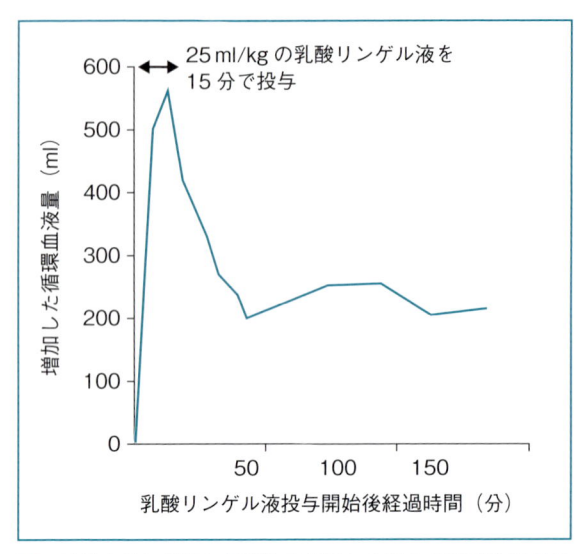

25 ml/kg の乳酸リンゲル液を15分で投与

図 健常女性に急速に晶質液を負荷した場合の循環血液量の変化

（Hahn RG, et al. Volume kinetics of Ringer's solution in female volunteers. Br J Anaesth 1997; 78: 144-8 より改変引用）

表 脊髄くも膜下麻酔（脊麻）下での帝王切開時における輸液負荷の有用性

	preloading 脊麻開始前にあらかじめ投与	coloading 脊麻と同時に急速投与
昌質液	×	△ 十分な速度で投与できるかしだい
膠質液	○	○

《HES の副作用〜帝王切開で使っていいですか？〜》

HES 製剤の注意すべき副作用として、アナフィラキシーや腎機能障害、凝固障害がありますが、まずアレルギーリスクは、HES 以外の人工膠質液の原料であるゼラチンやデキストランと比較すると低いです。

次に、HES の使用が腎機能障害や死亡率増加につながるのかに関しては、背景が異なるさまざまな研究があり、いまだ結論が出ていません。VISEP study や 6S study では重症敗血症患者に対する HES 投与での急性腎障害、腎代替療法施行率や死亡率の増加が指摘されている一方で、ICU のショック患者を対象に循環血液量低下状態での HES の投与に対するアウトカムを検討した CRISTAL study では、コロイド群（HES、デキストラン、アルブミン、ゼラチン）は晶質液群（生理食塩水、高張生理食塩液、乳酸リンゲル液）と比較し、28 日後死亡率にも透析施行率にも有意差がありませんでした。この CRISTAL study で使用されたのは HES130/0.4（ボ

ルベン®）でしたが、それ以外に現在日本で使用されている HES70/0.5（サリンヘス®、ヘスパンダー®）の術中使用と術後急性腎障害との関連を Endo ら[5]が検討したところ、HES 投与は術後急性腎障害の独立した危険因子ではありませんでした。

　さらに HES 製剤投与により、血液希釈による凝固因子濃度の低下や、血小板表面の被覆や血小板損傷の誘導により血小板機能の低下が起こるとされていますが、逆に通常妊娠中にはフィブリノゲンや第VII・VIII・IX・X・XII因子、フォンウィルブランド因子濃度の上昇が起こり、線溶系活性は低下します。この相反する止血凝固系への影響により、予定帝王切開患者に HES 製剤 1,000 ml を投与しても、ROTEM® で測定した凝固パラメーターは正常範囲内に収まったことを Oh ら[6]は報告しています。

　以上のことから、HES 製剤の副作用は考慮するものの、大半の帝王切開患者では術中 500-1,000 ml 程度の単回 HES 製剤投与は問題なく行うことができるでしょう。

●――― 文　献 ―――●

1）Rout CC, et al. A reevaluation of the role of crystalloid preload in the prevention of hypotension associated with spinal anesthesia for elective cesarean section. Anesthesiology 1993; 79: 262-9.

2）Oh AY, et al. Influence of the timing of administration of crystalloid on maternal hypotension during spinal anesthesia for cesarean delivery: Preload versus coload. BMC Anesthesiol 2014; 14: 36.

3）Hahn RG, et al. Volume kinetics of Ringer's solution in female volunteers. Br J Anaesth 1997; 78: 144-8.

4）Tawfik MM, et al. Comparison between colloid preload and crystalloid co-load in cesarean section under spinal anesthesia: A randomized controlled trial. Int J Obstet Anesth 2014; 23: 317-23.

5）Endo A, et al. Intraoperative hydroxyethyl starch 70/0.5 is not related to acute kidney injury in surgical patients: Retrospective cohort study. Anesth Analg 2012; 115: 1309-14.

6）Oh CS, et al. Assessment of coagulation with 6% hydroxyethyl starch 130/0.4 in cesarean section. Korean J Anesthesiol 2012; 62: 337-42.

（角　千里、中畑　克俊）

53 ネオシネジンやノルアドレナリンは使用可能 !?

→ ～上限撤廃されましたか？～

(Kinsella SM, et al. Anaesthesia 2018 ; 73 : 71−92)

脊髄くも膜下麻酔による交感神経遮断に伴う低血圧は、帝王切開の際によく見られる合併症です。極端な血圧低下は脳虚血など重篤な合併症を引き起こしますが、比較的軽度の血圧低下であっても脳幹の嘔吐中枢が刺激され、悪心・嘔吐の原因となります。また、母体にあまり影響がない程度の低血圧であっても、その時間が長くなれば、臍帯動脈血アシドーシスなど胎児にも悪影響を与えます。4分以上の低血圧は、出生児の吸飲反射（sucking reflex）や探索反射（rooting reflex）に出生後 48 時間まで影響したとの報告もあります[1]ので、脊髄くも膜下麻酔後は子宮左方転位や輸液負荷を行ったうえで血圧測定を頻回に行い、昇圧薬を予防的に用いて後述するガイドラインの示す適切な血圧を維持する必要があります。

欧米の麻酔科学会はそれぞれの産科麻酔ガイドラインの中で、帝王切開中の昇圧薬の使用法について大まかな指針を示していますが、より踏み込んだ内容として、Kinsella ら[2]が世界の産科麻酔研究者と共同で発表したコンセンサスガイドラインが有用です。

コンセンサスガイドラインでは、麻酔前に測定された収縮期血圧の 90％以上を目標血圧とし、80％以下の低血圧は避けるよう推奨しています。

また、昇圧薬の第一選択は α 受容体作動薬としています。β 作用を併せ持つノルアドレナリンも有用ですが、現在のところ研究データが豊富なフェニレフリン（ネオシネジン®）がもっとも推奨される昇圧薬であると述べています。

かつて帝王切開で使用する昇圧薬は、エフェドリンがゴールドスタンダードでした。ところが、選択的帝王切開でエフェドリンを使用した場合には、フェニレフリンと比べて胎児アシドーシス（pH＜7.2）が有意に多くなる（48 症例中 10 症例 vs. 48 症例中 1 症例、P＝0.004）ことを報告した Cooper ら[3]をはじめ、フェニレフリンの優位性の報告が増えるにつれ、帝王切開でフェニレフリンを使用する麻酔科医が増えるようになりました。これはエフェドリンがフェニレフリンに比べて胎盤移行性が高いために、エフェドリンが胎児の β アドレナリン受容体に作用するため代謝が亢進し、臍帯動脈血の pH および BE（base excess）の低下が見られ、乳酸、グルコース、カテコールアミンが上昇することが機序となっています。1999 年に行われた英国での調査では、95％の麻酔科医がエフェドリンのみを使用すると答えたのに対し、2011 年には 89％がフェニレフリンを使用すると回答しています。

《フェニレフリンのボーラス投与量は？》

Tanaka ら[4]によると、脊髄くも膜下麻酔による低血圧を予防するために必要なフェニレフリンボーラス投与での ED_{95} は 159 μg でした。しかし、全身の血管抵抗が過度に上

表1　帝王切開時に使用される昇圧薬

	エフェドリン	フェニレフリン	ノルアドレナリン	アドレナリン
受容体	β_1、β_2、弱い α	α_1	α_1、β	α_1、β
メカニズム	間接刺激 弱い直接刺激	直接刺激	直接刺激	直接刺激
効果発現	遅い	中間	速い	速い
効果持続	長い	中間	短い	短い
フェニレフリン 100 μg に相当する必要投与量	8.1 mg	100 μg	5.8 μg	

（Kinsella SM, et al. International consensus statement on the management of hypotension with vasopressors during caesarean section under spinal anaesthesia. Anaesthesia 2018; 73: 71-92 より改変引用）

表2　ノルアドレナリン 5 μg/ml 溶液の持続投与法

収縮期血圧（対ベースライン）（%）	持続シリンジポンプ投与量（ml/hr）	ノルアドレナリン投与量（μg/min）
>110	0	0
100-110	15	1.25
90-99	30	2.5
80-89	45	3.75
<80	60	5

（Ngan Kee WD, et al. Prophylactic norepinephrine infusion for preventing hypotension during spinal anesthesia for cesarean delivery. Anesth Analg 2018; 126: 1989-94 より改変引用）

昇することによる急性肺水腫や徐脈の発生が懸念される点、また 125 μg や 150 μg のフェニレフリンが、昇圧効果において 100 μg に比べて有利でないと報告されている点から、一般的にフェニレフリンのボーラス投与量は 100 μg がよく使われています（**表1**）。（編者追記：以前は、胎盤血流低下を危惧して、1回投与量 40 μg が推奨されていたこともありました。）

《ノルアドレナリンの使用方法は？》

ノルアドレナリンのような血管収縮薬は、血管外に漏出した際には細胞が酸素欠乏状態に陥り壊死を起こす可能性があるため、中心静脈カテーテルからの投与がしばしば行われます。それでは末梢ルートしかない帝王切開の際には、どうやって投与すればよいのでしょう？

Ngan Kee ら[5]は、16G の末梢ルートから十分な速度で輸液が投与されている状況下では、5-6 μg/ml のノルアドレナリン投与による血管・皮膚障害のリスクは低く、中心静脈カテーテルや動脈ラインは必要ないと述べています。具体的な投与方法としては、ノルアドレナリンを生理食塩液で 5 μg/ml に希釈し、脊髄くも膜下麻酔直後から 30 ml/hr で投与を開始し、血圧を見ながら 0-60 ml/hr で調節する方法を推奨しています（**表2**）。

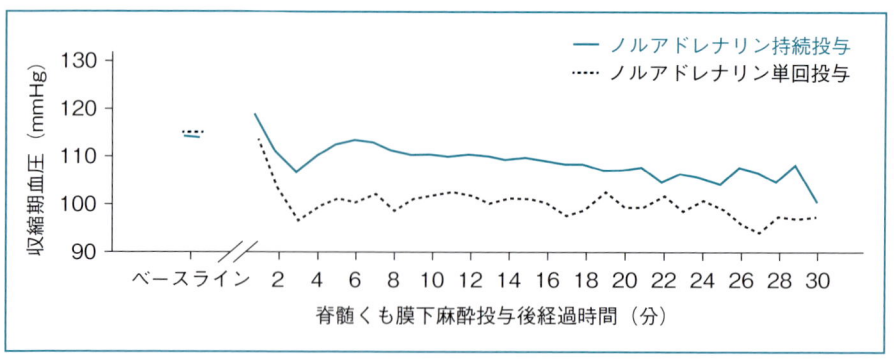

図 ノルアドレナリンの投与方法の違いによる収縮期血圧
（Ngan Kee WD, et al. Prophylactic norepinephrine infusion for preventing hypotension during spinal anesthesia for cesarean delivery. Anesth Analg 2018; 126: 1989-94 より改変引用）

この方法では血圧低下時のみに 5 μg のノルアドレナリンのボーラス投与を行った場合と比べ、低血圧発生率は有意に低く（17% vs. 66%, P<0.001）なりました（**図**）が、胎児のアプガースコアや臍帯血ガス pH には有意差はなく、帝王切開時の低血圧予防に 0-5 μg/min のノルアドレナリン持続投与が有用だといえます。

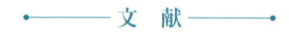

● ──── 文　献 ────

1) Hollmen AI, et al. Neurologic activity of infants following anesthesia for cesarean section. Anesthesiology 1978; 48: 350-6.
2) Kinsella SM, et al. International consensus statement on the management of hypotension with vasopressors during caesarean section under spinal anaesthesia. Anaesthesia 2018; 73: 71-92.
3) Cooper DW, et al. Fetal and maternal effects of phenylephrine and ephedrine during spinal anesthesia for cesarean delivery. Anesthesiology 2002; 97: 1582-90.
4) Tanaka M, et al. ED_{95} of phenylephrine to prevent spinal-induced hypotension and/or nausea at elective cesarean delivery. Int J Obstet Anesth 2009; 18: 125-30.
5) Ngan Kee WD, et al. Prophylactic norepinephrine infusion for preventing hypotension during spinal anesthesia for cesarean delivery. Anesth Analg 2018; 126: 1989-94.

（角　千里、中畑　克俊）

54 スリーピングベイビー

➡ ～CDH の世界標準ではなかったのですね～

(Burgos CM, et al. J Perinatol 2017；37：134-8)

　帝王切開で、母体に投与された全身麻酔薬が胎盤を移行し、鎮静状態で出生した児のことを、日本語ではスリーピングベイビーといいますが、英語では depressed newbornと呼びます[1]。出生した児は麻酔薬の影響で呼吸を自発的に始めることができないため、すぐに補助呼吸を行う必要があります。

　一般に帝王切開では、スリーピングベイビーを避けるため、麻酔法は可能なかぎり区域麻酔を選択します。ところが、頸部のリンパ管腫や奇形腫などにより出生後に気道が閉塞する可能性が高い症例や、胎児期より気道の閉鎖や高度狭窄が存在する先天性上気道閉塞症候群（CHAOS）と診断された児に対し

ては、臍帯を切断せず胎盤循環を残したまま処置を行う EXIT(ex utero intrapartum treatment) を行います。この場合には、子宮筋の十分な弛緩・子宮胎盤血流の維持と胎児の不動化が必要になるために、母体への 1.5 MAC 以上の吸入麻酔薬投与が必要となります。

　一方、先天性横隔膜ヘルニア（congenital diaphragmatic hernia：CDH）と診断された胎児の分娩に対しては、どのような麻酔法を選択するのがよいのでしょうか？

　CDH は、図1 のように横隔膜の先天的形成不全のために腹部臓器が胸腔内へ脱出する疾患で、日本では年間約 200 症例が発生し

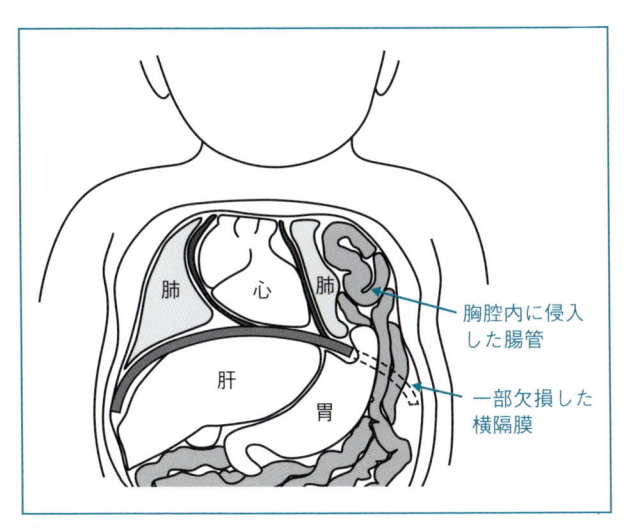

肺
心
肺
胸腔内に侵入した腸管
肝
胃
一部欠損した横隔膜

図1　CDH とは

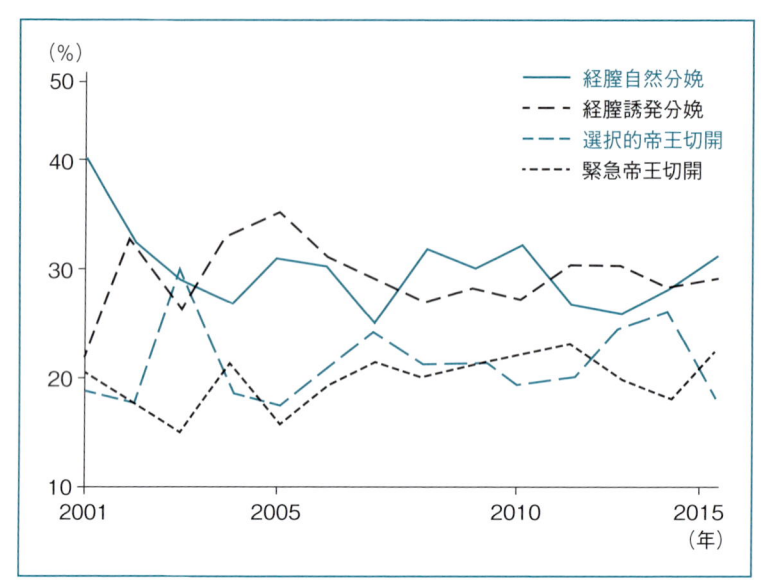

図2 2001−2014 年の CDH 児に対する分娩形式の経年変化
（Burgos CM, et al. Prenatally diagnosed congenital diaphragmatic hernia: Optimal mode of delivery? J Perinatol 2017; 37: 134−8 より改変引用）

ています[2]。横隔膜欠損の程度は裂隙程度から全欠損まで幅広いため、新生児期には無症状なもの（約 5％）から、出生直後に死亡するものまでさまざまです。嵌入臓器の圧迫による肺低形成が存在すると、出生後の新生児遷延性肺高血圧症（PPHN）を来しやすく、出生後の呼吸・循環管理が必要となります。このような児に対して、全身麻酔下にスリーピングベイビーの状態で娩出し啼泣前に気管挿管を行うことで、啼泣による腸管ガスの貯留とそれに伴う肺の圧迫を防ぐという戦略は、一見、理にかなっているように思えますが、これは現在の CDH の標準的な分娩法といえるのでしょうか？

Burgos らは、2001−2015 年に出生した 6,023 症例の児の予後について検証しました。まず**図2** に示すように、CDH 児の分娩様式は帝王切開に限られているわけではなく、また経年的な変化も見られていません。そして、**表1** のように CDH の出生前診断がなされていた児の、分娩様式（経腟自然分娩 30％、経腟誘発分娩 20％、選択的帝王切開 29％、緊急帝王切開 21％）による体外式膜型人工肺（extracorporeal membrane oxygenator：ECMO）の必要率や死亡率に有意差は認めませんでした[3]。**表2** に示すように出生週数と予後は関連していましたが、同じ分娩週数であれば分娩様式で予後に有意差はありませんでしたので、帝王切開において全身麻酔を行いスリーピングベイビーを娩出させることに意味はないといえます。また、母体に帝王切開の適応がなければ、経腟分娩により CDH の児を娩出させることも問題ないと考えられます。

表1 intention-to-treat 分析を用いた分娩様式によるアウトカム

intention-to-treat	ECMO 使用率	死亡率
経腟自然分娩（n ＝ 1119）＋ 経腟自然分娩予定→緊急帝王切開に変更（n ＝ 116）	34%	39%
経腟誘発分娩（n ＝ 747）＋ 経腟誘発分娩予定→緊急帝王切開に変更（n ＝ 170）	41%	38%
選択的帝王切開（n ＝ 1107）＋ 選択的帝王切開予定→緊急帝王切開に変更（n ＝ 98）	37%	39%

（Burgos CM, et al. Prenatally diagnosed congenital diaphragmatic hernia: Optimal mode of delivery? J Perinatol 2017; 37: 134-8 より改変引用）

表2 出生週数別の CDH 児の分娩様式に対するアウトカムの違い

分娩様式と出生週数	合計 （症例）	生存率 （%）	ECMO 使用率 （%）	修復術非施行率 （%）	生後 30 日時点での 酸素使用率 （%）
経腟自然分娩	1,123 症例				
23-32 週（n ＝ 68）	6%	34%	0%	57%	29%
33-36 週（n ＝ 286）	26%	57%	29%	26%	36%
37-42 週（n ＝ 769）	69%	70%	36%	16%	32%
経腟誘発分娩	747 症例				
29-32 週（n ＝ 6）	1%	33%	0%	33%	83%
33-36 週（n ＝ 38）	5%	61%	21%	24%	39%
37-42 週（n ＝ 703）	94%	71%	32%	15%	37%
選択的帝王切開	1,107 症例				
29-32 週（n ＝ 22）	2%	41%	14%	36%	41%
33-36 週（n ＝ 195）	18%	55%	30%	27%	38%
37-42 週（n ＝ 890）	80%	68%	35%	15%	33%
緊急帝王切開	805 症例				
23-32 週（n ＝ 88）	11%	35%	0%	50%	34%
33-36 週（n ＝ 307）	38%	36%	22%	24%	28%
37-42 週（n ＝ 410）	51%	75%	44%	24%	45%

（Burgos CM, et al. Prenatally diagnosed congenital diaphragmatic hernia: Optimal mode of delivery? J Perinatol 2017; 37: 134-8 より改変引用）

　CDH 症例の多くは娩出後すぐに気管挿管を行い、低気道内圧（PIP＜25 cmH$_2$O）で高二酸化炭素血症と低酸素血症を許容する人工呼吸管理が推奨されていますが、肺の発育が良好な一部の軽症 CDH の場合では、気管挿管は必要とせず自発呼吸下に呼吸管理を行うことが可能です。ただし、いずれの場合でも、消化管の拡張を防ぐため、バッグバルブマスクによる用手換気はなるべく避けるべきですし、胃管を挿入して消化管拡張による肺圧迫を防ぐことが勧められています。そして、呼吸・循環状態が安定してから、待機的

に手術を行います。

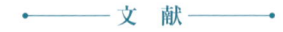
—— 文　献 ——

1) ASA&ACOG. ACOG committee opinion No. 433: optimal goals for anesthesia care in obstetrics. Obstet Gynecol 2009; 113: 1197–9.
2) 平成 26 年度厚生労働科学研究費補助金事業「小児呼吸器形成異常・低形成疾患に関する実態調査ならびに診療ガイドライン作成に関する研究」における新生児先天性横隔膜ヘルニア研究グループ（Japanese CDH Study Group）. 新生児先天性横隔膜ヘルニア（CDH）診療ガイドライン［詳細版］. 第 1.2 版. 2015. p.19–21.
3) Burgos CM, et al. Prenatally diagnosed congenital diaphragmatic hernia: Optimal mode of delivery? J Perinatol 2017; 37: 134–8.

（角　千里、中畑　克俊）

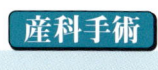

55 子宮移動に意味がない？

➡ ～こんな結果もあるのですね～

(Calvache JA, et al. Int J Obstet Anesth 2011 ; 20 : 307-11)

《はじめに》

　帝王切開の脊髄くも膜下麻酔では、（高比重液を使用する場合）右側臥位で行い、薬液投与後は右の腰にウエッジを入れる、もしくはテーブルを傾けて子宮の左方移動をさせるのが常識と思っている麻酔科医は多いと思います。妊娠子宮が大動脈および下大静脈を圧迫閉塞させて低血圧が生じるから、これを行って血圧の低下を防がなければならないのだと私は研修医時代に教わりました。子宮の左方移動を忘れていた研修医を怒鳴り散らす指導医も存在しました。しかし、本当に妊娠子宮が大動脈および下大静脈を圧迫閉塞させて低血圧が生じるのでしょうか？　私も卒後13年目までは、そう信じて子宮の左方移動、もしくはベッドを左方へ傾斜させていました。

　しかしながら、某H病院へ赴任して、これまでと同じように帝王切開の麻酔でベッドを左方へ傾けていたところ、術者から手術開始時に"このままだと羊水が自分の所に流れて困るからベッドを左右まっすぐにしてほしい"と要望されました。仕方がないので、もし血圧が下がったら戻させてほしいと伝えて要望どおりにしました。このとき、血圧も心拍数もまったく変わりませんでした。それ以後、もし循環動態に問題があったら子宮の左方移動を行おうと考えながら、一度も行わないうちに20年が経過しています。この間に指導もしくは担当した帝王切開の脊髄くも膜下麻酔症例は、少なく見積もっても500症例を優に超えています。つまり、妊娠子宮によって大動脈や下大静脈が圧迫され、循環動態が破綻する確率は0.2％未満ということになるでしょうか。

　個人的には、すでに今世紀に入ったあたりで"妊娠子宮が大動脈や下大静脈を圧迫閉塞させて循環が破綻する"というようなことは、ほとんど起こらないのだろうと思うようになりました。そもそも血管の性状を考えれば、腹部大動脈が圧迫によって血流が悪くなるという考えは、いささか不思議に思えるのです。なぜなら、妊娠子宮がいくら重くても、大動脈は通常椎体の正面にはありませんから、圧迫によって閉塞するようなことは考えにくいというのが正直なところです。一方、下大静脈の壁は非常に薄いですから、圧迫で狭小化もしくは閉塞することは十分に考えられます。しかし、静脈には必ず側副血行路が存在します。妊婦さんが仰臥位になっただけで循環が破綻するようなことが頻回に起こるのであれば、麻酔だけの問題ではないでしょう。こうしてみると、子宮の左方移動を行わなかったことを叱責された研修医は、いささか、かわいそうだったのかと思っています。そしてまた、かの研修医は指導医の立場になって、やはり子宮の左方移動を行わない研修医を怒鳴りつけているのでしょうか。

[1] 歴史的経緯

妊娠後期になると、妊婦は仰臥位で血圧が低下することが報告されていました。その原因として、下大静脈が妊娠子宮によって圧迫されることが原因と予想されました。Holmes[1]は、500症例の妊婦において、仰臥位になったあと1分ごとに血圧と心拍数を計測した結果、収縮期血圧が10-30 mmHg低下したケースが62.2%、30 mmHg以上低下したケースが8.2%であったと報告しています。一方で、低下が軽微（10 mmHg未満）であったのは29.6%ということでした。つまり、多くの症例で明らかに血圧は低下するということが示されたのです。このあとも帝王切開時には手術台を傾ける、もしくは子宮の左方移動を行うことを支持する論文[2][3]がいくつも出され、これをルーチンに行うことが推奨されるようになりました。

[2] 最近の知見

さて、近年、子宮の左方移動に関する新たな知見が報告されています。まず、Higuchiら[4]は、10名の妊婦および10名の非妊婦のボランティアを対象に仰臥位および手術台を15°、30°、45°に傾けたときの磁気共鳴画像（MRI）上の大動脈および下大静脈の断面の状況と循環動態を観察しています。その結果、仰臥位および15°の傾斜では下大静脈が圧排されている像が観察されており、30°および45°ではそれが軽減されることが示されました。一方で、心拍出量、平均血圧、心拍数は、いずれもまったく変化していませんでした。このことは、画像上の下大静脈圧迫と循環動態の変動とが関連していないことを意味します。Calvacheら[5]は、80名の症例を2群に分け脊髄くも膜下麻酔（高比重ブピバカイン9 mgとフェンタニル20 μg）

施行後、片方には右腰部にウエッジを入れ、ほかの群は仰臥位で維持した場合の血圧および心拍数の変動を比較しています。麻酔高はそれぞれT5とT4で収縮期血圧、心拍数とも両群に有意差は認めませんでした。Leeら[6]は、手術台を15°に傾けた場合と平坦にした場合での臍帯動脈血のpHに有意差が認められなかったことを報告しています。この研究では、血圧および心拍出量は仰臥位のほうがより低下しており、フェニレフリンの使用量も多くなっていましたが、収縮期血圧は100 mmHg以上を維持できていました。Humphriesら[7]は、下大静脈だけでなく奇静脈の血流も測定することで、妊娠後期の仰臥位における循環動態の変動について検討しています。その結果、妊娠子宮によって下大静脈が圧迫された場合には奇静脈の血流が増加し、側副血行路として働くことが示されました。ただし、仰臥位では心拍出量が平均16.4%低下していました。

ここまでの結果を踏まえると、妊娠後期では側臥位に比べ仰臥位では下大静脈は圧迫されますが、多くの場合には奇静脈系からの還流により循環は維持されるといえるでしょう。しかし、心拍出量は低下します。もしも奇静脈系に発達不良などの障害が存在する場合には、仰臥位で重篤な血圧低下が生じる可能性があります。このような特異的なケースがどの程度あるのかは不明ですが、そのような症例が存在した場合、脊髄くも膜下麻酔とは関係なく仰臥位になっただけで低血圧が生じることが予測されます。逆にいえば、仰臥位でも血圧維持ができている妊婦であれば、脊髄くも膜下麻酔を施行後に仰臥位をとったとしても下大静脈圧迫による極度の低血圧が生じる可能性はきわめて低いと推測されます。

さて、前節では下大静脈が圧迫されていない側臥位を基準に話を進めましたが、通常の帝王切開では、まず仰臥位で血圧測定を行ったあとに側臥位にして脊髄くも膜下麻酔を施行するのが一般的と思われます（超緊急の場合に側臥位のままベッドに移して、すぐに脊髄くも膜下麻酔を施行することもありますが）ので、仰臥位を基準に考えてみましょう。Higuchi ら[4]の研究によれば、30° 以上傾けなければ下大静脈の圧迫は解除されないことが分かります。もっとも血行動態が変化していないので、それ以上に傾ける必要がありそうですが、もしくは子宮を用手的に持ち上げることでしょうか。したがいまして、15° 程度傾けたり、ウエッジを入れたりする程度では、仰臥位とほとんど変わらない血行動態になると考えられます。さて、目標は血圧の維持ですから、脊髄くも膜下麻酔で血圧が低下することも含めて考えて、収縮期血圧が 100 mmHg 以上維持できればよいわけです。これは冒頭で書きましたように、脊髄くも膜下麻酔施行後に仰臥位としても達成できているわけです。

[3] 仰臥位の利点

仮に 30° 以上傾けたまま手術を行った場合、なにか問題があるでしょうか？　問題がないのなら、良くなる可能性のある体位のままで手術を行うという選択肢もあるでしょう。しかし、現実には、こんなに傾けたら術者は手術しにくいですよね。もう一つ、脊髄くも膜下麻酔の効果も左右不均等になります。通常は、あとから右を挙上することを考慮して、右側臥位で脊髄くも膜下麻酔を施行します。そして、薬液投与後は仰臥位で、頭低位かつ右を挙上します。この方法では、通常右側のレベルが先行して上昇し、遅れて左側のレベルが上昇していき、じきに左右のレベルはほぼ等しくなります。筆者は、ここで手術台の左右の傾きをなくして、以後は左右差なく麻酔レベルが上昇するように調整します。cold test で T6 までの効果が確認できたら今度は頭側を挙上し、麻酔レベルが上昇しすぎないようにします。筆者は帝王切開にかぎらず、0.5％高比重ブピバカインで脊髄くも膜下麻酔を行う場合には 3 ml（15 mg）を投与しています。また、脊髄くも膜下麻酔単独の場合には、ここに 0.1 mg の塩酸モルヒネを添加しています。多すぎると思われる方も多いと思われますが、脊髄くも膜下麻酔において投与量が規定するのは効果持続時間です。このことは、Cousins の教科書[8]にも古くから書かれていることです。麻酔レベルは、麻酔薬の投与部位と体位で、どのようにでも調節できます。これだけ投与しても、血圧を維持するために使用するフェニレフリンの使用量は、ほとんどの場合 0.2 mg までです。なお、輸液は入室直後から膠質液を全開で投与しています。

さて、傾けたままにすると、どうしても左側のレベルが高くなってしまいます。この状態から、ある時点で仰臥位に戻すと、往々にして血圧が急激に下がります。根拠として示せるデータや論文は発見できませんでしたが、高比重液を使用して意図的に片効きを目指して側臥位を維持したのちに仰臥位にすると、間もなく対側の麻酔レベルが一気に上昇して血圧が低下することをなん度も経験しています。おそらくは、対側の遮断されていない交感神経系が一気に遮断されることが原因と考えています。血圧低下を最小にするためには、両側を均等に効かせることが重要であると筆者は考えています。

《まとめ》

　本項の題名の"子宮移動に意味がない"は、ちょっとセンセーショナルです。"意味がない"は言いすぎで、いくらかの効果は期待できると考えています。しかしながら、実際のところ行わなくても、管理に困らないケースが大多数を占めています。Lee ら[9]も合併症がなく昇圧薬で血圧が維持できているケースでは、子宮の左方移動は実際的でないとしています。さて、皆さんはどう対処されますか？

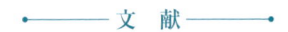

─────── 文　献 ───────

1) Holmes F. Incidence of the supine hypotensive syndrome in late pregnancy. A clinical study in 500 subjects. J Obstet Gynaecol Br Emp 1960; 67: 254–8.
2) Scott DB. Inferior vena caval occlusion in late pregnancy and its importance in anaesthesia. Br J Anaesth 1968; 40: 120–8.
3) Downing JW, et al. Lateral table tilt for Caesarean section. Anaesthesia 1974; 29: 696–703.
4) Higuchi H, et al. Effect of lateral tilt angle on the volume of the abdominal aorta and inferior vena cava in pregnant and nonpregnant women determined by magnetic resonance imaging. Anesthesiology 2015; 122: 286–93.
5) Calvache JA, et al. Hemodynamic effects of a right lumbar-pelvic wedge during spinal anesthesia for ceasarean section. Int J Obstet Anesth 2011; 20: 307–11.
6) Lee AJ, et al. Left lateral table tilt for elective cesarean delivery under spinal anesthesia has no effect on neonatal acid-base status. Anesthesiology 2017; 127: 241–9.
7) Humphries A, et al. The effect of supine positioning on maternal hemodynamics during late pregnancy. J Matern Fetal Neonatal Med 2018 Jun 3: 1–8. doi: 10.1080/14767058.2018.1478958.
8) Cousins and Bridenbaugh's neural blockade and pain medicine. 4th ed. In : Cousins MJ, Bridenbaugh PO, editors. Philadelphia : Lippincott Williams and Wilkins ; 2008.
9) Lee AJ, et al. Aortocaval compression syndrome: Time to revisit certain dogmas. Anesth Analg 2017; 125: 1975–85.

（萩平　哲）

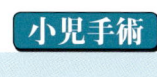

（Dalal PG, et al. Anesth Analg 2009；108：1475-9）

成人とは異なり、声門下が一番狭い？

➡ ～えっ!!　違うのですか？～

小児気道の最大の特徴が"成人と異なり、輪状軟骨部（声門下）がもっとも狭く、漏斗状をしている"ということは、皆様一度は聞いたことがあるかと思います[1]。そして、この小児特有の解剖学的理由により、小児の挿管では"チューブが声帯間を通過しても、その先で抵抗を感じる場合は無理な挿管をせず、サイズダウンを考慮する""内腔のもっとも広いチューブを利用するため、（現代の気管チューブが流通するまでは）カフなしチューブのほうが有利""そもそも、カフが付いている気管チューブを使う必要がない"と長い間教えられてきましたよね[2]。

しかし、近年になって、この教えが変わりつつあります。Dalal ら[3]は、ビデオ気管支鏡を用いて、生後6カ月から13歳までの128名の小児を対象に、麻酔下に自発呼吸を止めた状態で、その気道内径を測定しました。結果は、輪状軟骨部の断面積は $48.9 \pm 15.5 \, mm^2$ であり、声門部の断面積の $30 \pm 16.5 \, mm^2$ よりも有意に広かったのです（両者の平均の比率は 2.1 ± 1.2 でした）。これより小児における気道のもっとも狭い部分は、成人と同じく声門部である可能性が出てきました。また Litman ら[4]は2003年に、今度は自発呼吸を残した小児の気道径を磁気共鳴画像（MRI）で測定し、小児は成人と同じく声門部がもっとも狭い部分であると報告しています。

そもそも、なぜ"小児の気道は輪状軟骨部（声門下）がもっとも狭い"という話になったのでしょうか？　これは60年以上前に Eckenhoff ら[5]が"The narrowest point may be at the level of the cricoid cartilage"と報告した論文が引用されることが多いようです。しかし、この論文にも引用元があります。それは Bayeux ら[6]が記載した、なんと100年以上前の論文なのです。内容は"遺体を使用し、上気道に石膏を流し込み、型取りをして、それぞれの部位の径を計測した。その結果、輪状軟骨部が一番狭かった"とういうものです。この Bayeux らの研究結果は、輪状軟骨は硬度が高く、石膏を流し込むときの影響を受けにくいため、輪状軟骨の径そのものは測定できたが、その上下の軟部組織は石膏の圧力によって拡張し、実際の径よりも大きく測定されてしまったのではないか、と Dalal らは述べています。100年以上前の技術や手法なら誤差が大きく出ても不思議はないかもしれませんね。

現在は、麻酔科学はもちろん、検査やデバイス、研究手法も日々、進化しています。数カ月前の研究結果が覆っても不思議ではありませんので、ましてや、100年前の研究結果の逆の結果が発表されても、なんら不思議ではありませんよね。近い将来、"小児の気道の再狭窄部は、成人と変わらず声門である"という一文がどの教科書にも載り、"以前は成人と異なる場所にあるといわれていたらしい！"と会話される時代も遠くないのか

もしれません。

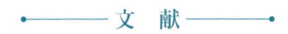
———— 文　献 ————

1) Motoyama EK. The shape of the pediatric larynx: Cylindrical or funnel shaped? Anesth Analg 2009; 108: 137981.
2) Chambers NA, et al. Cuffed vs. uncuffed tracheal tubes in children: A randomised controlled trial comparing leak, tidal volume and complications. Anaesthesia 2018; 73: 160-8.
3) Dalal PG, et al. Pediatric laryngeal dimensions: An agebased analysis. Anesth Analg 2009; 108: 1475-9.
4) Litmon RS, et al. Developmental changes of laryngeal dimensions in unparalyzed, sedated children. Anesth Analg 2003; 98: 41-5.
5) Eckenhoff JE, et al. Some anatomic considerations of the infant larynx influencing endotracheal anesthesia. Anesthesiology 1951; 12: 401-10.
6) Bayeux, et al. Tubage de larynx dans le Croup. Presse Med 1897; 20: 1.

（安濃　英里、佐藤　慎）

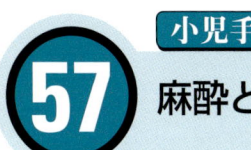

57 麻酔と成長障害

→ ～今、分かっていることはここまでです～

(Sun LS, et al. J Neurosurg Anesthesiol 2012：24：382-8／Davidson AJ, et al. Lancet 2016：387：239-50／Gleich SJ, et al. Contemp Clin Trials 2015：41：45-54)

　全身麻酔を小児に行うことで成長発達に影響があるのか否かは、従来より盛んに議論される話題です。現在までの研究を最近のものを中心に簡潔にまとめると、以下のようになります。

[1] 動物実験

　セボフルランにおいて、サルに対し生後6-10日に4時間曝露を3回繰り返したところ、6カ月齢で不安行動が増加したという報告があります[1]。こういった現在の臨床でもよく使われる麻酔薬を含め、ほとんどの麻酔薬が発達期の神経に対して神経毒性を持つと考えられています。また、プロポフォールまたはケタミン単独よりも、2剤を併用すると神経毒性が相乗的に増えるともいわれています[2]。しかし、げっ歯類では臨界期（脳の発達過程において外的刺激や学習、経験に対して神経システムが敏感で変化しやすい時期）を過ぎれば、麻酔薬を投与しても神経におけるアポトーシスの増加は観察されない[3)4]という研究もあります。

　麻酔条件は臨床の条件と逸脱しているものが多く、動物とヒトの神経発達過程の種差もあるため、少なくとも必要性を犠牲にしてまでヒトの麻酔方法を変えることに対する科学的根拠があるとはいえない、とされています。

[2] 後ろ向き研究

　後ろ向き研究では、影響があるというものも、ないというものも混在しております。その中で、影響があるとしている研究は、多くが複数回の曝露によるものです。有名なメイヨークリニックでの研究では、4歳までに2回以上の麻酔を受けた児では学習障害のハザード比が1.59、3回以上では2.6と上昇したとのことでした[5]。

　そのほかの興味深い研究では、双子（一卵生双生児）で3歳までに全身麻酔下の手術を受けた児と受けていない児において、全体としては前者のほうが成績が低かったが双生児間では差がなかったことより、全身麻酔による学習機能への影響はなかったと結論づけた[6]ものもあります。比較的新しい研究では、1歳までに鼠経ヘルニアなどの比較的軽い手術・麻酔を一度受けた健康な児で、7-10歳児に手術・麻酔を受けていない児と学力テストの成績を比較したところ、前者のほうが下位5％タイルに入る比率が高く、かつ麻酔・手術時間が長いほど成績のスコアが低いという結果でした（**図**）[7]。

　しかし、これら後ろ向き研究では、患者背景や基礎疾患、手術方法などの交絡因子をそろえることが難しいため、断定的な結論はこちらでも得られていません。

[3] 前向き研究

　以上の研究を踏まえ、精密性と信頼性を備

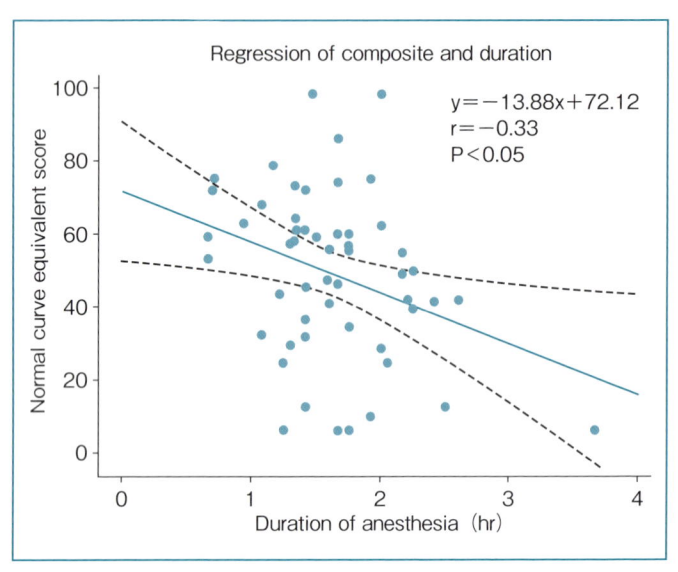

Regression of composite and duration

$y=-13.88x+72.12$
$r=-0.33$
$P<0.05$

図　麻酔時間と学力テストとの相関
（Block RI, et al. Are anesthesia and surgery during infancy associated with altered academic performance during childhood? Anesthesiology 2012; 117: 494-503 より引用）

えた前向き研究が求められ、PANDA（Pediatric Anesthesia and Neurodevelopment Assessment）study[8]やGAS（General Anesthesia and Spinal）study[9]、MASK（Mayo Anesthesia Safety in Kids）study[10]などが行われましたが、どれも現時点では影響がないという見解となっています。

　これらの前向き研究からは、例えばPANDA study と GAS study は対象が鼠経ヘルニアであり麻酔時間は短く、また GAS study では1回麻酔を受けた児のみで研究されているため、長時間の麻酔または複数回の麻酔により影響がないとはいい切れません。しかしながら、それらの影響を調べる研究デザインは非常に難しいでしょう。

　以上をまとめると、少なくともヒトでは、健常児の"単回""短時間"の麻酔では影響がない、ということは比較的強いエビデンスを持っていえるでしょう。

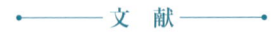
文　献

1）Raper J, et al. Multiple anesthetic exposure in infant monkeys alters emotional reactivity to an acute stressor. Anesthesiology 2015; 123: 1084-92.

2）Yufune S, et al. Transient blockade of ERK phosphorylation in the critical period causes autistic phenotypes as an adult in mice. Sci Rep 2015; 5: 10252.

3）Yufune S, et al. Suppression of ERK phosphorylation through oxidative stress is involved in the mechanism underlying sevoflurane induced toxicity in the developing brain. Sci Rep 2016; 6: 21859.

4）Fredriksson A, et al. Neonatal exposure to a

combination of N-methyl-D-aspartate and gamma-aminobutyric acid type A receptor anesthetic agents potentiates apoptotic neurodegeneration and persistent behavioral deficits. Anesthesiology 2007; 107: 427-36.

5）Wilder RT, et al. Early exposure to anesthesia and learning disabilities in a population-based birth cohort. Anesthesiology 2009; 110: 796-804.

6）Bartels M, et al. Anesthesia and cognitive performance in children: No evidence for a causal relationship. Twin Res Hum Genet 2009; 12: 246-53.

7）Block RI, et al. Are anesthesia and surgery during infancy associated with altered academic performance during childhood? Anesthesiology 2012; 117: 494-503.

8）Sun LS, et al. Feasibility and pilot study of the Pediatric Anesthesia NeuroDevelopment Assessment（PANDA）project. J Neurosurg Anesthesiol 2012: 24: 382-8.

9）Davidson AJ, et al. GAS Consortium. Neurodevelopmental outcome at 2 years of age after general anaesthesia and awake-regional anaesthesia in infancy（GAS）: An international multicente, randornised controlled trial. Lancet 2016: 387: 239-50.

10）Gleich SJ, et al. Neurodevelopment of children exposed to anesthesla: Design of the Mayo Anesthesia Safety in Kids（MASK）study. Contemp Clin Trials 2015: 41: 45-54.

（佐藤　慎）

58 患児に優しいマスク導入

→ ～ストレスが小さいわけではないのですね～

(Ramgolam A, et al. Anesthesiology 2018 ; 128 : 1065-74)

　小児、特に8歳以下の子どもに全身麻酔を行う際には、全身状態が悪くなければ、基本としてセボフルランを用いた緩徐導入（マスク導入）を行っている施設が多いと思います。静脈麻酔薬を用いて迅速導入を行うには、起きている間に点滴を取る必要があり、多くの患児が針を刺されるのを嫌がると考えるからでしょう。針を刺されるということは、小児にとって医療機関におけるもっとも大きなストレスの一つであり、予防接種のワクチンを打って泣きながら診察室を出る患児や、針を見る前からすでに泣いて診察室に入りたがらない患児は、小児科診察室でよく目にする光景です。そのため、マスクによる緩徐導入は、患児にとって針を意識しなくてよいストレスのない導入方法に思えます。

　本当に、マスクによる導入は患児にとってストレスがないのでしょうか？

　泣きながら手術室に入る患児を医療者総出で押さえ込み、高い濃度のセボフルランを一気に吸入させて寝かしてしまった経験を持つ麻酔科医は少なくないと思います。患児にとっては、針はもちろんですが、手術や麻酔という未知のイベント、親との別離などストレスとなる要素は多く、マスクによる導入も患児に恐怖を与える可能性があり[1][2]、針を避ければストレスがないというわけではなさそうです。患児の周術期のストレスを少なくして術後にトラウマを残さないためには、針を避けてマスクで導入すればよいだけでな

く、術前からの患児および家族へのしっかりとした説明と信頼関係の構築が根幹です。さらに、マスクを事前に患児に与えて慣れ親しんでもらったり、愛着のあるおもちゃや毛布を手術室内に持ち込んだり、医療者の服装を子どもが親しみやすいものにしたりするなどの措置は、患児の不安を和らげるのに効果があるとされています[3]。最近では、術前や導入時にタブレット型の電子デバイス[4]やvirtual reality（VR）デバイスを用いて子どもの興味を手術・麻酔からそらす（distraction）ことが効果的であるとの報告が登場し、将来はタブレット活用やVRメガネをかけて麻酔を導入することが標準となるかもしれません。

　次に緩徐導入と急速導入とでの安全性の違いを考えてみましょう。von Ungern-Sternbergら[5]は、9,297名の小児患者を対象に全身麻酔実施時の気道関連の合併症について、単施設で後ろ向き観察研究を行いました。プロポフォールによる急速導入と比較して、セボフルランでの緩徐導入は周術期の気道関連合併症の発症確率が有意に高いと報告されています〔喉頭痙攣：相対危険度（relative risk：RR）3.20（2.57-3.98）、気管支痙攣：RR 1.97（1.78-2.18）、いずれもP＜0.0001）。また、Ramgolamら[6]の報告した無作為化比較試験（RCT）では、表に示す周術期に気道合併症を引き起こしやすい要因を2つ以上持つ8歳以下の小児300症例を、

表　周術期の気道合併症発症要因

要因	詳細
2 週間以内の感冒	鼻汁、咳嗽、38 度以上の発熱
12 カ月以内の喘鳴	過去 1 年間に 3 回以上の喘鳴のエピソード
運動時の喘鳴	親からの聴取による
夜間乾性咳嗽	夜間に持続する乾性咳嗽
湿疹の既往	持続する湿疹の既往あるいは現症を持っている
受動喫煙	場所を問わず親あるいは養育者の喫煙に曝露している
花粉症・喘息・湿疹の家族歴	家族のうち 2 名以上が既往を持つ

(Ramgolam A, et al. Inhalational versus intravenous induction of anesthesia in children with a high risk of perioperative respiratory adverse events. Anesthesiology 2018; 128: 1065-74 より改変引用)

プロポフォールでの急速導入とセボフルランでの緩徐導入の 2 群に分け、周術期の気道合併症の発症確率を検証しました。図に示すように、重篤な気道合併症（喉頭痙攣、気管支痙攣）、軽微な気道合併症（咳込み、低酸素、気道閉塞、喘鳴）とも有意に緩徐導入の高い発生率を示しました。なかでも導入時に気道関連合併症を発症するリスクが、急速導入 11％、緩徐導入 32％〔RR 3.06（1.81-5.16）、P＜0.001〕とマスク導入のほうが約 3 倍のリスクがあることが示唆されました。この報告は気道合併症を起こしやすい患児を対象としているため、子どもの全身麻酔を行うときは、しっかりとリスクをアセスメントして、時には先に点滴を取って急速導入を行う必要のあることが分かります。

それでは、低リスクの子どもたちに対しては、どのようにアプローチすべきでしょうか。上記に示した研究は、あくまでも気道合併症の発症を調査したのみで、子どもたちの心理的な側面（トラウマなど）を精査したわけではありません。疾患によっては成長過程でなん度も手術・麻酔を受けなくてはならない子どもに対しては、特にトラウマを残さな

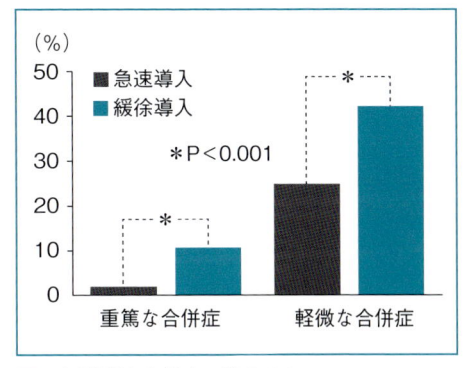

図　気道関連合併症の発症確率
重篤な合併症：喉頭痙攣、気管支痙攣／軽微な合併症：咳込み、低酸素、気道閉塞、喘鳴
(Ramgolam A, et al. Inhalational versus intravenous induction of anesthesia in children with a high risk of perioperative respiratory adverse events. Anesthesiology 2018; 128: 1065-74 より改変引用)

いというケアがより重要になります。つまり"当施設ではこうしています"などという、どの子に対しても画一的な方法を用いるのでなく、合併症発症のリスクを認識し、ひとりひとりの子どもにどういった麻酔方法が最適かを本人および家族と相談したうえで、非薬

物的な distraction などの手段を併用しなが
ら、パーソナライズされた診療をすることが
麻酔科医に求められているのではないでしょ
うか。

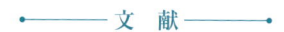

1) Przybylo HJ, et al. Mask fear in children presenting for anesthesia: Aversion, phobia, or both? Paediatr Anaesth 2005; 15: 366–70.
2) Zielinska M, et al. Pro-con debate: Intravenous vs inhalation induction of anesthesia in children. Paediatr Anaesth 2011; 21: 159–68.
3) Chapter 19. Induction, maintenance, and recovery. In: Davis P, et al, editors. Smith's anesthesia for infants and children 9th edition. Philadelphia: Elsevier; 2016. p.372–3.
4) Seiden SC, et al. Tablet-based Interactive Distraction（TBID）vs oral midazolam to minimize perioperative anxiety in pediatric patients: A noninferiority randomized trial. Paediatr Anaesth 2014; 24: 1217–23.
5) von Ungern-Sternberg BS, et al. Risk assessment for respiratory complications in paediatric anaesthesia: A prospective cohort study. Lancet 2010; 376: 773–83.
6) Ramgolam A, et al. Inhalational versus intravenous induction of anesthesia in children with a high risk of perioperative respiratory adverse events. Anesthesiology 2018; 128: 1065–74.

（大嶽 浩司）

小児手術

59 小児はカフなし気管チューブを使う？

→ ～決着しましたか？～

(Litman RS, et al. Anesthesiology 2013 ; 118 : 500-1／Holzki J, et al. Paediatr Anaesth 2018 ; 28 : 13-22)

　多くの麻酔の教科書では、小児に対してはカフなしの気管チューブを使うとの記載があります。これは、1800年代後半から1900年代中盤までのcadaver（死体）を用いた in vitro の研究から、小児の喉頭は前後径より左右径が短く、頭側が広くて尾側が狭い、漏斗型をしていて声門部より下にある輪状軟骨部が最狭部とされていたからです。そのため長年、小児においては最狭部での気道損傷を避けるべく、カフなしの気管チューブを使い、挿管後に一定の気道内圧（およそ20-30 cmH$_2$O）でエアリークが発生することを確認すべきだとされてきました。しかしながら、しばしばカフなし気管チューブではうまく換気が保てないケースがあること、手術室が揮発性麻酔薬で汚染されること、カプノグラフィやスパイロメトリーの示す値が正確でないこと、および揮発性麻酔薬で維持された場合に実際にどの程度麻酔薬が投与されているか曖昧なことなど[1]が問題とされてきました。

　ところが、2003年ごろより in vivo の研究で、従来の in vitro 研究での見解を覆すような報告が出てきます。鎮静されて筋弛緩されていない小児においては、喉頭でもっとも狭い場所は声門部、あるいはその直下の左右径であり、前後径は左右径より少し長くて喉頭の上部・下部であまり変化がないという論文が登場し、カフなし気管チューブを使う必要性がないとの意見が出てきました。さらに

技術の進歩も伴い、ポリウレタン製の従来より小さなサイズの高容量低圧（high volume low pressure：HVLP）カフが付いた小児用の気管チューブ（MicroCuff® チューブ）が作られ、日本では2015年に導入されました。この気管チューブはカフの素材、形状だけでなく、マーフィーアイをなくして、従来品よりもチューブの先端部にカフを配置したことが特徴です。従来のカフなし気管チューブでは、エアリークを最小限にするために、気管の左右径とぴったり合うような気管チューブの選択が求められ、ときにはサイズが合わずに気管チューブの差し替えが必要となることがありましたが、カフ付き気管チューブを使うと多少細めのチューブを選択してもしっ

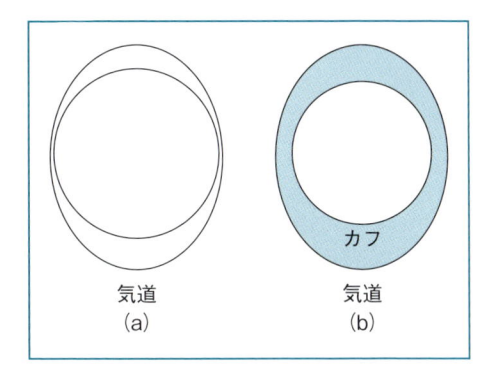

図1　小児の気道とカフなし、およびカフ付き気管チューブのイメージ図
（a）カフなしチューブはエアリークを少なくするため、気道の左右径に近いサイズを用いる。
（b）カフ付きチューブはカフがあるので、カフなしよりワンサイズ小さいものを使う。

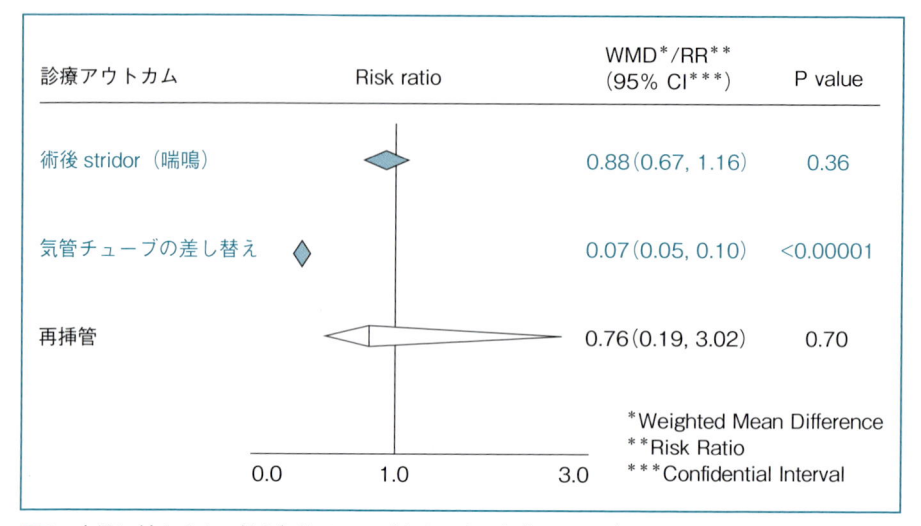

診療アウトカム	Risk ratio	WMD*/RR** (95% CI***)	P value
術後 stridor（喘鳴）		0.88 (0.67, 1.16)	0.36
気管チューブの差し替え		0.07 (0.05, 0.10)	<0.00001
再挿管		0.76 (0.19, 3.02)	0.70

*Weighted Mean Difference
**Risk Ratio
***Confidential Interval

0.0　1.0　3.0

図2　小児に対するカフ付き気管チューブとカフなし気管チューブに関するメタ解析
（Shi F, et al. Cuffed versus uncuffed endotracheal tubes in children: A meta-analysis. J Anesth 2016;
30: 3-11 より改変引用）

かりと換気ができ、挿管に伴う気道損傷を減らす（**図1**）ことが期待され、今後はこのような小児用カフ付き気管チューブが標準となるのではないかと考えられています。揮発性麻酔薬による手術室汚染もなく、カプノメトリーやスパイロメトリー、揮発性麻酔薬の濃度などが正確に出ることも大きな利点です。

Shi ら[2]は、カフ付きチューブとカフなしチューブを比較した2つの無作為化比較試験（RCT）と2つのコホート研究の合わせて 3,782 症例（カフ付き 1,979 症例、カフなし 1,803 症例）をメタ解析して、カフ付きチューブは術後の stridor（喘鳴）を増加させず、チューブの差し替えの必要性を有意に減少させることを示しました（**図2**）。再挿管率や挿管時間は、両者に有意差がありませんでした。De Orange ら[3]も Cochrane Review で、チューブの差し替えの必要性を有意に減少させるが、ほかのアウトカムには

有意差がないという同様の結果を示しています。つまり、これらの研究から、今まで気道損傷の原因となると考えられていたカフ付き気管チューブは、HVLP カフであれば術後の喘鳴や再挿管は増加させないうえ、より正確なサイズ選択が求められるカフなし気管チューブよりも、サイズ選択にある程度の幅を持たせることができるため、チューブの差し替えの頻度が下がるということが分かりました。気管を保護するという観点からは、現在のところ、どちらが優れているかという結論はまだ定まっていません。

Litman ら[1]は、多くの症例ではいずれの気管チューブも同様に安全に用いることができるが、長期挿管が予想される症例、その中でも特に新生児に対しては挿管に伴う声門下の狭窄が問題となると述べています。特に輪状軟骨部と声帯ひだが損傷しやすく、きちんと換気できるくらいにエアリークが小さくな

るサイズのカフなし気管チューブを用いると患児が頭や首を動かした際に損傷が起こりやすいそうです。ただし、今のところ、このような新生児に対してカフ付き気管チューブを用いるほうが安全であるとのエビデンスはなく、新生児科医も麻酔科医もカフ付きを標準とする気配はありません。

このように近年は、解剖学的な研究が深化してカフ付きの有利性が示唆されてきたのですが、2018年になってHolzkiら[4]が新たな報告を行い、近年の in vivo 研究は声門周囲部の組織が柔軟で損傷されにくいことを考慮に入れておらず、小児気道で損傷しやすいのはかつての in vitro 研究のいうとおり、輪状軟骨部であるとの見解を述べています。ただ、気管チューブのカフあり、カフなしのどちらが良いかには言及していません。さらなる臨床研究が待たれるところですが、今後はそれぞれのチューブの利点を理解して、状況に応じて使い分けていくことになりそうです。

●───── 文　献 ─────●

1) Litman RS, et al. Cuffed versus uncuffed endotracheal tubes in pediatric anesthesia: The debate should finally end free. Anesthesiology 2013; 118: 500-1.
2) Shi F, et al. Cuffed versus uncuffed endotracheal tubes in children: A meta-analysis. J Anesth 2016: 30: 3-11.
3) De Orange FA, et al. Cuffed versus uncuffed endotracheal tubes for general anaesthesia in children aged eight years and under. Cochrane Database Syst Rev 2017; 11: CD011954.
4) Holzki J, et al. The anatomy of the pediatric airway: Has our knowledge changed in 120 years? A review of historic and recent investigations of the anatomy of the pediatric larynx. Paediatr Anaesth 2018; 28: 13-22.

（大嶽　浩司）

60 吸入麻酔 vs. 静脈麻酔

→ ～驚きました～

(Wigmore TJ, et al. Anesthesiology 2016 ; 124 : 69-79)

　全身麻酔を行う際に、悪性腫瘍への影響を考えて、吸入麻酔で行うか静脈麻酔で行うか迷われたことはありますか？　全身麻酔薬は免疫反応系に影響を与えるかもしれないということが基礎研究のレベルでは分かっています。全身麻酔薬の選択が、悪性腫瘍の転移再発に関わっているかもしれません。

　揮発性麻酔薬は免疫を抑制し、転移を促進するという報告は多くあります。腫瘍細胞への直接作用により、セボフルランは腫瘍細胞である MCF-7[1]、MDA-MB-231[1]、glioma stem cell cancer[2]の増殖を促進すると考えられています。揮発性麻酔薬の効果として、低酸素応答性転写因子（hypoxia-inducible factor：HIF-α）を発現・増加させる効果が認められています。HIF-α の発現増加は、血管新生を促進し患者の予後を悪くすることが考えられています[3]。ほかにも腫瘍性免疫への作用として、T 細胞のアポトーシス誘発、免疫抑制の作用があります。

　静脈麻酔薬であるプロポフォールは免疫系を抑制せず、抗炎症、抗活性酸素作用を有し、さらに腫瘍細胞の進行を直接抑制する作用も多く報告されており、基礎研究レベルではありますが、もっとも悪性腫瘍手術に適しているようです。培養細胞を用いた実験では、プロポフォールはがん細胞の増殖、浸潤を直接抑制することが分かっています[4]。HIF-α も増加させません[3]。また、単球からのプロスタグランジン E_2 産生を抑制するこ

とで、血管新生を抑制する可能性もあります。では、臨床研究レベルではどうでしょうか？

　Wigmore ら[5]は、傾向スコアを用いて後ろ向きに担がん患者 11,395 名を対象にして吸入麻酔群と全静脈麻酔群で比較解析しました。2010 年 6 月から 2013 年 5 月に単施設での待機的手術を受けたすべての患者を含んでいます。患者は揮発性吸入麻酔（volatile inhalational：INHA）を受けたか、または全静脈麻酔（total intravenous anesthesia：TIVA）を受けたかに応じて分類しました。カプラン・マイアー生存曲線を、手術当日から死亡まで構築しました（**図 1**）。傾向マッチングののち、単変量および多変量回帰モデルを使用して、死亡のハザード比を比較しました。無調整時の INHA 群の死亡率は 24 %（796/3,316 名）、TIVA 群の死亡率は 13.5 %（504/3,714 名）でした。患者背景、輸血、硬膜外麻酔使用、ASA 分類、がんステージ分類、転移、体型指数（BMI）で調整したところ、両群 2,607 名で比較し、INHA 群22.8 %（597/2,607 名）、TIVA 群 15.6 %（407/2,607 名）となり、単変量解析で吸入麻酔使用のための死亡率のハザード比（hazard ratio：HR）が 1.46（1.29-1.66）、多変量解析で 1.59（1.30-1.95）と報告しています（**図 2**）。傾向スコアを用いた後ろ向き研究ですので、未知の交絡因子もあるため、この研究のみで結論づけることはできま

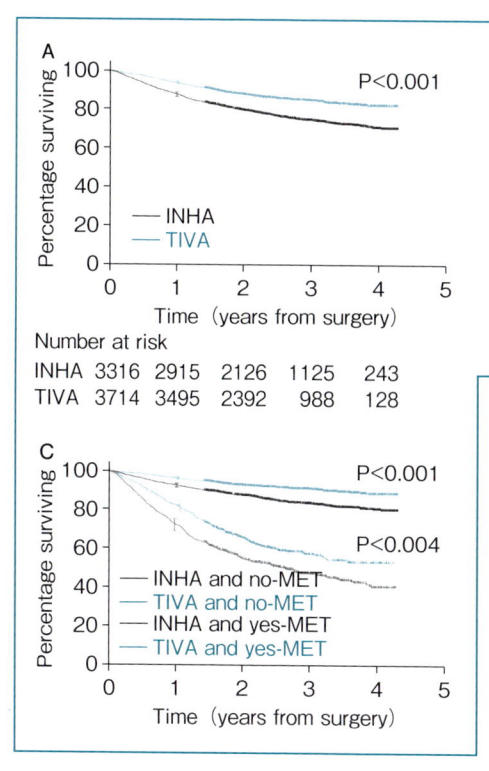

Number at risk

INHA　3316　2915　2126　1125　243
TIVA　3714　3495　2392　988　128

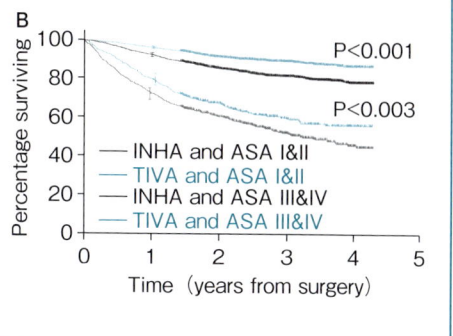

図1　カプラン・マイアー生存曲線
A：吸入麻酔（INHA）群と静脈麻酔（TIVA）群
の生存曲線
B：ASA分類で見た吸入麻酔群と静脈麻酔群の生
存曲線
C：手術時の転移の有無での吸入麻酔群と静脈麻
酔群の生存曲線
A、B、CともTIVA群で生存期間の延長を認めた。
（Wigmore TJ, et al. Long-term survival for patients
undergoing volatile versus IV anesthesia for can-
cer surgery: A retrospective analysis. Anesthesi-
ology 2016; 124: 69‒79 より引用）

せん。

　悪性腫瘍に関しての吸入麻酔薬と静脈麻酔
薬の比較は、先に紹介したWigmoreらの文
献を含めてシステマティックレビュー[6)]も行
われています。Soltanizadehら[6)]は、合計
10,696名の患者を含む8件の研究を解析し
ました。4件の研究で全死亡に関するデータ
が報告され、また4件の研究で術後合併症
に関するデータが報告されています。これら
の研究はすべて後ろ向き研究で、中程度から
高度の研究限界（risk of bias）があると
評価されています。Enlundら[7)]の研究では、
静脈麻酔後の全死亡率が低下する傾向が報
告されています〔HR 0.85, 95％信頼区間
（confidence interval：CI）0.72‒1.00, P=

0.051）。Leeら[8)]の研究では、全死亡率に有
意差は認められませんでしたが、TIVA後の
無再発生存期間が延長され、HR 0.48（95％
CI 0.27‒0.86, P=0.014）でした。肺合併
症の割合は、静脈麻酔群と比較して吸入麻酔
後に有意に高かったのですが、ほかの術後
合併症発生率は同等でした。このシステマ
ティックレビューからも、Wigmoreらの文
献が臨床研究上でがん手術に関しては静脈麻
酔がよいという意見を支持する、現段階でエ
ビデンスレベルのもっとも高い文献のようで
す。最近の論文でも、Wuら[9)]が結腸がん手
術における後ろ向き研究にて、デスフルラン
による全身麻酔と比較し、プロポフォール
による全身麻酔群で腫瘍-リンパ節ステージに

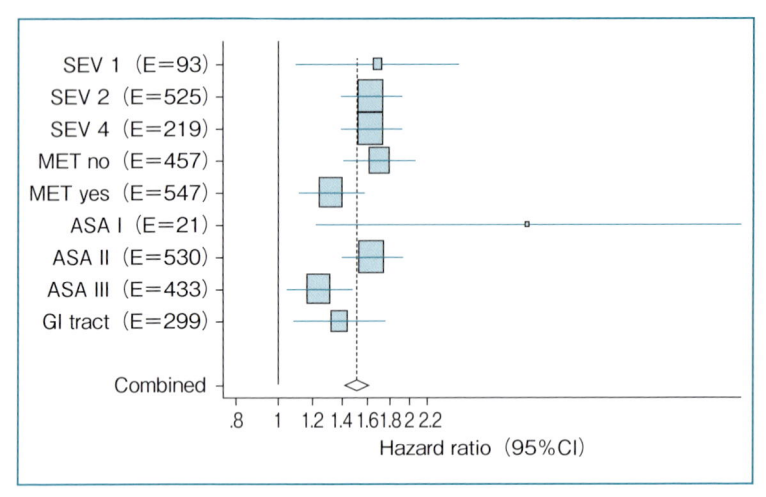

図2 傾向スコアマッチング後、サブグループでのハザード比のフォレストプロット
手術の重症度（SEV）、転移の有無（MET）、ASA分類、消化管がん（GI tract）の
サブグループでハザード比が1を上回っている
(Wigmore TJ, et al. Long-term survival for patients undergoing volatile versus IV
anesthesia for cancer surgery: A retrospective analysis. Anesthesiology 2016; 124:
69-79 より引用)

関係なく生存率が良好であったことを報告しています。

　後ろ向き研究の範疇ですが、全身麻酔薬の選択と悪性腫瘍手術の予後との関連性が示されていることとなり、われわれの麻酔薬の選択が、予後に影響を及ぼしているかもしれないと考えた場合、とても驚いてしまいますね。"ERAS（enhanced recovery after surgery）の要素により ICU 在院日数が短くなった"などというアウトカムと比較して、スケールがものすごく大きい気がします。

　さて、がん手術の麻酔で、吸入麻酔が有用である可能性はないのでしょうか。Woo ら[10]は、乳がん手術において白血球およびナチュラルキラー（NK）細胞に対してデスフルラン群はプロポフォール群と比較し、免疫応答に関し有害な影響が少ない麻酔であることを報告しています。先の Wigmore ら[5]

の論文では、セボフルランとイソフルランが対照でした。

　基礎研究レベルの妥当性を鑑みましても、現時点では、静脈麻酔を選択するほうがよいという印象が得られます。ただ、❶免疫賦活、❷免疫抑制、❸腫瘍細胞に対する影響、❹腫瘍転移の遺伝子に対する影響などを考慮し、引き続き検証が必要と考えられる領域で、本来でしたら、より強固なエビデンスを構築するために前向き研究が必要なのかもしれませんが、倫理的に難しいですよね？

———　文　献　———

1) Ecimovic P, et al. Effects of sevoflurane on breast cancer cell function in vitro. Anticancer Res 2013; 33: 4255-60.
2) Shi QY, et al. Sevoflurane promotes the expansion of glioma stem cells through activa-

tion of hypoxia-inducible factors in vitro. Br J Anaesth 2015; 114: 825-30.

3) Tavare AN, et al. Cancer recurrence after surgery: Direct and indirect effects of anesthetic agents. Int J Cancer 2012; 130: 1237-50.

4) Inada T, et al. Possible link between cyclooxygenase-inhibiting and antitumor properties of propofol. J Anesth 2011; 25: 569-75.

5) Wigmore TJ, et al. Long-term survival for patients undergoing volatile versus Ⅳ anesthesia for cancer surgery: A retrospective analysis. Anesthesiology 2016; 124: 69-79.

6) Soltanizadeh S, et al. Outcomes of cancer surgery after inhalational and intravenous anesthesia: A systematic review. J Clin Anesth 2017; 42: 19-25.

7) Enlund M, et al. The choice of anaesthetic ― sevoflurane or propofol ― and outcome from cancer surgery: A retrospective analysis. Ups J Med Sci 2014; 119: 251-61.

8) Lee JH, et al. Effects of propofol-based total intravenous anesthesia on recurrence and overall survival inpatients after modified radical mastectomy: A retrospective study. Korean J Anesthesiol 2016; 69: 126-32.

9) Wu ZF, et al. Propofol-based total intravenous anesthesia is associated with better survival than desflurane anesthesia in colon cancer surgery. Anesthesiology 2018; 129: 932-41.

10) Woo JH, et al. Effect of propofol and desflurane on immune cell populations in breast cancer patients: A randomized trial. J Korean Med Sci 2015; 30: 1503-8.

（吉村　学、国沢　卓之、森本　康裕）

61 局所麻酔の影響は？

～きっと、よさそうですね～

(Exadaktylos AK, et al. Anesthesiology 2006 ; 105 : 660-4)

　前項60では、全身麻酔時の麻酔薬の選択について記載させていただきましたが、全麻か局麻かという観点では、どちらがよいのでしょうか。神経幹麻酔や神経ブロックをはじめとする区域麻酔は、悪性腫瘍手術を受ける患者の予後を改善する可能性が示唆されています。例えば、局所麻酔薬自体（血中濃度を上げることで）が腫瘍増殖を抑制することが知られています。悪性腫瘍手術自体の侵襲によるストレス反応は、免疫機能を低下させ腫瘍増殖の一因になります。痛みそのものが免疫反応を抑制し、悪性腫瘍の転移を促進してしまうことも分かっています。全身麻酔やオピオイド使用も免疫機能を低下させる一因です。そこで、オピオイド使用量を減らし、体内の免疫機能を維持し腫瘍増殖を抑制するという観点からは、全身麻酔よりも区域麻酔を選択すること、もしくは全身麻酔でも区域麻酔を併用することが理にかなった麻酔方法の選択かもしれません。

　局所麻酔薬自体の悪性腫瘍に対する影響を基礎研究の立場から見てみるといかがでしょうか。*in vitro* の研究ですが、いくつか報告があります。Sakaguchi ら[1]は、リドカインが epidermal growth factor の産生を抑制することで、舌がん細胞増殖を抑制したと報告しています。Lirk ら[2]は、リドカインとロピバカインが乳がん細胞の DNA を脱メチル化することで、細胞障害作用を示したことを報告しています。また、Baptista-Hon ら[3]

は、ロピバカインが NaV 1.5 voltage-activated Na^+ channel の活性を抑制し、転移性大腸がん細胞の浸潤を抑制したと報告しています。このように基礎研究の分野では、局所麻酔薬は腫瘍細胞の増殖抑制と直接細胞障害作用を示す文献が数多く存在します。

　臨床研究の立場では、Exadaktylos ら[4]は、傍脊椎神経ブロックの有無で原発性乳がんの再発と転移について後ろ向きに検討しています。全身麻酔＋傍脊椎神経ブロック（n＝50）と全身麻酔＋術後モルヒネ（n＝79）を 32±5 カ月間比較したところ、背景因子に有意差はありませんでしたが、24 カ月目で 94 ％〔95％信頼区間（confidence interval：CI）87-100％〕vs. 77 ％（95 ％ CI 68-87 ％）、36 カ月目で 94 ％（95 ％ CI 87-100％）vs. 77 ％（95 ％ CI 68-87％）と有意（P＝0.012）に傍脊椎神経ブロック併用群で生存率が高いことを報告しています（**図1**）。悪性腫瘍に対する傍脊椎神経ブロックの有用性を示した、もっとも有名な文献のひとつです。

　しかし、その後の報告では、結果は一定していません。Starnes-Ott ら[5]や Kairaluoma ら[6]の後ろ向き研究では、全身麻酔＋傍脊椎神経ブロックと全身麻酔のみを比較していますが、再発率に有意差はなかったとしています。Perez-Gonzalez ら[7]は、乳がん手術で傍脊椎神経ブロックを施行した場合の再発、転移、免疫反応に関してシステマティックレ

ビューを行いました。吟味の結果、467編中15編の研究が残りましたが、low quality

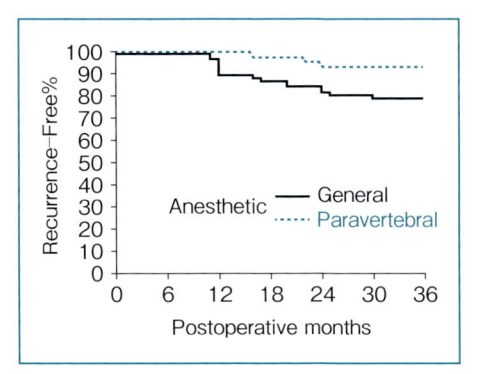

図1　全身麻酔に傍脊椎ブロックを併用した群とモルヒネ群との再発までの期間の比較
再発するまでの期間が傍脊椎ブロック群で有意に延長している。
(Exadaktylos AK, et al. Can anesthetic technique for primary breast cancer surgery affect recurrence or metastasis? Anesthesioligy 2006; 105: 660-4 より引用)

study のためメタアナリシスには至りませんでした。この研究では、傍脊椎神経ブロックが再発や生存期間を改善するというデータを示すことができませんでしたが、炎症反応の低下や免疫反応の改善は認めるとしています。また、逆にこの分野でのhigh quality studyが、いかに存在しないかということを暗に示しているともいえます。

Koumpanら[8]は、膀胱がんに対する経尿道的膀胱切除術で全身麻酔を受けた患者（n＝135）と、脊髄くも膜下麻酔を受けた患者（n＝96）を後ろ向きに比較しています。単変量解析で脊髄くも膜下麻酔を受けた患者の再発時期が、有意に遅れていることが分かりました（42.1 vs. 17.2カ月、P＝0.014、**図2**）。多変量解析では、全身麻酔を受けた患者の再発率は脊髄くも膜下麻酔を受けた患者に比べて高く（オッズ比2.06、95％ CI 1.14－3.74、P＝0.017）、再発も早かったようで

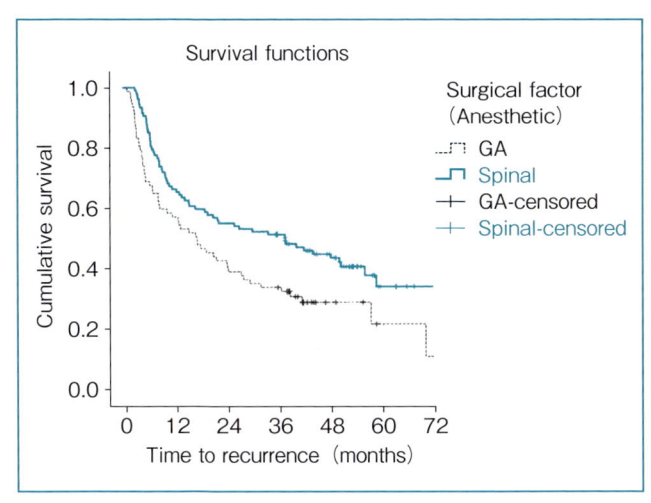

図2　脊髄くも膜下麻酔と全身麻酔の再発までの期間の比較
再発するまでの期間が脊髄くも膜下麻酔群で有意に延長している。
(Koumpan Y, et al. Spinal anesthesia is associated with lower recurrence rates after resection of nonmuscle invasive bladder cancer. J Urol 2018; 199: 940-6 より引用)

す〔ハザード比（hazard ratio：HR）1.57, 95％ CI 1.13-2.19、P＝0.008〕。しかし膀胱がんの進行具合や死亡率に関しての有意差は認めませんでした。

コクランデータベースには、悪性腫瘍再発のリスクと麻酔法に関してのシステマティックレビュー＆メタアナリシスがあります[9]。吟味の結果、746 編中 4 編の研究が残りました。腹部の悪性腫瘍 2 編、前立腺がん 1 編、大腸がん 1 編でした。フォローアップ期間は 9-17 年で、4 つの研究はいずれも全身麻酔単独と全身麻酔＋硬膜外麻酔を比べたものでした。メタアナリシスを行いましたが、生存期間（HR 1.03、95％ CI 0.86-1.24）、無増悪生存率（HR 0.88、95％ CI 0.56-1.38）ともに有意差を見出せなかったとしています。

現在のところ、傍脊椎神経ブロック、脊髄くも膜下麻酔、硬膜外麻酔に代表される区域麻酔が、悪性腫瘍の再発に対して優れた効果を持っているというエビデンスは不十分であると結論づけられますが、今回紹介したような研究からは、少し希望が持てそうです。将来的には、大規模な前向き無作為化比較試験がエビデンスレベルを上げてくれることが望ましいと考えます。

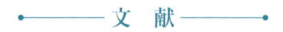

文　献

1) Sakaguchi M, et al. The antiproliferative effect of lidocaine on human tongue acncer cells with inhibition of the activity of epidermal growth factor receptor. Anesth Analg 2006; 102: 1103-7.

2) Lirk P, et al. Lidocaine and ropivacaine, but not bupivacaine, demethylate deoxyribonucleic acid in breast cancer cells in vitro. Br J Anaesth 2014; 113（suppl 1）: i32-8.

3) Baptista-Hon DT, et al. Potent inhibition by ropivacaine of metastatic colon cancer SW620 cell invation and NaV1.5 channel function. Br J Anaesth 2014; 113（suppl 1）: i39-48.

4) Exadaktylos AK, et al. Can anesthetic technique for primary breast cancer surgery affect recurrence or metastasis? Anesthesiology 2006; 105: 660-4.

5) Starnes-Ott K, et al. Anesthetic choices and breast cancer recurrence: A retrospective pilot study of patients, disease, and treatment factors. Crit Care Nurs Q 2015; 38: 200-10.

6) Kairaluoma P, et al. Perioperative paravertebral regional anaesthesia and breast cancer recurrence. Anticancer Res 2016; 36: 415-8.

7) Perez-Gonzalez O, et al. Impact of regional anesthesia on recurrence, metastasis, and immune response in breast cancer surgery a systematic review of the literature. Reg Anesth Pain Med 2017; 42: 751-6.

8) Koumpan Y, et al. Spinal anesthesia is associated with lower recurrence rates after resection of nonmuscle invasive bladder cancer. J Urol 2018; 199: 940-6.

9) Cakmakkaya OS, et al. Anaesthetic techniques for risk of malignant tumour recurrence. Cochrane Database Syst Rev 2014 Nov 7;（11）: CD008877.

（吉村　学、森本　康裕）

F 周術期管理

- §1 鎮 痛
- §2 PONV 予防
- §3 呼 吸
- §4 代謝・輸液・輸血
- §5 循 環
- §6 血栓・抗凝固

62 先行鎮痛から予防鎮痛へ

→ ～執刀時だけではないですね !!～

(Katz J, et al. Anesth Analg 2011 ; 113 : 1242-53)

"執刀時に痛がらせる（皮膚切開で血行動態変動が生じる）と、術後も痛がるので、痛みが生じる前に痛みを取るんだ"という経験に基づいた指導医の管理法は、先行鎮痛と呼ばれ、侵害刺激の受容によって疼痛閾値が減少し痛みが増強してしまう感作（sensitization）を抑制し、結果的に周術期から術後数カ月という単位で、術後痛を減少させるということが、メカニズムを含めて明らかになっています[1]。先行鎮痛の概念自体は実は古く、1913年に Crile ら[2]が、術後の疼痛は術中の疼痛によって増強し、原因はおそらく中枢性の変化であり、全身麻酔薬の多剤併用によって、これを抑えられる可能性を指摘したのが最初とされています[3]。1948年には Reynold ら[4]が、歯科手術においてプロカインによるブロックを行うと、手術から2週間経っても非ブロック群より疼痛が軽減されることを報告し、区域麻酔領域の可能性を提示しました。その後、麻薬や N-メチル-D-アスパラギン酸（N-methyl-D-aspartic acid：NMDA）受容体拮抗薬などでも同様の効果が明らかとなり、1988年に Wall ら[5]が名づけた先行鎮痛（preemptive analgesia：PA）が、傷害された神経からの刺激が中枢神経の変化、特に脊髄後角の神経細胞変性やγアミノ酪酸(gamma-aminobutyric acid：GABA)性ニューロンの変性などの器質的変化を引き起こす中枢感作を予防することで、術後痛を軽減することが明らかとなりました[6]。

Beilin ら[3]は、開腹子宮全摘術において、皮膚切開直前から硬膜外鎮痛を開始し、術後も患者自己調節硬膜外鎮痛(patient-controlled epidural analgesia：PCEA) を持続した群（PA＋PCEA）では、皮膚切開後に硬膜外鎮痛を開始した群(PCEA)と比べ、術後の視覚アナログスケール（visual analogue scale：VAS）で有意に改善が見られ（n=41、P<0.0001、**図 1**）、PA＋PCEA 群において、複

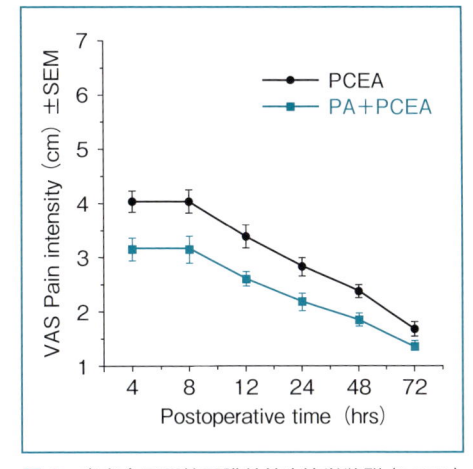

図 1　患者自己調節硬膜外鎮痛法単独群（PCEA）と皮膚切開前から硬膜外鎮痛を併用した群（PA＋PCEA）の安静時における VAS の比較
PCEA 群に比べ、PA＋PCEA 群では術後 4、8、12、24、48、72 時間において有意に疼痛の改善が見られた。
(Beilin B, et al. Effects of preemptive analgesia on pain and cytokine production in the postoperative period. Anesthesiology 2003; 98: 151-5 より改変引用)

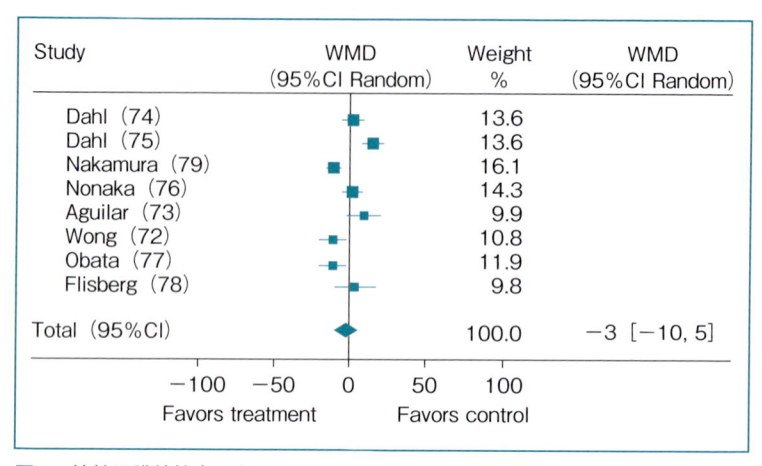

図 2 持続硬膜外鎮痛の術後 24 時間時点における VAS に関する WMD の比較
WMD：重み付き平均差（weighted mean difference）
（David C, et al. A qualitative and quantitative systematic review of preemptive analgesia for postoperative pain relief: The role of timing of analgesia. Anesthesiology 2002; 96: 725-41 より改変引用）

数の炎症反応マーカー〔インターロイキン（interleukin：IL）-1β, IL-6, IL-1ra, IL-10〕の抑制を証明しており、炎症反応の抑制が感作の予防に関連していることを示唆しています。

しかし、メタアナリシスでは、統計学的に有意差はないとする結果が出ています[7]。80 本の論文を、非ステロイド性抗炎症薬（NSAIDs）、麻薬、NMDA 受容体拮抗薬、局所麻酔薬の局所投与、硬膜外鎮痛、仙骨硬膜外鎮痛それぞれについて解析した結果、いずれの鎮痛法においても術後 24 時間時点での VAS には有意差を認めませんでした。**図2** は、そのうち持続硬膜外鎮痛に関する結果であり、解析対象となった論文の約 1/3 は持続硬膜外鎮痛によって術後の鎮痛薬消費量に有意な改善を認める結果を示すものでしたが、各論文の重み付き平均差（weighted mean difference：WMD）の比較結果では、皮膚切開前の持続硬膜外鎮痛が皮膚切開後の

それに比べて優れているという有意な結果は示されませんでした。

PA は、確実に存在するにもかかわらず、術後鎮痛に優位性が示されない結果が生じるのは、なぜでしょうか。これらには、いくつかの原因があり、詳細は、後述の "**64**神経ブロックはいつやるの？" の項に譲りますが、ここでは "研究デザインの構造的問題に起因するもの" に関して、2 つ解説いたします。

一つ目は、治療群の設定に関してです。先行鎮痛の長い研究史における "伝統的な" 手法では、皮膚切開の前後での鎮痛薬投与を比較していました〔文献 7〕も同様です〕。しかし、実際の手術においては、感作による痛覚過敏は皮膚切開時の侵害刺激だけではなく、"術中・術後の炎症反応によっても引き起こされる" ことは当然であり、皮膚切開時前後での鎮痛薬の投与タイミングの差異のみの検証では不十分です。そのため、Katz ら[6]は、検証するためには少なくとも、術前・術

中・術後の３つの時期による介入群の設定が必要なため、８群での解析が必要であることを示しています。さらに手術内容によっては、術後鎮痛が重要な手術（例：第三大臼歯抜歯術）と、逆に術前鎮痛が重要な手術（例：人工股関節全置換術）もあり[6]、複雑性が増しそうです。

二つ目は、介入効果の評価法に関するものです。術後、鎮痛抑制効果を示すためには、介入鎮痛薬の効果が消失したあと（5.5 半減期）に判定する必要があります。つまり、投与時期をずらした薬物の効果が、直接鎮痛作用によるものでないことを保証する必要があります[6]。なかなか、条件を一致させることが容易でないことが分かりますね。

術後痛を減弱させるためには、執刀時のみならず、術中・術後を含めた周術期全体を通じて、十分な鎮痛を行うことが重要であるため PA にとどまるのではなく、周術期全体を通して感作を防ぐ、予防鎮痛（preventive analgesia）が重要であることがお分かりいただけたと思います。

● —— 文　献 —— ●

1）吉山勇樹ほか. 術後疼痛における炎症の関わりと対処法. ペインクリニック 2016; 37: 1505-14.
2）Crile GW. The kinetic theory of shock and its prevention through anoci-association（shockless operation）. Lancet 1913; 185: 7-16.
3）Beilin B, et al. Effects of preemptive analgesia on pain and cytokine production in the postoperative period. Anesthesiology 2003; 98: 151-5.
4）Reynolds OE, et al. Reduction of central hyperirritability following block anesthesia of peripheral nerve. Am J Physiol 1948; 152: 658-62.
5）Wall PD. The prevention of post-operative pain. Pain 1988; 33: 289-90.
6）Katz J, et al. Preventive analgesia: Quo vadimus? Anesth Analg 2011; 113: 1242-53.
7）David C, et al. A qualitative and quantitative systematic review of preemptive analgesia for postoperative pain relief: The role of timing of analgesia. Anesthesiology 2002; 96: 725-41.

（小野寺　勇人、国沢　卓之）

63 先行鎮痛は過去の概念？

➡ ～なるほど、両方あるわけですね～

(Samagh N, et al. J Anaesthesiol Clin Pharmacol 2018 ; 34 : 237-41)

先行鎮痛は、術後の疼痛を減らすために、手術による疼痛刺激に先立って行われる鎮痛のことです。術後の痛覚過敏やアロディニアを引き起こす疼痛刺激を防ぎ、術後痛を軽減することを目的としています。それでは、具体的にどのように効果が表れるのでしょうか。

Samagh ら[1]は、腰仙骨脊椎手術において、仙骨硬膜外麻酔の先行鎮痛効果を検討しました。80 名の患者を、執刀前に仙骨硬膜外腔に 0.2％ロピバカインを投与する群（R 群）と、生理食塩液を投与する群（S 群）に分け、術後疼痛の程度、術後最初の鎮痛薬使用までの時間、術中麻薬（フェンタニル）使用量を比較しました。その結果、R 群において術中の麻薬使用量（P＝0.001）は少量であるにもかかわらず、術直後（P＜0.001）、術後 4 時間（P＜0.001）、8 時間（P＝0.009）、12 時間（P＜0.007）、24 時間（P＝0.046）のいずれにおいても、R 群で有意に視覚アナログスケール（visual analogue scale : VAS）が低値でした（図 1）。さらに、術後最初の鎮痛薬使用までの時間も、S 群（1.65±2.51 hr）よりも R 群（8.15±4.73 hr）で有意に長かったと報告しています（P＜0.001）。

では、なぜこのような結果になったのでしょうか。この論文の著者らは、次のように考察しています。

手術侵襲による末梢神経への刺激は中枢神経の感作を引き起こし、手術侵襲終了後も痛

覚過敏となってしまいます。これは感覚神経特異的な Na チャネル、バニロイド受容体の過剰な発現、太い有髄神経線維の表現型の変化、脊髄後角ニューロンの発芽、および抑制性ニューロンの喪失が原因とされています。仙骨硬膜外麻酔は、痛み刺激を脊髄レベルでブロックすることで中枢神経の感作を抑制したと考えられるのです。

このほかの機序でも、仙骨硬膜外麻酔が先行鎮痛として作用した可能性が考えられます。皮膚切開前に仙骨硬膜外麻酔を行うことで、術中の麻薬使用量が減少し、麻薬による痛覚過敏が抑制されたのではないでしょう

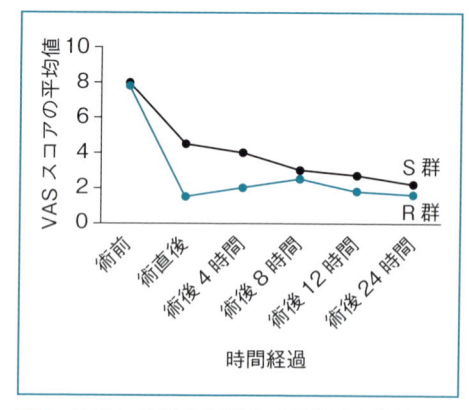

図 1　R 群と S 群での VAS の平均値の比較
（Samagh N, et al. Pre-emptive caudal epidural analgesia with ropivacaine for lumbosacral spine surgery: A randomized case control study. J Anaesthesiol Clin Pharmacol 2018; 34: 237-41 より改変引用）

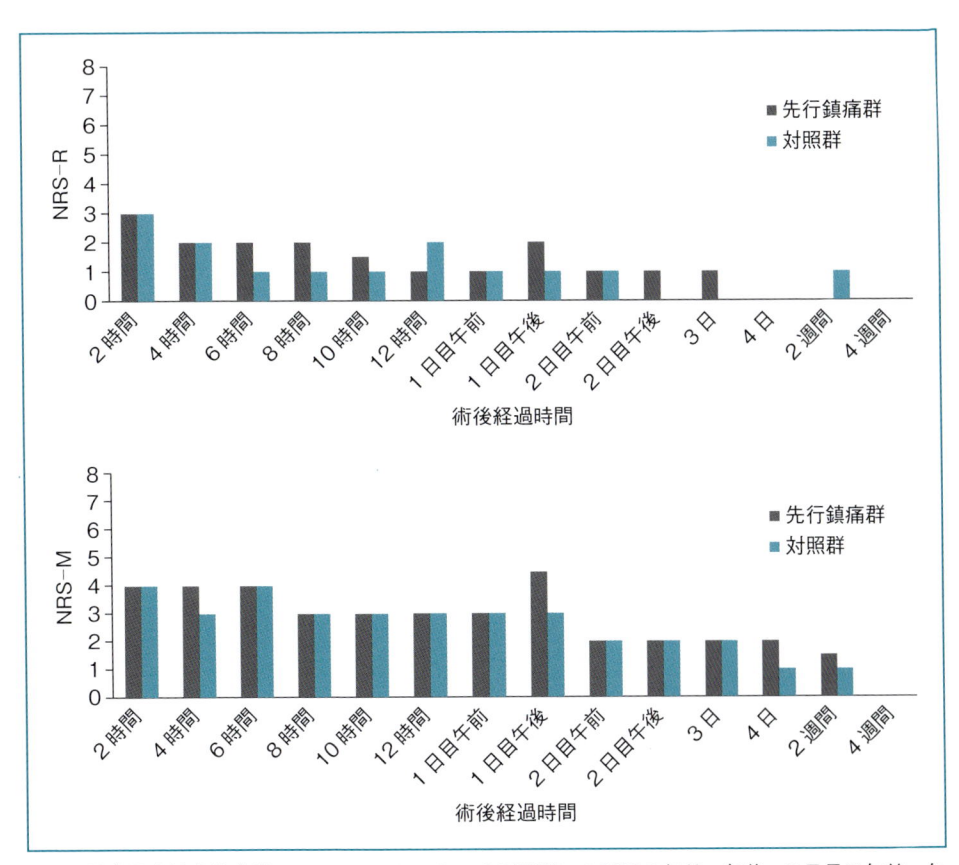

図2　開腹子宮摘出術直後、2、4、6、8、10、12時間後、1日目の午前・午後、2日目の午前・午後、3日目、4日目、2週間後、4週間後の安静時（上段）と体動時（下段）のNRSスコアの平均値を先行鎮痛群と対照群で比較したグラフ

（Akural EI, et al. Pre-emptive effect of epidural sufentanil in abdominal hysterectomy. Br J Anaesth 2002; 88: 803-8より改変引用）

　か。

　その一方で、先行鎮痛が疼痛に影響を及ぼさなかったという報告も存在します。Akuralら[2]は、41名の開腹子宮摘出術を受ける患者を、硬膜外麻薬（スフェンタニル）を術前に行う場合と術後に行う場合に分け、術後麻薬（自己調節硬膜外鎮痛によるスフェンタニル）使用量と術後72時間の疼痛スコアを比較しました（**図2**）。

　上段のnumerical rating scale（NRS）-Rが安静時のNRSスコアを、下段のNRS-Mが体動時のNRSスコアを表しています。ご覧のように、術前に硬膜外麻酔を行った先行鎮痛群と術後に行った対照群では、NRSスコアに明らかな差を認めなかったのです。著者らは、術後に行った硬膜外麻酔が、術後早期の疼痛に対して、あたかも先行鎮痛のように作用したため、長い時間で見たときに両群

の差が出にくくなってしまったのではないか と仮説を立てました。しかし、必ずしも、この結果が先行鎮痛の有用性を否定するものではありません。対照群では術後早期（術後 8-16 時間）において、麻薬消費量が先行鎮痛群と比較して有意に多かったのです。つまり、先行鎮痛群よりも対照群において術後早期の疼痛が強く、同時期の麻薬必要量が多くなったと考えられます。もし、術後の各時間帯での麻薬使用量が両群間で同じであった場合、術後疼痛スコアに有意差が出た可能性があり、先行鎮痛群の各時間帯での疼痛スコアが対照群よりも低くなった可能性があるのです。

しかし、先行鎮痛が術後疼痛、鎮痛薬の使用量のいずれも、有用でなかったという研究結果も多く存在します。Daniela ら[3]は、腹腔鏡下子宮摘出術における両側腹横筋膜面（transversus abdominis plane：TAP）ブロックの先行鎮痛としての有用性について、二重盲検比較試験を行いました。52 名の被験者を 0.375％レボブピバカイン 40 ml を用いた TAP ブロック（T）群（両側 TAP ブロック＋術後経静脈的患者自己調節鎮痛法（intravenous patient-controlled analgesia：IV-PCA）と、対照（C）群（術後 IV-PCA のみ）に分け、麻薬（術後モルヒネ）消費量、術後 24 時間の NRS（0-10）を比較しました。

その結果、PACU 滞在中の麻薬消費量は、T 群でモルヒネ 6（0-8）mg に対し、C 群で 8（5.5-8.5）mg、術後最初の 24 時間での麻薬消費量は、T 群でモルヒネ 10.73±13.45 mg、C 群で 10.55±10.24 mg と、両群間に有意差を認めませんでした（P=0.154、0.950）。また、覚醒から術後 24 時間までの NRS についても、両群間に有意差を認めませんでした（**表**）。この原因としては、❶ TAP ブロックに先行鎮痛効果がない、❷ TAP ブロックに先行鎮痛効果があるが、結果には表れない別な要因が発生している、❸ TAP ブロックに術後疼痛や麻薬消費量に有意差を生じるほどの先行鎮痛効果がない、❹本来は先行鎮痛効果があるのに、研究デザインにより有意差が示されない、の 4 つが考えられます。❸と❹は、筆者らが研究限界として示したように、①通常、NSAIDs などを中心とした多角的疼痛管理で鎮痛可能な術後痛なので、強力な鎮痛作用を有するモルヒネの IV-PCA では、麻薬消費量に差が出なかった、②偽ブロック（生食などの神経周囲への注入操作）が施行されなかったので、バイアスがかかってしまった、③予想よりも除外された患者が多かったためにサンプルサイズが不足してしまった、などの可能性が考えられます。それでは、❶や❷は、いかがでしょうか。

術中、麻薬（レミフェンタニル）の消費量の記載はありませんが、C 群で、少ない傾向があったことが推測されます。その場合、C 群で、耐性による術後痛増強の可能性も生じますが、逆に、T 群で、末梢感作が生じ、術後痛が増強する可能性も存在します。つまり、T 群で術後神経ブロック効果が減弱した時間帯に痛みが増強し、術後麻薬の使用量が増加する可能性が生じます。つまり、❶の TAP ブロックに中枢感作を抑制する作用は当然ありますが、❷として、T 群の末梢性感作、C 群の耐性発生による効果が存在し、痛みの強さや鎮痛薬の必要量に時間的・空間的に影響しうるということが推測されます。

外科的侵襲による急性炎症反応を抑制するとされていた末梢神経ブロックが、炎症を促進するとう逆の結果も報告[4]されていますの

表 麻薬（術後モルヒネ）消費量と術後 24 時間の NRS の比較

A. PACU 滞在中と術後最初の 24 時間の術後モルヒネ消費量（mg）		
期間	T 群	C 群
PACU 滞在中	6（0−8）	8（5.5−8.5）
術後最初の 24 時間	10.73±13.45	10.55±10.24

2 群間のモルヒネの消費量に有意差を認めなかった（PACU 滞在中：P = 0.154、術後最初の 24 時間：P = 0.950）。結果は、中央値もしくは平均値±標準偏差を用いて示した。

B. PACU 滞在中、抜管後 2、4、6、24 時間後の安静時、体動時の NRS スコア		
期間	T 群	C 群
安静時の NRS スコア		
覚醒時	0（0−0）	0（0−3）
PACU 入室時	4（0−7）	5（4−7）
PACU 滞在中の最大値	7（6−8）	6（3.75−8.25）
2 時間後	1（0−3）	2（0−2）
4 時間後	0（0−2）	1（0−1）
6 時間後	0（0−1）	1（0−1）
24 時間後	0（0−1）	0（0−1）
体動時の NRS スコア		
2 時間後	3（2−5）	3（2−4）
4 時間後	2（1−3）	2（1−2）
6 時間後	3（2−3）	2（1−2）
24 時間後	2（1−3）	2（1−4）

結果は中央値で示した（25−75 番の四分位数範囲）。PACU 滞在中の安静時の NRS スコアの最大値（P = 0.265）、術後最初の 24 時間の安静時（P = 0.936）、運動時の NRS スコア（P = 0.599）において、2 群間で有意差は認めなかった。

PACU: postanesthesia care unit（麻酔後回復室）
（Ghisi D, et al. Transversus abdominis plane block for postoperative analgesia in patients undergoing total laparoscopic hysterectomy: A randomized, controlled, observer-blinded trial. Anesth Analg 2016; 123: 488−92 より改変引用）

で、プロトコールによっては、先行鎮痛を行ったほうが術後痛いという逆の結果をもたらす可能性も存在しています。このように、先行鎮痛の有用性に関する研究では、術式、術中と術後鎮痛薬の投与方法、投与量とタイミングが完全に一致したプロトコールを計画することは大変困難であり、各研究によって先行鎮痛の有用性について異なった結果が出

てしまう可能性があることが分かりました。メカニズムなどの詳細は、"⑭神経ブロックはいつやるの？"の項も参照してください。

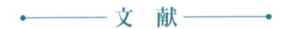

1）Samagh N, et al. Pre-emptive caudal epidural analgesia with ropivacaine for lumbosacral spine surgery: A randomized case control study. J Anaesthesiol Clin Pharmacol 2018; 34: 237-41.
2）Akural EI, et al. Pre-emptive effect of epidural sufentanil in abdominal hysterectomy. Br J Anaesth 2002; 88: 803-8.
3）Ghisi D, et al. Transversus abdominis plane block for postoperative analgesia in patients undergoing total laparoscopic hysterectomy: A randomized, controlled, observer-blinded trial. Anesth Analg 2016; 123: 488-92.
4）Yamada T, et al. Peripheral nerve block facilitates acute inflammatory responses induced by surgical incision in mice. Reg Anesth Pain Med 2016; 41: 593-600.

（山谷 修一、国沢 卓之）

64 神経ブロックはいつやるの？

➡ ～術後のほうが長時間効くはずですよね？～

(Holmberg A, et al. Anaesthesia 2017 ; 72 : 967-77)

　超音波診断装置と末梢神経ブロックの発展に伴い、全身麻酔に神経ブロックの併用が盛んに行われるようになってきましたが、手術の前後どちらに行うのが良いのでしょう？単回投与の場合、術後鎮痛としての持続時間を長めにとるために手術後に行うという考え方もありますが、ここで紹介したいのは手術前に神経ブロックを行ったほうが術後の麻薬使用量が減ったという論文[1]です。

　前腕骨折に対し、レミフェンタニルとプロポフォールを用いた全身麻酔と超音波ガイド下腕神経叢ブロック鎖骨下法で管理を行い、術前に神経ブロックを行う群と術後に行う群で、術後の痛みや鎮痛薬の使用量などを比較しました。

　術後 4 時間まで、術前群のほうがペインスコアは低く、オピオイド鎮痛薬使用量が少なく、平均の初回鎮痛薬使用までの時間も術前群で 544 分、術後群では 343 分という結果でした（**図 1**）。

　この結果は、術後群で術中のレミフェンタニル使用量が有意に多かったことによってオ

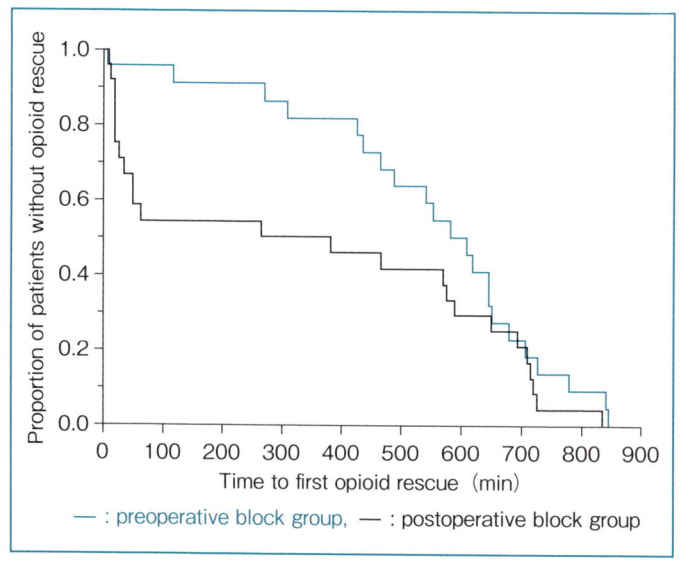

図1　各群における術後鎮痛薬使用患者割合の比較
(Holmberg A, et al. Pre-operative brachial plexus block compared with an identical block performed at the end of surgery: A prospective, double-blind, randomised clinical trial. Anaesthesia 2017; 72: 967-77 より改変引用)

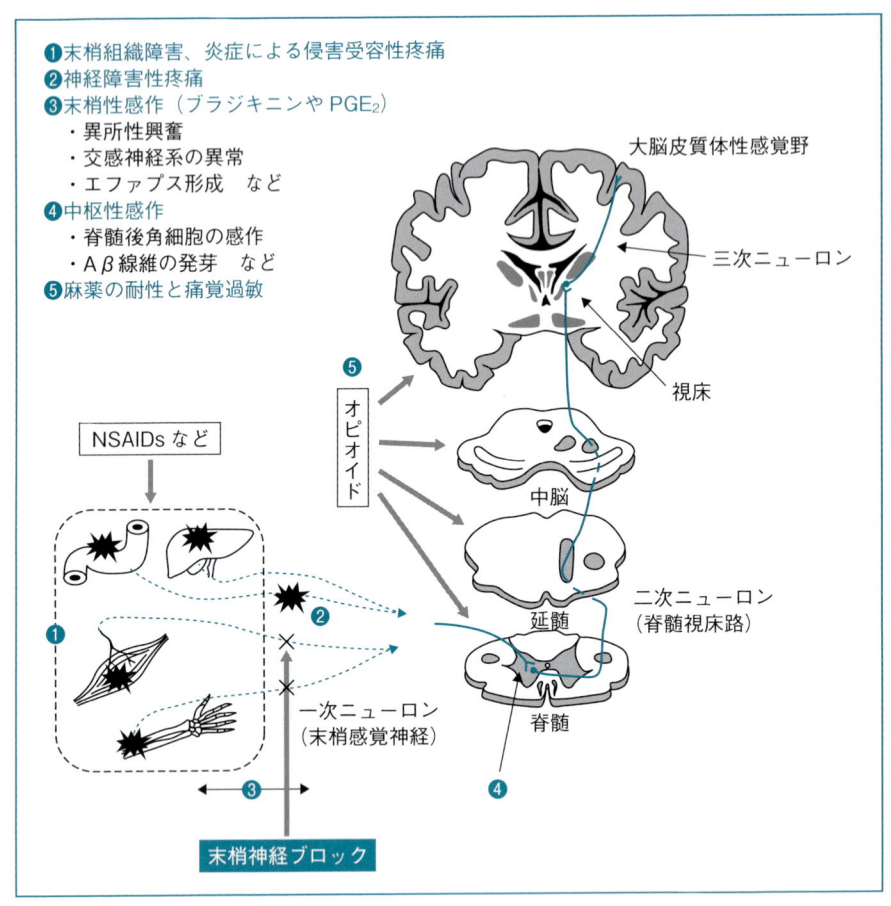

❶末梢組織障害、炎症による侵害受容性疼痛
❷神経障害性疼痛
❸末梢性感作（ブラジキニンやPGE$_2$）
　・異所性興奮
　・交感神経系の異常
　・エファプス形成　など
❹中枢性感作
　・脊髄後角細胞の感作
　・Aβ線維の発芽　など
❺麻薬の耐性と痛覚過敏

大脳皮質体性感覚野

三次ニューロン

視床

❺
オピオイド

NSAIDs など

中脳

二次ニューロン
（脊髄視床路）

延髄

一次ニューロン
（末梢感覚神経）

脊髄

❸

末梢神経ブロック

図2　痛みの成因と鎮痛法の作用部位
（日本緩和医療学会　緩和医療ガイドライン作成委員会編．がん疼痛の薬物療法に関するガイドライン2014年版．東京：金原出版：2014より改変引用）

ピオイドによる痛覚過敏と、神経ブロックによる先行鎮痛への寄与が関与していると考えられます。

　これらのことを理解するには、下記の痛みの機序と神経ブロックの作用部位を認識することが重要です。

　術後の痛みの成因は、大きくは**図2**のような分類ができます。われわれの見解は、術前に神経ブロックを行うことで、術中の麻薬使用量を減らすことができ、かつ術中の中枢への痛みのシグナル伝達抑制により、❹中枢性の感作が抑制されるため、結果的に術後の疼痛コントロールに好影響を及ぼしたのではないかと考えています。

　例えば、Youm ら[2]の論文でも"術前"の神経ブロックの有用性が分かるかと思います（**図3**）。

　これは全人工膝関節置換術（total knee

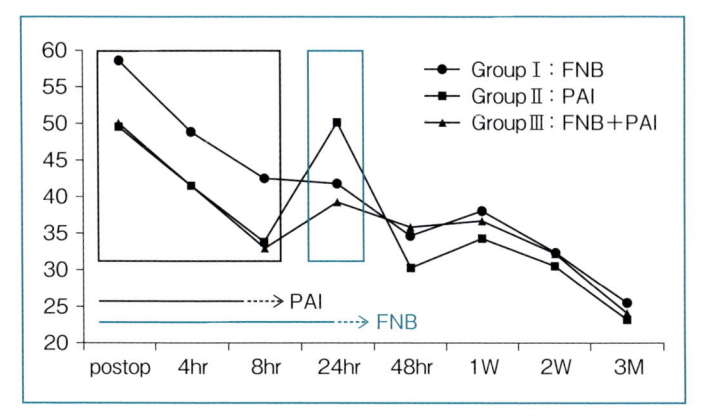

図3　各群における術後痛（visual analogue scale）の比較
FNB: femoral nerve block. PAI: intraoperative periarticular injection
（Youm YS, et al. Preemptive femoral nerve block could reduce the rebound pain after periarticular injection in total knee arthroplasty. J Arthroplasty 2016; 31: 1722-6 より引用）

arthroplasty：TKA）を受ける患者に対し、術前に femoral nerve block（FNB）を行った群と術中に術野から創部の関節近傍に局所麻酔薬の投与を行った群、そして、その両方を行った群とのペインスコアの比較ですが、術前に FNB を行うことで特に術後 24 時間でのペインスコアを低くすることができているのが分かります。著者らは、創部での浸潤麻酔のみでは薬液のウォッシュアウトが早いが、FNB は神経周囲に薬液が長くとどまったからであると考察しています。しかし、われわれは"術前に"神経ブロックを行ったことにより、前述の機序がこのような結果をもたらした一因であると想像しています。そのほか、四肢のみならず、体幹部のブロックである腹横筋膜面ブロックのメタアナリシスでも、"術前の"神経ブロックのほうが術後の痛みのアウトカムに対し有効であった[3]といわれています。

　一方で、術前に神経ブロックを施行しても、特に先行鎮痛のような作用は認められな

かったとするレビュー[4]もあります。ただし、麻酔方法や手術方法、局所麻酔薬の種類や濃度などの交絡因子が一定していないため、はっきりと結論づけることは難しいです。しかし、逆の結果になっていますが、これも、前述の機序で説明が可能です。例えば、術前に神経ブロックを行った場合、神経ブロックの作用が持続している間は、非ステロイド性抗炎症薬（nonsteroidal anti-inflammatory drugs：NSAIDs）やアセトアミノフェンの投与が最小限になることが予想されます。そうすると、❶の炎症はガンガン生じていて、ブロックの効果が消失した途端、大きな痛みが大脳へ到達することになります。術中麻酔薬も麻薬も NSAIDs もアセトアミノフェンの投与量もタイミングも完全に一致したプロトコールであれば、❸末梢性感作、❹中枢性感作を抑制できるぶん、先行鎮痛効果は必ず発揮できるはずですが、このようなプロトコールの研究デザインは、おそらく存在しないでしょう。そうすると、対照群の鎮痛薬の

投与量が多くなっているはずですから、先行鎮痛効果を相殺してしまう可能性は十分にあります。そのほかの理由としては、これまでの研究の多くは短時間作用性のリドカインを用いているものも多いため、完全遮断時間が短いことが先行鎮痛効果を小さくしている可能性もあります。本邦で頻用されるロピバカインやレボブピバカインでの研究の蓄積が俟たれるところですね。

さて、これらを踏まえて、神経ブロックは、術前と術後のどちらに行うのが良いでしょうか。われわれの現時点での印象でしかありませんが、(a) 術前に施行することで、❹中枢性感作を生じないようにし、(b) 術中麻薬の投与量を最小限にすることで、麻薬の耐性と痛覚過敏の発生を最小限として、(c) NSAIDs やアセトアミノフェンなどの定期投与を行うことで❸末梢性感作を減弱させることが、良いと考えています。もし、可能であればさらに、(d) 皮膚切開領域の局所浸潤麻酔も追加することで❶侵害受容性疼痛を抑える、まさに、多角的疼痛管理が最大の術後鎮痛対策になると思われます。

まったく別の観点ですが、近年、施行頻度が増えている末梢神経ブロックは局所麻酔薬の使用量が多く、特にコンパートメントブロックでは血中濃度の上昇が緩やかであり、局所麻酔薬中毒の発症が神経ブロック後数十分経過することも増えてきているため、施行後の経過観察を確実に行うためにも、術後回復室（PACU）の普及率の低い日本では、

“手術前の手技のほうが安全である”という考え方もできます。

最初に紹介した研究[1]では、両群で、神経ブロックの効果が切れた際の最初の鎮痛薬使用時には高いペインスコアが確認されていますが、これには神経ブロックでは抑制しきれない❶炎症性・侵害受容性の要因が深く関わっているはずで、NSAIDs も併用した多角的疼痛管理の有用性が示唆されます。これらは、先行鎮痛・オピオイドによる痛覚過敏、そして、このリバウンド現象に関しては別項でも解説していますので参照してください。

———— 文　献 ————

1) Holmberg A, et al. Pre-operative brachial plexus block compared with an identical block performed at the end of surgery: A prospective, double-blind, randomised clinical trial. Anaesthesia 2017; 72: 967-77.
2) Youm YS, et al. Preemptive femoral nerve block could reduce the rebound pain after periarticular injection in total knee arthroplasty. J Arthroplasty 2016; 31: 1722-6.
3) De Oliveira GS, et al. Transversus abdominis plane block to ameliorate postoperative pain outcomes after laparoscopic surgery: A meta-analysis of randomized controlled trials. Anesth Analg 2014; 118: 454-63.
4) Steen M, et al. A qualitative and quantitative systematic review of preemptive analgesia for postoperative pain relief. The role of timing of analgesia. Anesthesiology 2002; 96: 725-41.

（佐藤　慎、国沢　卓之）

65 リバウンドペイン

→ ～そもそも術前は痛くないですが……～

(Galos DK, et al. Clin Orthop Relat Res 2016 ; 474 : 1247-54)

"⑥神経ブロックはいつやる？"の項でも少し触れましたが、神経ブロックの効果が切れた際の痛みを"リバウンド現象""リバウンドペイン"などと表現している論文を散見します。どういった定義・機序なのでしょうか？　例えば、Galos ら[1]は、前腕骨折の麻酔法において全身麻酔群と神経ブロック群でペインスコアを比較していますが、神経ブロック群で効果が切れたであろうタイミングでのペインスコアの上昇が確認されます（**図**）。

これは、全身麻酔群ではオピオイド、非ステロイド性抗炎症薬（nonsteroidal anti-inflammatory drugs : NSAIDs）やアセトアミノフェンの投与により徐々に痛みは抑えられていますが、神経ブロック群では効果が切れたタイミングで"⑥神経ブロックはいつやる？"の項の図2の①炎症性・侵害受容性の痛みが襲ってきて、痛くなかったところが急に痛くなるため、より高いペインスコアを呈すると考えられます。同項の図3でも確認されていましたよね！

こういった現象がリバウンド現象といわれておりますが、**図**からも一目瞭然であるように、もともと痛みがあったわけではないので、厳密には"リバウンド"ではありませんよね？

リバウンド現象と表現されているものに、以下のものがあると私たちは考えています。

❶ペインクリニック領域で、もともと痛みがあるところに神経ブロックを施行して、効果が切れたあとに痛みがより強く感じる。

❷ペインクリニック領域で、もともと痛みがあるところに神経ブロックを施行して、効果が切れたあとに痛みが従来と同程度に感じる。

❸（上記論文のように）周術期で、術前には痛みがなく、術前に神経ブロックを施行し、術直後も痛みは少ないが、効果が切れたあとに強い痛みを感じる。

❹周術期で、術前には痛みがなく、術後に神経ブロックを施行し、術直後も痛みは少ないが、術中麻薬の使用量が多く、かつ術中の痛みのシグナル伝達により感作が起き、痛覚過敏・強い痛みを感じる。

痛みの強さは、記述のとおり❶＞❷、❸＜❹となります。本来のリバウンド現象とは、❶や❷のことを示すべき表現であることは理解できますね。例えば、Elsheikh[2]の**表**のようになります。

これは脊柱管狭窄症の患者に対し硬膜外ブロックを行うにあたり、Group Ⅰ：局所麻酔薬＋ステロイド、Group Ⅱ：局所麻酔薬＋ステロイド＋カルシトニンの2群におけるペインスコアの推移と比較です。Group Ⅰでは、ブロックの数カ月後より痛みが再燃してきているのが分かります。このように、リバウンド現象は、起こるタイミングも程度も一定ではありません。神経ブロック後の数時間内に起こるものは、局所麻酔薬の薬効が切れ

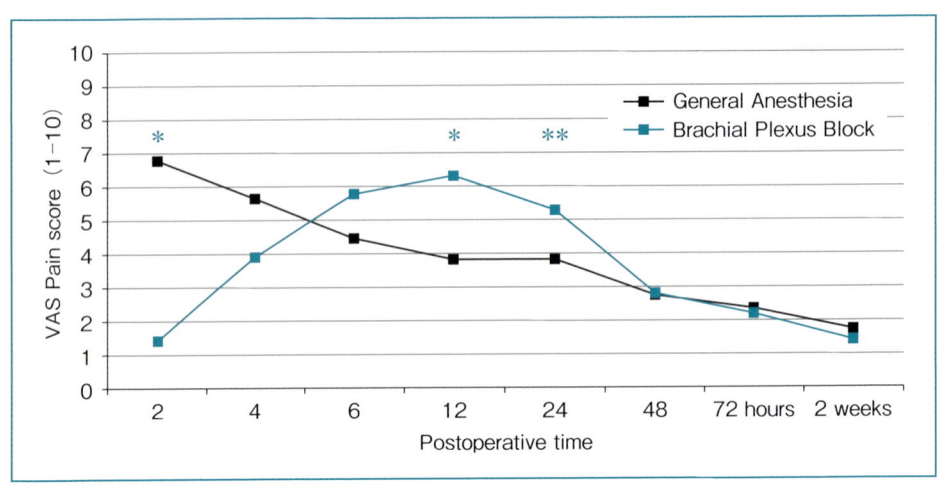

図　各群における術後痛の比較
（Galos DK, et al. Does brachial plexus blockade result in improved pain scores after distal radius fracture fixation? A randomized trial. Clin Orthop Relat Res 2016; 474: 1247–54 より改変引用）

表　各群における神経ブロック施行前後の痛みの比較

Time	Group I (N = 67)	Group II (N = 65)
Before Block	7.3 ± 3.2	7.5 ± 3.6
2 weeks	3.3 ± 2.4	2.8 ± 1.9
One month	3.5 ± 3.1	2.7 ± 2.1
2 months	4.6 ± 4.1	2.9 ± 1.8
4 months	6.7 ± 2.9	4.1 ± 3.3
6 months	7.4 ± 5.2	4.2 ± 2.6
8 months	7.2 ± 4.5	4.5 ± 3.7
10 months	7.5 ± 4.8	4.6 ± 2.9
12 months	7.6 ± 5.3	5.1 ± 3.9

（Elsheikh NA, et al. Effect of adding calcitonin to translaminar epidural steroid in degenerative lumbar spinal canal stenosis. Pain Physician 2016; 19: 139–46 より改変引用）

たこと、痛みがない間に無意識に組織を損傷させてしまうこと、増加した血流がもとに戻ることに対しての"反動"によると考えられますが、数日から数週・数カ月後に起こることもあります。こういったペインクリニック領域での神経ブロックが良い例で、その機序は明らかにはされていませんが、例えば痛みの罹患期間の長さや患者背景が関与している

とも考えられますし、神経ブロックによる組織の血流の改善により損傷していた組織の回復過程で生じる痛みであることもあります。

いずれにせよ、このリバウンド現象は対処・予防法を知っておくことが重要となります。神経ブロック自体の効果を強め、効果を延長させるために、神経ブロックは周術期では術前に行う、カテーテルを留置し局所麻酔薬の持続投与を行う、局所麻酔薬に添加薬（例えば、デクスメデトミジンや上述のカルシトニンなど）を入れる、神経ブロックによりカバーされない領域（炎症性・侵害受容性の痛み）に対して NSAIDs などで多角的疼痛管理を行う、などが挙げられます。

（注：上記の薬物投与の内容は適用外使用も含まれています。適用外使用を行う場合は、当該施設の倫理委員会の承認と患者本人の同意、研究を行う場合は、臨床研究法に示された手順を順守してください。）

● ──── 文　献 ──── ●

1）Galos DK, et al. Does brachial plexus blockade result in improved pain scores after distal radius fracture fixation? A randomized trial. Clin Orthop Relat Res 2016; 474: 1247-54.
2）Elsheikh NA, et al. Effect of adding calcitonin to translaminar epidural steroid in degenerative lumbar spinal canal stenosis. Pain Physician 2016; 19: 139-46.

（佐藤　慎、国沢　卓之）

66 アセトアミノフェンや NSAIDs

→ 〜定時投与が推奨されていたのですね〜

(American Society of Anesthesiologists Task Force on Acute Pain Management. Anesthesiology 2012 ; 116 : 248-73)

　日本でアセトアミノフェン注射液製剤が使用できるようになってから数年が経過し、手術室でも一般的に使用されるようになりました。私たち麻酔科医が使用できる鎮痛薬は、大別してオピオイド鎮痛薬、非ステロイド性抗炎症薬（nonsteroidal anti-inflammatory drugs：NSAIDs）、アセトアミノフェンの3種類となります。これらをどのように使い分けるか、考え方はさまざまです。手術侵襲による強い刺激を抑えるには、調節性に富み、強力な鎮痛効果を持つ強オピオイド鎮痛薬が麻酔科医にはなじみが深いです。

　しかし、手術後に問題となる悪心・嘔吐（postoperative nausea and vomiting：PONV）の原因には、オピオイドが大きく関わっています。PONV のリスク評価に使用される Apfel スコアでは、危険因子の中でも女性、非喫煙、PONV の既往、術後オピオイドの4項目をチェック項目に挙げています。Morino ら[1]は、PONV のリスク因子を術後経過時間ごとに調査していますが、これによれば、術後 24-48 時間のリスク因子として、もっとも高いのは術後オピオイド使用でした（調整オッズ比 9.42、95％信頼区間 5.50-16.16）。

　オピオイドは強力な鎮痛薬ですが、悪心・嘔吐だけでなく、呼吸抑制、腸管運動抑制、瘙痒感など合併症も多く見受けられます。そこで、オピオイドだけでなく、ほかの鎮痛薬を組み合わせるマルチモーダル鎮痛が広まっています。

　NSAIDs に関しては、シクロオキシゲナーゼ（cyclooxygenase：COX）-2 阻害薬が、非選択的 COX 阻害薬よりも消化管潰瘍や血小板でのトロンボキサン A_2 産生低下などの副作用が少なく、有用ではないかという論議があります。鎮痛効果に関しても、第2世代 COX-2 阻害薬の etoricoxib 120 mg 投与が、プラセボに比べて鎮痛効果が高く（相対危険度 5.60、95％信頼区間 4.02-7.81）、レスキュー薬使用量も少なかったとする報告があり、COX-2 阻害薬の鎮痛が有効であることが示されています[2]。

　COX-2 阻害薬については、非選択的 COX 阻害薬よりも心血管系イベントのリスクを上昇させる懸念があるとして、rofecoxib が 2004 年に米国で発売中止となる経緯がありました。しかし、その後の古典的な NSAIDs と COX-2 阻害薬を比較した CNT trial[3]において、血管系イベントリスクはプラセボと比較すると NSAIDs で高かったが、高用量ジクロフェナク、イブプロフェンと COX-2 阻害薬のリスクは同等でした。また、PRECISION trial[4]においても、中等量のセレコキシブは非選択的 COX 阻害薬のイブプロフェンやナプロキセンと比較して、心血管系イベントリスクは変わらないことが示されており、従来の NSAIDs に代えて COX-2 阻害薬を使用することによる心血管系イベントリスク上昇の懸念は払拭されています[5]。

ロボット手術による内視鏡下甲状腺手術において、アセトアミノフェンとプラセボを比較した研究では、術後疼痛スコア、レスキュー鎮痛薬使用率ともアセトアミノフェンが有効であることを示しました。また、PONVに関してもアセトアミノフェン群がプラセボよりも少なかったとしており、アセトアミノフェンの周術期投与による鎮痛効果も報告されています[6]。

アセトアミノフェンの鎮痛効果は、NSAIDsとほぼ同等という報告[7]もありますが、炎症が主体の場合は、COX阻害作用を持たないアセトアミノフェンよりもNSAIDsやCOX-2阻害薬のほうが効果的であることが予想されます。そのため、アセトアミノフェンとNSAIDsを併用することで鎮痛作用を増強することも検討すべきです。

モルヒネ以外の鎮痛薬（analgesics other than morphine：AOM）の鎮痛効果やモルヒネ削減効果、PONVへの効果についてのメタアナリシスでは、AOM単独に比べて、アセトアミノフェンとNSAIDsまたはnefopamの組み合わせが、モルヒネ消費量削減効果が高いことを示唆しています。このシステマティックレビューでは、α_2作動薬、NSAIDs、COX-2阻害薬の鎮痛効果がトラマドール、アセトアミノフェン単独よりも高く、PONVについては、α_2アゴニスト、コルチコステロイドが有効であるとしています[8]。この結果から、アセトアミノフェンとNSAIDsはともに術後鎮痛効果を持つが、両者の併用により、効果的にオピオイド必要量を軽減することが期待できると考えられます。

しかし、アセトアミノフェンの作用機序には、はっきりしない部分も多いのです。アセトアミノフェンの鎮痛作用は末梢での作用

と、脳脊髄液を介した中枢作用の両方が考えられています。作用発現までにどのくらいの時間がかかるのかも明らかではありませんが、Sinatraら[9]による股関節置換術を対象とした研究では、アセトアミノフェン投与から痛みの改善度が最大強度になるまで約1時間を要しています。そのため、術後痛を訴えてからの頓用では、十分な鎮痛効果を期待できません。

術後疼痛に関する米国麻酔科学会（ASA）のガイドラインでは、可能であればマルチモーダルペインマネージメントを行うべきであるとし、その方法として、局所麻酔薬による区域麻酔と、禁忌でなければ、定時のNSAIDs、COX-2阻害薬、アセトアミノフェン投与を推奨しています[10]。つまり、経静脈的患者管理鎮痛法（IVPCA）や患者管理硬膜外鎮痛法（PCEA）によるオピオイドを基本とするのではなく、NSAIDs、アセトアミノフェンを基本として常に血漿濃度を保つため、定時投与することを勧めています。

術後疼痛およびそのほかの疼痛に関するガイドラインでも、オピオイドは必要最低量に抑え、可能であればNSAIDsなどを併用するmultimodal opioid-sparing technique（オピオイド節約マルチモーダル鎮痛）により、PONVや呼吸抑制、腸閉塞などのオピオイドによる副作用を軽減することを推奨しています。オピオイドに頼りすぎることなく、アセトアミノフェン、NSAIDs、COX-2阻害薬を積極的に使用することが、各種の疼痛対策として注目されています[11]～[13]。

結論として、避けるべき問題がなければ、局所麻酔に加えて、まずアセトアミノフェンとNSAIDsの定時投与を行います。内服が可能になれば、非選択的COX阻害薬に代えて副作用の少ないCOX-2阻害薬のセレコキ

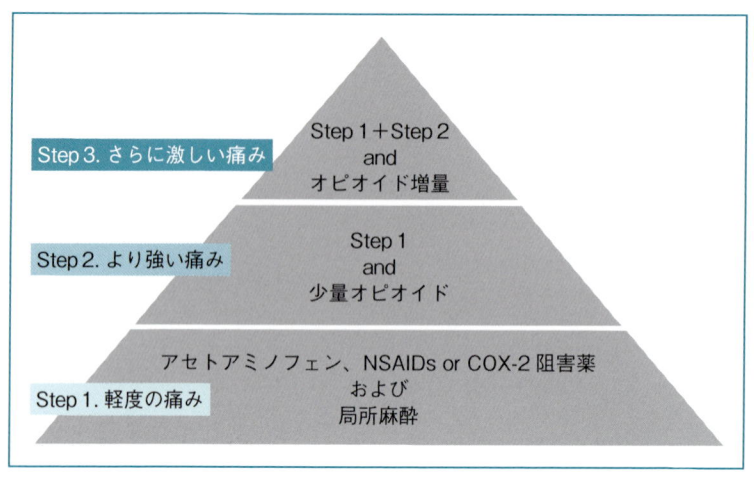

図　術後疼痛管理の考え方

シブ投与を検討します。これによって除痛できない痛みに対して、レスキューとして少量オピオイドを使用し、それでも除痛できない強い痛みに関しては、さらに高用量のオピオイド使用を検討します。このようなステップを踏んだ疼痛ラダー（**図**）の考え方が術後疼痛管理として望ましいと考えられます。

● 文　献 ●

1) Morino R, et al. Incidence of and risk factors for postoperative nausea and vomiting at a Japanese Cancer Center: First large-scale study in Japan. J Anesth 2013; 27: 18-24.

2) Clarke R, et al. Single dose oral etoricoxib for acute postoperative pain in adults. Cochrane Database Syst Rev 2014 May 8;（5）: CD 004309.

3) Bhala N, et al. Vascular and upper gastrointestinal effects of non-steroidal anti-inflammatory drugs: Meta-analyses of individual participant data from randomised trials. Lancet 2013; 382: 769-79.

4) Nissen SE, et al. Cardiovascular safety of celecoxib, naproxen, or ibuprofen for arthritis. N Engl J Med 2016; 375: 2519-29.

5) Patrono C, et al. Coxibs, traditional NSAIDs, and cardiovascular safety post-PRECISION: What we thought we knew then and what we think we know now. Clin Pharmacol Ther 2017; 102: 238-45.

6) Hong JY, et al. Paracetamol reduces postoperative pain and rescue analgesic demand after robot-assisted endoscopic thyroidectomy by the transaxillary approach. World J Surg 2010; 34: 521-6.

7) Smith HS. Perioperative intravenous acetaminophen and NSAIDs. Pain Med 2011; 12: 961-81.

8) Martinez V, et al. Non-opioid analgesics in adults after major surgery: Systematic review with network meta-analysis of randomized trials. Br J Anaesth 2017; 118: 22-31.

9) Sinatra RS, et al. Efficacy and safety of single and repeated administration of 1 gram intravenous acetaminophen injection（paracetamol）for pain management after major orthopedic surgery. Anesthesiology 2005; 102: 822-31.

10) American Society of Anesthesiologists Task Force on Acute Pain Management. Practice

guidelines for acute pain management in the perioperative setting: An updated report by the American Society of Anesthesiologists Task Force on Acute Pain Management. Anesthesiology 2012; 116: 248-73.

11) Jarzyna D, et al. American Society for Pain Management Nursing guidelines on monitoring for opioid-induced sedation and respiratory depression. Pain Manag Nurs 2011; 12: 118-45.

12) Devlin JW, et al. Clinical practice guidelines for the prevention and management of pain, agitation/sedation, delirium, immobility, and sleep disruption in adult patients in the ICU. Crit Care Med 2018; 46: e825-73.

13) Chou R, et al. Management of postoperative pain: A clinical practice guideline from the American Pain Society, the American Society of Regional Anesthesia and Pain Medicine, and the American Society of Anesthesiologists' Committee on Regional Anesthesia, Executive Committee, and Administrative Council. J Pain 2016; 17: 131-57.

（佐藤　暢一）

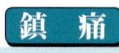

 **67** デキサメタゾンがここで登場!!

→ ～鎮痛目的でも使用されるのですね～

(Waldron NH, et al. Br J Anaesth 2013 ; 110 : 191-200)

デキサメタゾンが術後悪心・嘔吐（post-operative nausea and vomiting : PONV）予防に使用されるのは、皆様ご存知と思います。ただ、日本では、❶薬価は安いとはいえ保険適用外である点、❷創傷治癒に影響を及ぼす可能性がある点、❸感染リスクを上昇させる可能性がある点などから、ルーチン投与は行いにくいのが現状と思います。❶は混合診療原則禁止の観点に加え、臨床研究法の施行（2018年）に伴い容易な投与や研究が、さらに難しくなりました。❷❸は、外科医のコンセンサスなしでは投与しにくいですよね。しかし、海外では、麻薬の消費量を減ら

すためのデキサメタゾンの鎮痛作用も期待され、多くの研究がなされています[1)2)]。Waldronら[1)]はデキサメタゾン1.25-20mgの効果のメタ解析を行い、45本の無作為化比較試験（5,796名の対象患者）のメタ解析の結果から、2時間後と24時間後［MD -0.48〔95％信頼区間（interval confidence : CI）-0.62, -0.35〕］の痛みが少なく、モルヒネに換算した麻薬の消費量も2時間後〔MD -0.87 mg（95％CI -1.40, -0.33）〕、24時間後〔MD -2.33 mg morphine equivalents（95％CI -4.39, -0.26）〕のいずれも少なかったことを報告しました。

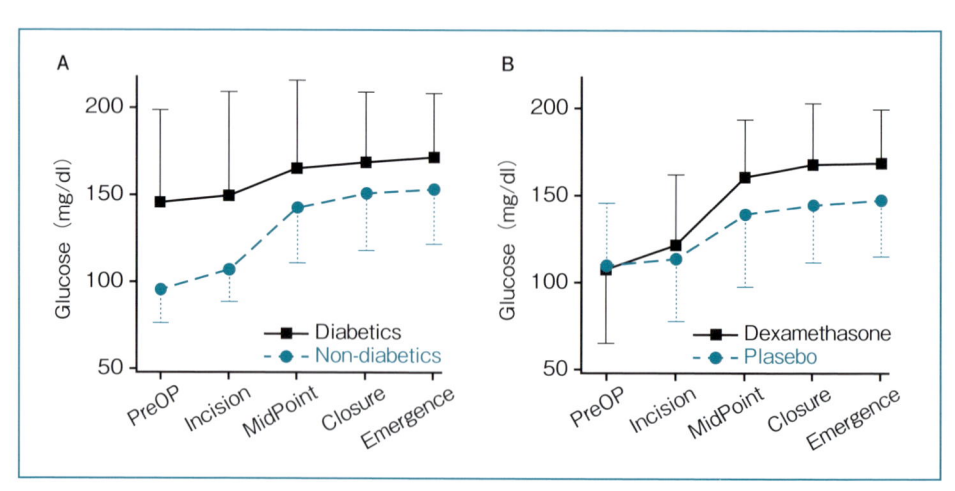

図　非心臓手術に対する高血糖反応
A：糖尿病患者と非糖尿病患者別の血糖推移，B：デキサメタゾン投与群とプラセボ群別の血糖推移
(Abdelmalak BB, et al. The hyperglycemic response to major noncardiac surgery and the added effect of steroid administration in patients with and without diabetes. Anesth Analg 2013; 116: 1116-22 より引用)

ステロイドによる副作用が気になるところですが、Abdelmalak ら[3]は、術前 8 mg のデキサメタゾン投与が高血糖反応に及ぼす影響を検討しました。糖尿病患者と非糖尿病患者のいずれも手術の中間点で血糖値が最大に増加し、その程度は、後者のほうが大きく、デキサメタゾン投与による影響は手術の進行によるものと比較して軽微である（**図**）ため、PONV 予防投与を妨げるほどではないと結論づけています。

Toner ら[4]は、56 の無作為化比較試験のシステマティック・レビューを行い、4-16 mg のデキサメタゾン投与は感染・高血糖などの悪影響のエビデンスはないと結論づけています。Corcoran ら[5]は、ハイリスク患者においても、創感染などの悪影響は見られなかったと報告しています。日本の臨床にそのまま導入できないかもしれませんが、将来的な周術期管理法に影響を及ぼす可能性があることに気づかせてもらえますね。

―――― 文　献 ――――

1) Waldron NH, et al. Impact of perioperative dexamethasone on postoperative analgesia and side-effects: Systematic review and meta-analysis. Br J Anaesth 2013; 110: 191-200.
2) De Oliveira GS Jr, et al. Perioperative single dose systemic dexamethasone for postoperative pain: A meta-analysis of randomized controlled trials. Anesthesiology 2011; 115: 575-88.
3) Abdelmalak BB, et al. The hyperglycemic response to major noncardiac surgery and the added effect of steroid administration in patients with and without diabetes. Anesth Analg 2013; 116: 1116-22.
4) Toner AJ, et al. Safety of perioperative glucocorticoids in elective noncardiac surgery: A systematic review and meta-analysis. Anesthesiology 2017; 126: 234-48.
5) Corcoran T, et al. Intraoperative dexamethasone does not increase the risk of postoperative wound infection: A propensity score-matched post hoc analysis of the ENIGMA-II trial (EnDEX). Br J Anaesth 2017; 118: 190-9.

（国沢　卓之）

68 ケタミン、プレガバリン、ガバペンチン

→ ～いろいろあるのですね～

(Mishriky BM, et al. Br J Anaesth 2015；114：10-31)

日本では、周術期の鎮痛薬といえば、オピオイド、非ステロイド性抗炎症薬（NSAIDs）、アセトアミノフェン、フルルビプロフェンアキセチルであり、そのほかは思い浮かびませんね。しかし、米国における医療用麻薬乱用問題に起因するオピオイド使用削減を目指す情勢と相俟ってか、さまざまな薬物の鎮痛効果、鎮痛補助効果が期待され、数多くの研究が行われています。本項では、ケタミン、プレガバリン、ガバペンチンの術後急性期の疼痛対策としての使用法を見てみましょう。

ケタミンは、N-メチル-D-アスパラギン酸（NMDA）受容体拮抗作用により、痛みの中枢性感作やオピオイド受容体の耐性形成を抑制し、オピオイドの有効性を高めると考えられています。Laskowski ら[1]のシステマティックレビューでは、術中のケタミンの使用により術後のオピオイドの総投与量が減少し、初回の鎮痛薬使用までの時間を延長させると結論づけています。さらに、オピオイドの使用量を減少させるにもかかわらず、疼痛スコアを減少させる結果となっており、ケタミンは術後鎮痛のひとつの方法として有用である可能性があります。しかし、ケタミン投与群で幻覚、悪夢といった副作用は増加していました。この報告はケタミンの投与量はさまざまでしたが、一般的にもケタミンの高用量での使用は幻覚、悪夢、めまい、嘔気、視力障害などの副作用が懸念されています。

では、低用量で使用した場合はどうでしょ

うか。Lacoste ら[2]は、術中の低用量ケタミンの単回投与によりオピオイドの使用、疼痛スコアが減少し、さらに 48 時間以内の幻覚、悪夢などの副作用は認めなかったと報告しています。このように、低用量での使用により副作用の問題を解決できるかもしれません。

高齢者での使用に関しては、Avidan ら[3]は、幻覚、悪夢のリスクは上昇させたものの、せん妄頻度を減らせなかった報告しています。ケタミンは、麻薬耐性患者や、ほかの薬物で十分なオピオイド使用量を減らせない症例などに有用性が期待されています。

続いて、日本では神経障害性疼痛治療の代表薬であるプレガバリン、ガバペンチンなどのガバペンタノイドはいかがでしょうか。ガバペンタノイドは、Ca チャネル δ_2 リガンドに結合して興奮性神経伝達を抑制し、下行性抑制系を賦活化することで鎮痛効果をもたらします。もともと、術後鎮痛に有効で、遷延性疼痛予防効果もある報告が多く、周術期の鎮痛薬としても大きな期待が寄せられてきました[4][5]。最近のメタ解析[6]によると、全人工膝関節置換術にガバペンチンを投与した群はプラセボ群と比較して、12、24、48、72 時間後の numerical rating scale（NRS）は差を認めず、プレガバリンを投与した群では 24、48 時間の NRS は差を認めたもののわずかであり、臨床的に意味のある差ではないという結果でした。術後 48 時間のオピオイド使用量は、両群ともに減少しましたが、

表　術後 24 時間時におけるプレガバリン投与の効果

Outcome	Pregabalin ≦75 mg		Pregabalin 100-150 mg		Pregabalin 300 mg	
	Single dose	Multiple dosing	Single dose	Multiple dosing	Single dose	Multiple dosing
Pain scores at rest, 0-10 scale	0.19(-0.79, 1.18), I^2=85%, (3)	-0.61(-1.16, -0.05), I^2=69%, (6)	-0.40(-1.07, 0.27), I^2=89%, (8)	-0.47(-0.70, -0.23), I^2=50%, (15)	-0.45(-0.96, 0.05), I^2=80%, (9)	-0.13(-0.40, 0.15), I^2=49%, (7)
Pain scores with movement, 0-10 scale	0.23(-0.48, 0.94), I^2=NE%, (1)	-1.08(-1.89, -0.27), I^2=72%, (4)	-0.23(-0.91, 0.45), I^2=59%, (4)	-0.67(-1.41, 0.07), I^2=82%, (6)	-0.22(-0.82, 0.39), I^2=14%, (3)	-0.27(-0.51, -0.02), I^2=0%, (4)
Opioid consumption, mg morphine equivalents	-4.75(-9.20, -0.30), I^2=NE%, (1)	-5.28(-9.98, -0.57), I^2=96%, (5)	-10.01(-15.58, -4.45), I^2=75%, (6)	-7.51(-10.56, -4.45), I^2=77%, (9)	-10.02(-14.91, -5.14), I^2=97%, (7)	-8.66(-12.18, -5.14), I^2=90%, (6)
Sedation	NA	1.00(0.83, 1.21), I^2=22%, (3)	1.41(0.85, 2.34), I^2=19%, (5)	1.25(0.55, 2.87), I^2=66%, (4)	1.73(1.02, 2.94), I^2=94%, (9)	3.36(1.25, 9.07), I^2=0%, (2)
Severe sedation	NA	0.50(0.03, 7.41), I^2=NE%, (2)	2.72(1.05, 7.02), I^2=0%, (5)	2.50(0.35, 17.97), I^2=NE%, (3)	2.03(0.85, 4.87), I^2=61%, (4)	7.79(1.02, 59.37), I^2=NE%, (2)

プレガバリン投与によって、術後鎮痛薬としてのモルヒネの消費量は有意に減少していることが示されている。疼痛スコアに関しては、プレガバリンの術前単回投与では投与しない群と変わらなかった。しかし、術前と術中の複数回投与を行うと、75 mg 以下、100-150 mg 投与群で疼痛スコアが減少していた。
(Mishriky BM, et al. Impact of pregabalin on acute and persistent postoperative pain. Br J Anaesth 2015; 114: 10-31 より引用)

こちらも臨床的に意義のある差ではなく、3カ月後の慢性疼痛はプラセボと比較して差を認めなかったと報告されています。ケタミンと同様に、投与量や副作用との兼ね合いに留意が必要ですね。Mishriky ら[7]のシステマティックレビューでは、プラセボ群と比較してプレガバリン投与群では有意に疼痛スコアを減少させ、術後 24 時間のオピオイド使用量も減少させることが分かりました（**表**）。さらに、術後の悪心・嘔吐、瘙痒感も減少しています。鎮静、めまい、視力障害といった副作用が増えることに留意が必要ですが、術後急性期の疼痛の有用性が明らかになりました。ちなみに、慢性疼痛に対する効果は、現時点では不明と結論づけています。

また、Myhre ら[8]が、術前プレガバリン内服効果がレミフェンタニルの鎮痛作用に及ぼす影響を調べています。プレガバリンは疼痛に対する視覚アナログスケール（VAS）スコアを減少させましたが、呼気終末二酸化炭素（Et_{CO_2}）濃度は増加し、認知機能を低下させることが明らかとなり、オピオイドの使用量を減らしても、効果を増強する可能性を示しており、投与に関して慎重な検討が必要であることを提示しています。ガバペンチンにおいても、プレガバリン同様にオピオイド使用量が減少したとするシステマティックレビュー[9]が報告されています。しかし、こちらも多角的鎮痛法としての有用性は検討の余地があるとの結論にとどまっています。オピオイドとの相互作用が気になるところで、ガバペンチンの単独投与もしくはオピオイドとの併用によって呼吸抑制が起きるとされています。Cavalcante ら[10]の報告は、腹腔鏡手

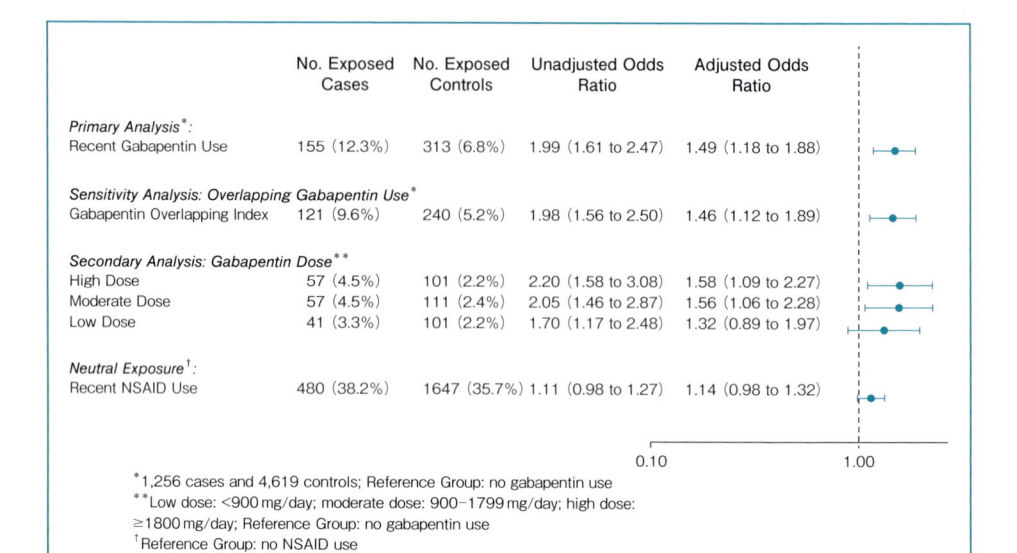

	No. Exposed Cases	No. Exposed Controls	Unadjusted Odds Ratio	Adjusted Odds Ratio
*Primary Analysis**:				
Recent Gabapentin Use	155 (12.3%)	313 (6.8%)	1.99 (1.61 to 2.47)	1.49 (1.18 to 1.88)
*Sensitivity Analysis: Overlapping Gabapentin Use**				
Gabapentin Overlapping Index	121 (9.6%)	240 (5.2%)	1.98 (1.56 to 2.50)	1.46 (1.12 to 1.89)
*Secondary Analysis: Gabapentin Dose*****				
High Dose	57 (4.5%)	101 (2.2%)	2.20 (1.58 to 3.08)	1.58 (1.09 to 2.27)
Moderate Dose	57 (4.5%)	111 (2.4%)	2.05 (1.46 to 2.87)	1.56 (1.06 to 2.28)
Low Dose	41 (3.3%)	101 (2.2%)	1.70 (1.17 to 2.48)	1.32 (0.89 to 1.97)
Neutral Exposure†*:				
Recent NSAID Use	480 (38.2%)	1647 (35.7%)	1.11 (0.98 to 1.27)	1.14 (0.98 to 1.32)

*1,256 cases and 4,619 controls; Reference Group: no gabapentin use
**Low dose: <900 mg/day; moderate dose: 900-1799 mg/day; high dose:
≥1800 mg/day; Reference Group: no gabapentin use
†Reference Group: no NSAID use

図　ガバペンチンとオピオイドの併用とオピオイド過量投与の関係

年齢、オピオイド投与量、120日間の薬剤の使用（プレガバリン、SSRI、ほかの抗うつ薬、ベンゾジアゼピン系、ほかの抗精神病薬、中枢神経抑制薬、長時間作用性オピオイド、メサドン、ブプレノルフィン）、6カ月間の投与回数、アルコール使用障害、慢性肺疾患、糖尿病、チャールソン併存疾患指数、オピオイドを処方する薬局の数で調節した、ガバペンチンとオピオイドの併用と、オピオイドの過量投与の関係を示した。

オピオイドの単独使用と比較し、ガバペンチンとオピオイドの併用でオピオイド関連死が49%増加した。また、ガバペンチンの中等量（900-1799 mg/日）、もしくは高用量（1800 mg/日 以上）の使用で、60%近くオピオイド関連死が増加した。しかし、低用量（900 mg/日 以下）の使用では、オッズ比に有意差を認めなかった。

（Gomes T, et al. Gabapentin, opioids, and the risk of opioid-related death. PLos Med 2017 ; 14 : e1002396 より引用）

術時のガバペンチンの使用と呼吸抑制には関連性があると結論づけています。さらに、年齢の上昇とオピオイドの術中投与量の増加に伴い呼吸抑制が増加していました。ガバペンチンを用いる場合、特に高齢者においてオピオイドの使用量を減らす必要があると考えられます。ガバペンチンの投与量自体も検討の余地がありそうです。さらに、ガバペンチンとオピオイドの相互作用による関連死に関しても報告されています。Gomesら[11]のケースコントロール研究によると、慢性的にオピオイドを使用していた患者のうち、ガバペンチンとの併用によりオピオイド関連死のリスクが約60%増加したと報告しています（図）。この報告は周術期のものではありませんが、呼吸抑制、オピオイド関連死といった副作用の観点からも、臨床においてオピオイドとガバペンチンの併用の必要性を検討し、併用する際はオピオイド投与量を慎重に決定すべきであると考えられます。

このように、ケタミンやガバペンタノイドが、多角的鎮痛法としてオピオイドの使用量

を減少させ疼痛を軽減させてくれる効果があるのは明らかですので、適切な投与量と投与方法が確立されることが、今後の課題であることが分かりました。現時点で後二者は、日本では適用外使用となりますので、実際に投与を行う場合は、倫理委員会の承認、患者の同意、臨床研究法に従った研究施行が必要となるうえに、副作用やオピオイドとの相互作用に十分注意する必要がありますね。

───── 文　献 ─────

1) Laskowski K, et al. A systematic review of intravenous ketamine for postoperative analgesia. Can J Anesth 2011; 58: 911-23.

2) Jouguelet-Lacoste J, et al. The use of intravenous infusion or single dose of low-dose ketamine for postoperative analgesia. Pain Med 2015; 16: 383-403.

3) Avidan MS, et al. Intraoperative ketamine for prevention of postoperative delirium or pain after major surgery in older adults: An international, multicentre, double-blind, randomised clinical trial. Lancet 2017; 390: 267-75.

4) Zhang J, et al. Efficacy of pregabalin in acute postoperative pain: A meta-analysis. Br J Anaesth 2011: 106: 454-62.

5) Clarke H, et al. The prevention of chronic postsurgical pain using gabapentin and pregabalin: A combined systematic review and meta-analysis. Anesth Analg 2012; 115: 428-42.

6) Hamilton TW, et al. A meta-analysis on the use of gabapentinoids for the treatment of acute postoperative pain following total knee arthroplasty. J Bone Joint Surg 2016; 98: 1340-50.

7) Mishriky BM, et al. Impact of pregabalin on acute and persistent postoperative pain. Br J Anaesth 2015; 114: 10-31.

8) Myhre M, et al. Pregabalin has analgesic, ventilatory, and cognitive effects in combination with remifentanil. Anesthesiology 2016; 124: 141-9.

9) Fabritius MS, et al. Gabapentin for post-operative pain management─a systematic review with meta-analyses and trial sequential analyses. Acta Anaesthesiol Scand 2016; 60: 1188-208.

10) Cavalcante AN, et al. Multimodal analgesic therapy with gabapentin and its association with postoperative respiratory depression. Anesth Analg 2017; 125: 141-6.

11) Gomes T, et al. Gabapentin, opioids, and the risk of opioid-related death: A population-based nested case-control study. PLos Med 2017; 14: e1002396.

（工藤 愛理、国沢 卓之）

69 マルチモーダル全身麻酔（オピオイドフリー麻酔）

➡ ～そこまで徹底するのですね～

(Brown EN, et al. Anesth Analg 2018 ; 127 : 1246-58)

　マルチモーダル（多角的）鎮痛法の用語と概念は、ここ数年で、広く普及しましたが、ついに、"マルチモーダル全身麻酔"[1]という概念が登場し、オピオイドの使用量を大幅に減らすか、使用しないで全身麻酔を行う手法が注目を浴びています。そもそもバランス麻酔とは、複数の薬物を利用し、麻酔状態〔①抗侵害受容作用、②意識消失（健忘）、③不動化〕を達成するものでありますが、近年、①をオピオイドに頼りすぎていたので、別な薬物で代用し、極端な場合は、麻薬なしで術中も乗り切ってしまおう（オピオイドフリー麻酔）[2]という全身麻酔の新しい管理法です。そもそも米国では、オピオイドの過量処方から発展した乱用問題の解決のため、徹底したオピオイド使用量抑制が行われており、その対策の一つであります。

　これまで利用されてきた薬物（セボフルラン、プロポフォール、レミフェンタニル、ロクロニウム）、鎮痛補助として使用されてきた薬物（プレガバリン、ガバペンチン、デキサメタゾン、アセトアミノフェン）に加えて、デクスメデトミジン、ケタミン、リドカイン、マグネシウムの4つが、重要な役割を担います。具体的投与法として、腹腔鏡下肥満手術における管理を図に示しました。

　実際にこのような麻酔管理が可能であること、また、実際に行われていることは、現代の日本で医療を行っている私たちには不思議に感じられますね。さて、このような麻酔法

が普及するためには、それぞれの薬物の効果検証と管理法全体の検証が必要になります。例えば、Ziemann-Gimmelら[3]は、腹腔鏡下肥満手術において、プロポフォール、ケタミン、デクスメデトミジンを用いたオピオイドを含まない全静脈麻酔（total intravenous anesthesia：TIVA）法が従来の揮発性麻酔薬とオピオイドを使用する麻酔法と比べて、疼痛レベルに違いはなかったものの、術後悪心・嘔吐（PONV）の発生頻度と重症度を有意に減少したと報告しています。リドカインに関してはいかがでしょうか。Kimら[4]は、甲状腺摘出手術において周術期のオピオイド鎮痛薬の補助薬としてリドカイン2 mg/kgを15分投与後、2 mg/kg/hr で持続投与を行うことにより、対照群と比較して、回復の質（術後の精神的・身体的、疼痛の回復）が優れていることを報告しました。また、Wibelら[5]のメタ解析でも、手術後24時間以内の疼痛を減少させたことを報告しています。マグネシウムに関しては、Kimら[4]の研究では、15分間の初期負荷投与（15 mg/kg）に続いて 20 mg/kg/hr の持続投与では、有意差を示せませんでしたので、今後、有用性を示した報告が待ち望まれます。

　Oderdaら[6]は、30万人を超える調査で、12.2％の患者にオピオイドによる副作用が生じ、治療費用および入院期間が約2倍となり、再入院率が有意に高くなることを報告しています。さらに、退院時にオピオイド処

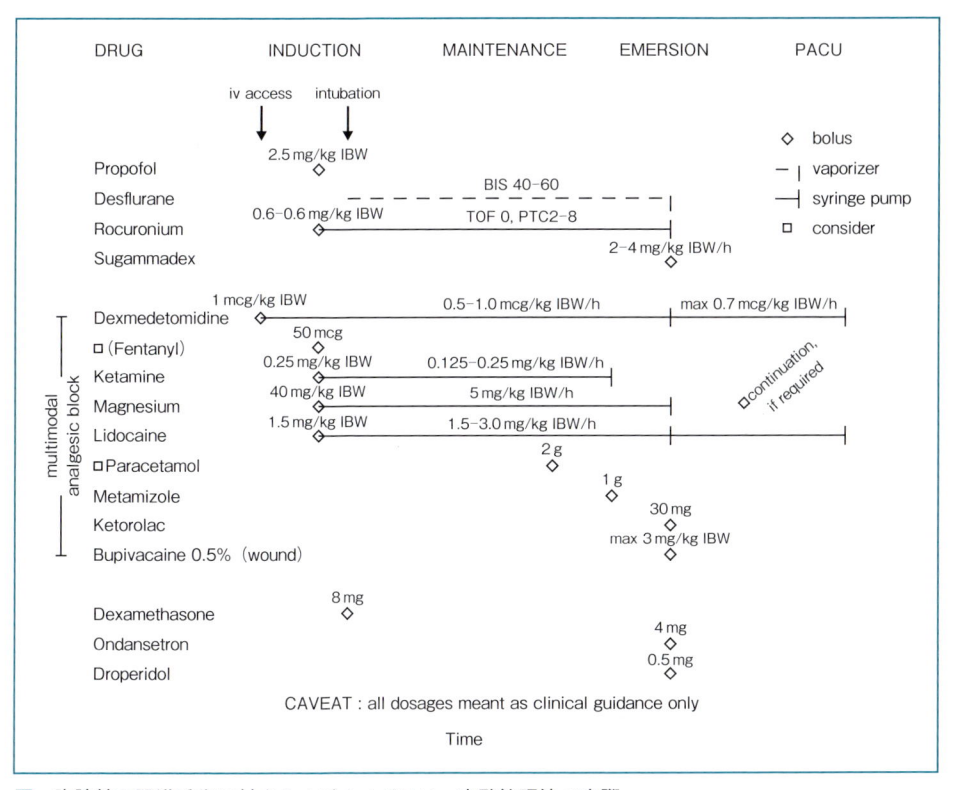

図　腹腔鏡下肥満手術に対するオピオイドフリー麻酔管理法の実際

＜麻酔導入−維持＞
- デクスメデトミジン：静脈路を確保後 10 分間の初期負荷投与を行い、持続投与。麻酔導入時には良好な鎮痛効果および自律神経がブロックされ、挿管刺激を抑制
- 十分な酸素化ののち、導入量としてプロポフォール 2.5 mg/kg IBW（ideal body weight）を意識消失のため単回投与
- ケタミン：入眠後、単回投与＋持続投与
- ロクロニウム：単回投与後、筋弛緩モニタリングを行いながら持続投与
- デスフルラン：挿管後は BIS 値 40−60 を目標に投与
- リドカイン：単回投与後持続投与
- マグネシウム：単回投与後持続投与

＜手術終了前後＞
- 多くの薬物は、手術が終了時まで
- ケタミンのみ例外で 30 分前に投与終了（潜在的精神異常の副作用回避）
- PONV 対策：デキサメタゾン（導入後）、オンダンセトロン（出現前）は軽度の鎮痛作用も期待

（Mauermann E, et al. Different protocols used today to achieve total opioid-free general anesthesia without locoregional blocks. Best Pract Res Clin Anaesthesiol 2017; 31: 533−45 より引用）

方された患者は、オピオイドに対する依存の
リスクが高くなることは明らかであり、オピ
オイドフリー麻酔がこれらを改善できるので
あれば、ひとつの麻酔法として価値が見出さ
れる可能性があります。私の指導医が教えて
くれている"20年前の指導医は'麻薬を極
力使用するな'という非常識な指導をしてい
たが、現代は麻薬を十分に投与するように"
という指導法が、非常識に変わる日が来るの
かもしれません。

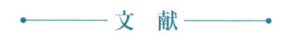 **文　献**

1) Brown EN, et al. Multimodal general anesthe-sia: Theory and practice. Anesth Analg 2018; 127: 1246–58.
2) Mauermann E, et al. Different protocols used today to achieve total opioid-free general an-esthesia without locoregional blocks. Best Pract Res Clin Anaesthesiol 2017; 31: 533–45.
3) Ziemann-Gimmel P, et al. Opioid-free total in-travenous anaesthesia reduces postoperative nausea and vomiting in bariatric surgery be-yond triple prophylaxis. Br J Anaesth 2014; 112: 906e11.
4) Kim MH, et al. Intravenously administered li-docaine and magnesium during thyroid sur-gery in female patients for better quality of re-covery after anesthesia. Anesth Analg 2018; 127: 635–41.
5) Wibel S, et al. Efficacy and safety of intrave-nous lidocaine for postoperative analgesia and recovery after surgery: A systematic review with trial sequential analysis. Br J Anaesth 2016; 116: 770–83.
6) Oderda GM, et al. Effect of opioid-related ad-verse events on outcomes in selected surgical patients. J Pain Palliat Care Pharmacother 2013; 27: 62e70.

（宮﨑　世理、国沢　卓之）

PONV 予防

70 プロポフォールが好ましい？

→ ～絶対ではなかったのですね～

(Voigt M, et al. J Clin Anesth 2011 ; 23 : 461-8)

術前外来の患者さんの反応からは、全身麻酔後の悪心・嘔吐（postoperative nausea and vomiting：PONV）はもはや一般常識のようです。だからこそ、アウトカムを重視する私たち麻酔科医は、あらかじめ PONV の心配のある患者さんを選別し、先手を打って予防と治療を行います。PONV のハイリスクとして、❶女性であること、❷非喫煙者、❸ PONV の既往または乗り物酔いをしやすい人、❹術後オピオイドの使用（Apfel スコア）が指摘されています[1]。リスクが 0 の患者さんは 10％、リスク 4 項目すべてが当てはまる患者さんは 79％もの PONV の発生率が予測されます。これだけ高頻度に発生する病態はそうないため、全身麻酔を受ける患者に PONV の予防策を取ることが当然のことになりました。

[1] PONV のガイドライン

2014 年に Society for Ambulatory Anesthesiology がまとめた PONV ガイドライン[2]には、PONV を防ぐコツが以下のように書かれています。

❶手術の麻酔は全身麻酔に対し区域麻酔を推奨

❷プロポフォールを麻酔の導入と維持に用いること

❸亜酸化窒素を使用しない

❹吸入麻酔薬を使用しない

❺術中から術後にかけてオピオイド投与量を極力少なくする

❻適切な輸液補充療法を行う

なるほど、麻酔科医が主体となって貢献できる項目が数多く挙げられています。

このなかで唯一、PONV の発生が少ないため、その予防策に推奨される麻酔薬、プロポフォールが挙げられています。プロポフォールの制吐作用は実はずいぶん前（1988 年ごろ）[3]から注目されています。その時代の論文では、プロポフォールと亜酸化窒素の併用がイソフルランと亜酸化窒素の麻酔に比べ、より PONV が少ないことなど、プロポフォールの制吐作用が相次いで報告されています。詳細な制吐のメカニズムはいまだ不明ですが、嘔吐中枢化学受容器引き金帯（chemoreceptor trigger zone：CTZ）を直接的に抑制する説などが提唱されています。

ただし、プロポフォールについては、実は両刃の剣の側面があることも覚えておく必要があります。その理由は、プロポフォールに鎮痛作用がないこと、鎮痛作用を補うために術中あるいは術後の麻薬の量が増えて、逆に PONV が増加することも報告されているからです。

[2] 吸入麻酔薬 vs. 全静脈麻酔

Voigt ら[4]は、前向き無作為化比較試験を行い、Apfel スコアに挙げられているリスクのうち 2 つ以上を持つ、480 名の乳腺外科患者を対象として PONV の予防薬について

の調査結果を報告しました。3群（ハロペリドール 1.25 mg＋トロピセトロン 2.0 mg 投与群、ジメンヒドリナート 31 mg＋デキサメタゾン 4 mg 群、PONV 予防薬なし群）について、おのおの吸入麻酔と全静脈麻酔（total intravenous anesthesia : TIVA）の間で比較した結果、術後 24 時間の PONV 発生率は吸入麻酔薬投与群で 48％、TIVA 群で 43.8％でした。このコホートを、術後早期（0-2 時間）と遅延期（22-24 時間）に分けたところ、術後早期では、TIVA 群のほうが吸入麻酔群に比べオッズ比 0.48（95％信頼区間 0.25-0.93、P=0.0298）に対し、術後 2-24 時間では逆にオッズ比 1.80（95％信頼区間 1.10-2.95、P=0.0204）と逆の結果となりました。術後のオピオイド使用量が、TIVA 群でより多く見られたためと考察されています（**図 1**）。その後の Peng ら[5]によるメタアナリシスでは、プロポフォールによる TIVA 群と吸入麻酔薬群で術後の鎮痛は大差なしとされています。

[3] 日本で適用外の制吐薬

　欧米で PONV に用いられる多くの薬剤が日本で適用外使用になっており、術中使用すれば、結果、病院からの持ち出しになってしまいます。特に、5-HT$_3$ 受容体拮抗薬や NK-1 受容体拮抗薬においては、単回投与の薬価が数千円から 1 万円以上で、"悪性腫瘍の化学療法に伴う悪心・嘔吐に特に用いられること" が条件ですので、安易な周術期の投与を難しくしています。さらには、安価で効果があるデキサメタゾンを PONV 予防に使うのも、実は適用外使用です（2018 年現在）。

　逆に、保険診療内で PONV 予防のための使用が認められているのは、メトクロプラミ

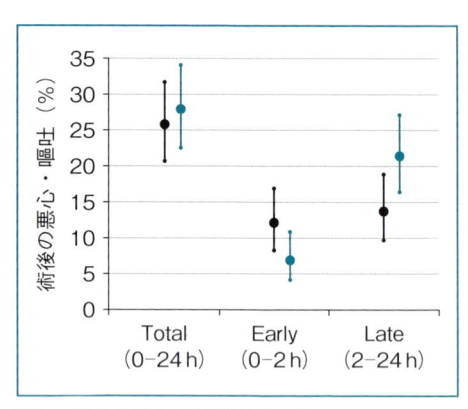

図1　吸入麻酔と全静脈麻酔で比べた PONV の発生率：術後の経過時間にみる違い
吸入麻酔（黒）と全静脈麻酔（青、total intravenous anesthesia : TIVA）の間で比較し、術後 24 時間の PONV 発生率は吸入麻酔薬投与群で 25.8％、TIVA 群で 27.9％であった。しかし、術後早期と遅延期に分け差異分析したところ、術後 0-2 時間（Early）では、TIVA 群のほうが吸入麻酔群に比べオッズ比 0.48（95％信頼区間 0.25-0.93、P = 0.0298）に対し、術後 2-24 時間（Late）では逆にオッズ比 1.80（95％信頼区間 1.10-2.95、P = 0.0204）と Early と Late で逆の結果となった。
（Voigt M, et al. Prophylaxis of postoperative nausea and vomiting in elective breast surgery. J Clin Anesth 2011; 23: 461-8 より改変引用）

ド、ジフェンヒドラミン、ペルフェナジン、ドロペリドールですが、こうした薬剤は PONV ガイドラインに主力候補として載せられているものが少なく、スコポラミンパッチにおいては本邦では未発売です（詳細は**⑦**メトクロプラミドの項を参照）。一点、日本で麻酔中の投与が承認されているブチロフェノン系麻酔用神経遮断薬ドロペリドールは、PONV 予防に大きく貢献しますが、逆に米国ではハロペリドールしか適用とされていない点も日米の差が見られます。

　このような体制にあるからこそ、患者思いの私たち麻酔科医は、よりいっそう知恵を絞り PONV の予防戦略を探求します。Morino

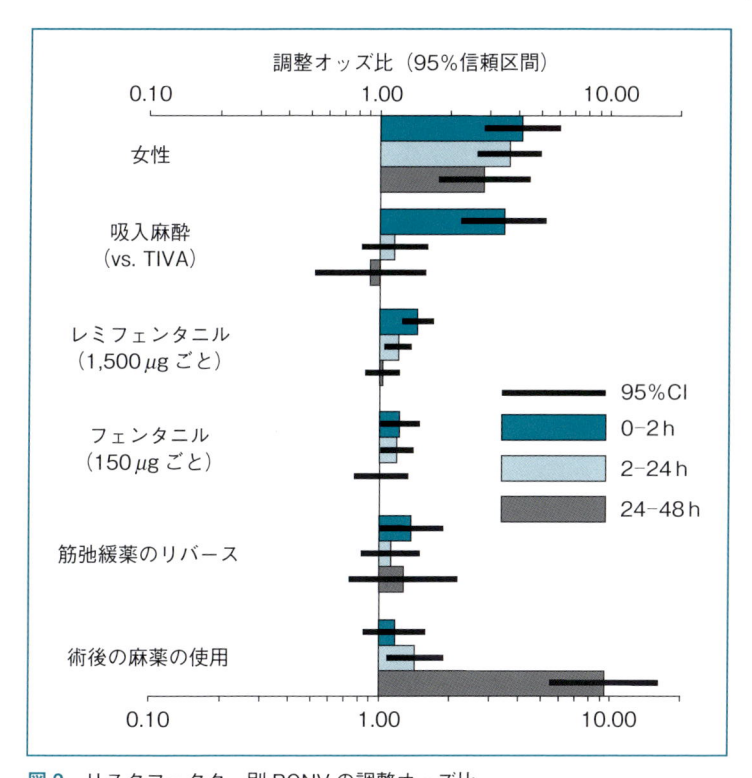

図2 リスクファクター別 PONV の調整オッズ比
既知の PONV リスクファクターの中には、術後早期（0-2 時間）、中期（2-24 時間）、晩期（24-48 時間）により PONV に対するオッズ比が異なる。
（Morino R, et al. Incidence of and risk factors for postoperative nausea and vomiting at a Japanese Cancer Center: First large-scale study in Japan. J Anesth 2013; 27: 18-24 より改変引用）

ら[6]は、本邦で単施設・前向きコホート研究を行い、術後 0-24 時間と 24-48 時間までの PONV の発生率と危険因子を検証しました。全身麻酔を受けた患者 1,608 症例における悪心・嘔吐の発生率は、それぞれ術後 0-24 時間で 40 と 22 ％、24-48 時間で 10 と 3％であったと報告しています。特に、女性、レミフェンタニルの使用などが悪心・嘔吐の独立した危険因子であり、吸入麻酔薬（術後早期）、フェンタニルの術中使用、術後オピオイド使用などが PONV への危険因子

として挙げられました（**図2**）。

近年、日本麻酔科学会より厚生労働省に 5-HT$_3$ 受容体拮抗薬と NK-1 受容体拮抗薬を PONV 予防に用いるための要望書が、それぞれ提出されましたので（https://www.mhlw.go.jp/stf/seisakunitsuite/bunya/0000111297.html）、その結果によっては近い将来、日本での PONV 対策が変化することが大いに期待されています。

《まとめ》

　プロポフォールは、PONV ハイリスク患者では当然選択されるべき薬物であり、術後早期の利点は多いですが、術後ある時間を過ぎると有意差がなくなること、また逆に術中・術後の麻薬使用量が増加し、PONV 頻度が逆転しうる可能性もあります。プロポフォールは制吐作用が強いため、禁忌がなければ使用しやすい麻酔薬ですが、PONV の発生が多因であるがゆえに、プロポフォールだけで PONV の予防と治療のすべてはまかなえないことも考え合わせて、賢く使いこなせるように心がけたいものです。

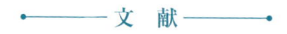

─────── 文　献 ───────

1) Apfel CC, et al. Investigators I. A factorial trial of six interventions for the prevention of post-operative nausea and vomiting. N Engl J Med 2004; 350: 2441-51.

2) Gan TJ, et al. Society for Ambulatory Anesthesia. Consensus guidelines for the management of postoperative nausea and vomiting. Anesth Analg 2014; 118: 85-113.

3) McCollum JS, et al. The antiemetic action of propofol. Anaesthesia 1988; 43: 239-40.

4) Voigt M, et al. Prophylaxis of postoperative nausea and vomiting in elective breast surgery. J Clin Anesth 2011; 23: 461-8.

5) Peng K, et al. Does propofol anesthesia lead to less postoperative pain compared with inhalational anesthesia? A systematic review and meta-analysis. Anesth Analg 2016; 123: 846-58.

6) Morino R, et al. Incidence of and risk factors for postoperative nausea and vomiting at a Japanese Cancer Center: First large-scale study in Japan. J Anesth 2013; 27: 18-24.

（長坂　安子）

PONV 予防

71

嘔気にはメトクロプラミド？

➡ 〜えっ‼　学会推奨は……〜

(Gan TJ, et al. Anesth Analg 2014 ; 118 : 85-113)

《全身麻酔後の悪心・嘔吐の原因に基づく予防と治療法》

全身麻酔後の悪心・嘔吐（postoperative nausea and vomiting：PONV）の原因はひとつではないことが多く、病態生理を理解したうえで予防と治療を行う必要があります。気になる悪心・嘔吐のメカニズムは完全には解明されていませんが、近年に以下のことが分かってきました。

[1] 嘔吐中枢への刺激による嘔吐のメカニズム

❶延髄（medulla oblongata）は、嘔吐、嚥下、唾液、呼吸および循環、消化を司る部位が密集する、生命維持に不可欠な"自律神経の中枢"です。延髄の最後野（area postrema）には、嘔吐中枢化学受容器引き金帯（chemoreceptor trigger zone：CTZ）が存在します。ここには $5-HT_3$（セロトニン受容体）、D_2（ドーパミン受容体）などの嘔吐に関連する主要な受容体があり、小脳前庭系や大脳皮質からの刺激が CTZ へのシグナルとして伝えられます。

❷孤束核は、延髄背側を走り迷走神経、舌咽神経、顔面神経からの線維が孤束を経て入ってくる場所です。消化管からの迷走神経系の刺激を受け、この核から悪心・嘔吐が始まります。

❸小脳前庭系も、直接的あるいは間接的に悪心・嘔吐を引き起こすことが知られていま

す。

❹影響因子：●薬剤性（オピオイド、吸入麻酔薬の使用、抗菌薬など）／●外科手技自体によるもの（目・耳の手術、手術時間が長いなど）／●術後疼痛とそれに伴うオピオイドの増量／●トキシン（腎不全、肝不全など）／●低血圧／●電解質異常／●原疾患によるもの（頭蓋内圧亢進、腸閉塞など）

嘔吐は複数の因子で起こります。私たちが日常的に用いている制吐薬もおのおのの詳しい薬理作用は完全には解明されていません。それゆえに、嘔吐の原因検索と治療を行い、同時に PONV 対策のため複数の治療薬を用いるのがスタンダードなのです。デキサメタゾンは 1 剤で直接的また間接的な制吐作用を持つ薬剤として知られています。制吐作用を発揮し鎮痛作用も併せ持つために、麻薬の使用量も減らす、いわば一石二鳥の薬です。ガイドラインではこうした薬剤の特長を踏まえ、制吐薬を複数組み合わせることを推奨し、PONV の予防と治療が行われます。

[2] 積極的な介入の重要性

Kappen ら[1]が 2014 年に行ったオランダでの大規模クラスター無作為化比較試験では、PONV リスクは正しく麻酔科医によって認識されていたにもかかわらず、介入方法を指定せず従来群（麻酔科医 26 名、患者 6,142 名）と介入群（麻酔科医 31 名、患者 5,471 名）で比較したところ、有意差があ

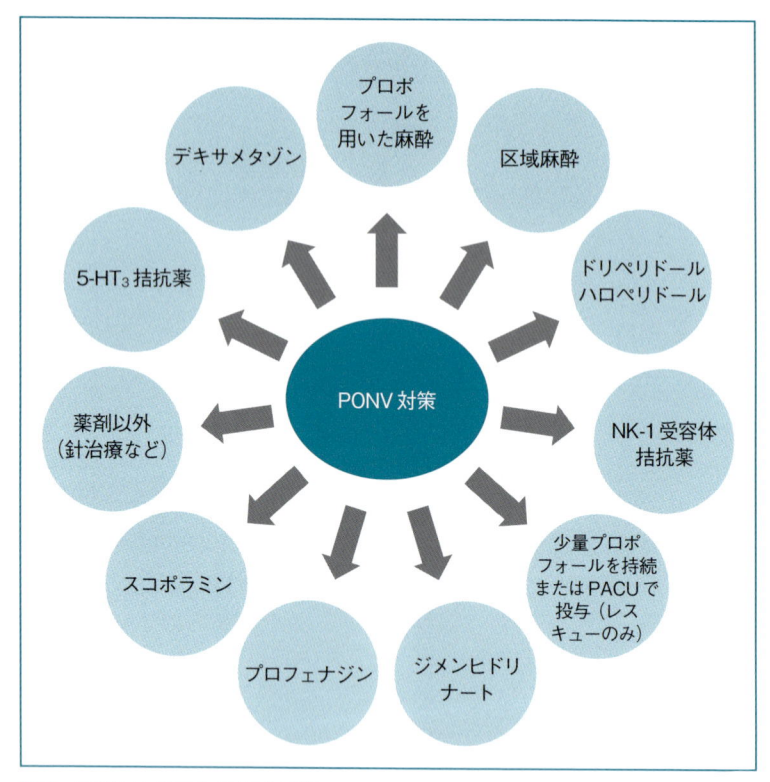

図1 PONV：予防と治療の対策
（Gan TJ, et al. Society for Ambulatory Anesthesia. Consensus guidelines for the management of postoperative nausea and vomiting. Anesth Analg 2014; 118: 85–113 より改変引用）

りませんでした。その理由の一つとして、PONV高リスク群では本来3種類以上の制吐薬が投与されるべきところが2種類しか投与されなかった患者が多かったことが分かりました。そこで同グループは翌年に、1,480名の患者を対象に麻酔の電子チャートにアラート機能を取り入れたところ、従来法1,022名に対し介入群458名で麻酔科医のPONV予防薬投与がより達成されPONVが減少し〔全体のオッズ比（odds ratio：OR）0.60、95%信頼区間（confidence interval：CI）0.43–0.83）、なかでもPONVハイリス

ク群ではOR 0.45、95%CI 0.28–0.72という結果につながりました[2]。つまり、PONV高リスク患者には、より積極的な介入プロトコルを徹底する必要があるといえそうです。

[3] 制吐戦略

　複数の要因に対するPONVの予防戦略として、はたして何を、どれくらい、どのタイミングで投与すればよいのでしょうか。
　2004年のN Engl J Medに掲載された論文のなかで、Apfelら[3]は、2つ以上の

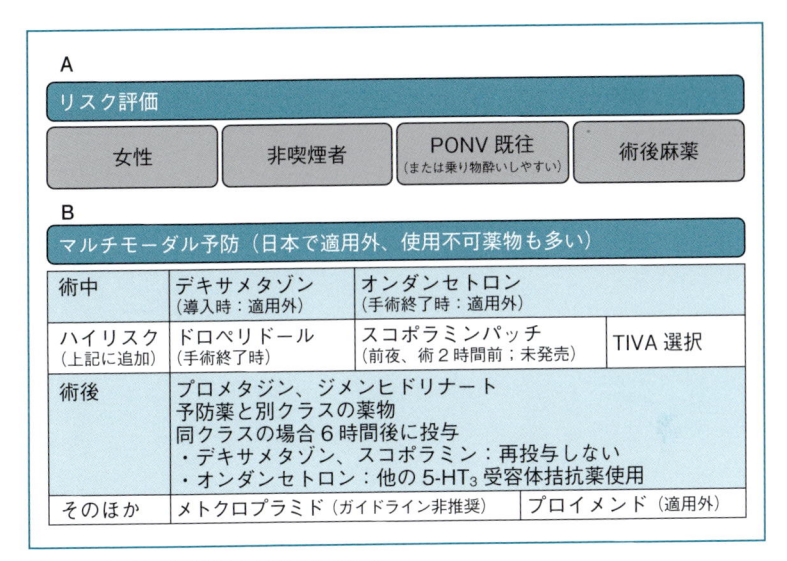

図2 PONV：現代の日本でできること
PONV の予防には、A：まずリスク評価を行い高リスクの患者をあらかじめ見極めること、そして B：マルチモーダルな予防ストラテジーを立て、術中から術後にかけて積極的に介入していく必要がある。
〔図：国沢卓之先生のご厚意（オリジナル）による〕

PONV の危険因子を持つ PONV ハイリスク患者群 5,123 名のうち 4,086 名を無作為化し、以下の 6 つの項目について介入試験を行いました：❶オンダンセトロン（4 mg IV）vs. オンダンセトロンなし、❷デキサメタゾン（4 mg IV）vs. デキサメタゾンなし、❸ドロペリドール（1.25 mg IV）vs. ドロペリドールなし、❹プロポフォール vs. 吸入麻酔薬（イソフルラン、セボフルラン、デスフルラン）：2 対 1 の比で投与、❺窒素 vs. 亜酸化窒素、❻レミフェンタニル vs. フェンタニル。

その結果、オンダンセトロン、デキサメタゾン、ドロペリドールの三者が PONV リスクを約 26％減少させたのに対し、プロポフォールは吸入麻酔薬に対して 19％、窒素（亜酸化窒素に対して）は 12％の PONV 減少が見られたと報告しています。結論としては、オンダンセトロン、デキサメタゾン、ドロペリドールの三者は強い制吐作用を有し、全静脈麻酔（TIVA）を用いた麻酔法もほぼ同等の制吐作用を持つことが分かりました。

[4] 日本で主に使用されている制吐薬

ガイドライン上は、**図1** に示すようなさまざまな制吐薬を用いた PONV 対策が推奨されています。日本では、そのすべてが周術期投与として手に入るわけではないため、主に使用されている制吐薬を以下に示します。

（a）メトクロプラミド

日本では、PONV 予防のために、どのオペ室にも見かけます。メトクロプラミドは 1980 年代から日本で親しまれた制吐薬で、主に気管挿管や開腹術に伴う悪心に対し適用

予防薬の種類と例	日本の現状	米国	投与タイミング（2014 PONVガイドラインより）	標準量	副作用
5-hydroxytrypta-mine（5-HT$_3$）受容体拮抗薬 オンダンセトロンなど	保険適用外	オンダンセトロン	手術終了時	4 mg iv	QT 延長症候群患者で慎重投与
NK-1 受容体拮抗薬 アプレピタントなど	保険適用外	プロイメンド点滴静注用	麻酔導入時	40 mg per os	CYP3A4 に対する用量依存的阻害作用
デキサメタゾン	保険適用外	デカドロン注射液	麻酔導入時	0.625 − 1.25 mg iv	2018 年コクランでは創部感染増えない
ドパミンおよびセロトニン受容体遮断薬 ペルフェナジン	○保険適用（経口剤のみ）	○静注薬あり	記載なし	ガイドライン上は 5 mg iv	血圧変動、眠気など
抗 H$_1$ ヒスタミン薬 ジメンヒドリナートなど	○保険適用	○	記載なし	1 mg/kg iv	
抗ドパミン作用薬（メトクロプラミド）	○保険適用	ガイドラインに含まれず	記載なし		プロラクチン上昇、錐体外路症状、悪性症候群
ブチロフェノン系	○保険適用 ドロペリドール	ハロペリドール（2001 年に米国 FDA がドロペリドールについての black-box warning を発令してからハロペリドールにシフトした）	手術終了時	0.5 − <2 mg im/iv	QT 延長症候群、錐体外路症状
スコポラミンパッチ	日本未発売	スコポラミン臭化水素酸塩水和物含有剤（乗り物酔い止めとして薬局で手に入る）	術前（前夜−手術 2 時間前）		
プロポフォール	術中の使用	術中の使用、post-anes-thesia care unit（PACU）での投与は、麻酔科医が患者をモニターしている状況に限る。		血中濃度343 ng/mlで制吐作用を発揮する	

とされています。しかしながら、2014 年の米国麻酔科学会（ASA）から提示された PONV 予防のガイドライン[4]では、その存在はルーチンの使用には含められていません。たしかに、ある特定の患者群と投与方法（帝王切開後にラニチジンと組み合わせた投与法、または心臓手術患者など）では限定的にその効果が認識されているので、まったく無効ではないはずですが、いまだ強いエビデンスが得られていない薬剤として位置づけられます。

（b）ペルフェナジン

神経伝達物質であるドパミンおよびセロトニンの受容体を遮断する作用があり、日本では経口薬として投与できます。

（c）ジフェンヒドラミン

前庭や嘔吐中枢に分布しているヒスタミン H_1 受容体を拮抗します。

（d）ブチロフェノン系

中枢性ドーパミン D_2 受容体拮抗作用があり、副作用としてパーキンソン病様病態を呈します。

さらには脱オピオイドを目的として区域麻酔の併用、非ステロイド性抗炎症薬、アセトアミノフェン、ケタミン、リドカイン、ガバペンチンなどを用い、よりいっそう疼痛のコントロールを強化すること、また、マルチモーダルな鎮痛薬を用いて、オピオイドの総投与量を下げていくことは、まさに early recovery after surgery（ERAS®）のコンセプトにも合致する効果的な戦略だといえます。

では、質問です。PONV が治まらない、または再発した場合には、どうしたらいいでしょうか？

例えば、麻薬の耐性に対しオピオイドローテーション（一種類のオピオイドに固執するのではなく、オピオイドの種類を変えて投与し、順にローテーションしていく）を行うことがありますが、それと同じように PONV 治療薬も同一薬剤を再投与することよりも、ほかのクラスの薬剤に変更することが推奨されています。やむなく同じクラスの制吐薬を再投与する場合には、6 時間空けることとガイドラインには明記されています。ただし、デキサメタゾンとスコポラミンパッチは、再投与すべきでないことは覚えておく必要があります。

《まとめ》

健康保険が認める PONV の予防薬のなかには、欧米のガイドラインから逸しているものも少なくないこと、また、5-HT$_3$ 拮抗薬を PONV に使用することが保険で認められていない現代の日本で、私たち麻酔科医には症例固有のリスクを事前に見極め（**図 2-A**）、マルチモーダルなアプローチで PONV を予防することが求められています（**図 2-B**）。**表**に掲載した各薬剤の特色を深く理解し、総合的に患者の PONV を予防できるよう、知恵を絞り診療にあたる努力を重ねていきたいと思います。

● ── 文　献 ── ●

1) Kappen TH, et al. Impact of risk assessments on prophylactic antiemetic prescription and the incidence of postoperative nausea and vomiting: A cluster-randomized trial. Anesthesiology 2014; 120: 343-54.
2) Kappen TH, et al. Impact of adding therapeutic recommendations to risk assessments from a prediction model for postoperative nausea and vomiting. Br J Anaesth 2015; 114: 252-60.
3) Apfel CC, et al. Investigators I. A factorial trial

of six interventions for the prevention of post-operative nausea and vomiting. N Engl J Med 2004; 350: 2441−51.

4) Gan TJ, et al. Society for Ambulatory Anesthesia. Consensus guidelines for the management of postoperative nausea and vomiting. Anesth Analg 2014; 118: 85−113.

（長坂 安子）

72 酸素マスク 3 *l*/min 3 時間

→ ～何がダメで、ダメでない場合はなんでしょうか？～

(Jensen AG, et al. Acta Anaesthesiol Scand 1991 ; 35 : 289-92)

麻酔から覚醒した患者を手術室から一般病棟へ帰棟させる際、申し送り事項として"酸素マスク 3 *l*/min 3 時間"という指示を出す麻酔科医は少なくないのではないでしょうか？

多くの麻酔科医はその指示を出す際、簡易酸素マスクを使用していることと思います。簡易酸素マスクは、わが国で広く使われていますが、吸入酸素濃度（F_{IO_2}）を正確に調節できず、低濃度での吸入には適しません。

ここで各デバイスごとの酸素流量とそれに対応する F_{IO_2} の値を見てみましょう（**表1**）。

簡易酸素マスクにおける F_{IO_2} の値を見てみると、驚くことに、私たちが慣習的に指示を出している 3 *l*/min に対応する値がなく、その量での投与を推奨していないことが分かります。

そもそも健常成人男性の分時換気量が 6 *l*/min（1 回換気量：500 ml、換気回数：12 回/min 換算）程度であることを考慮すると、少ない流量の酸素を流している密着性の高い簡易酸素マスクでは、マスク内に溜まった呼気ガスを再呼吸してしまうため二酸化炭素の蓄積が起こりうる[2]ので危険なのです。

別の投与法を考えてみましょう。慣れ親しんだ方法として鼻カニューレとリザバー付き酸素マスクがあると思います。鼻カニューレを用いて 3 *l*/min の酸素を投与することは、二酸化炭素の蓄積がなく、高い F_{IO_2} を保つ必要がない患者に対しては良い適用です[3]。

表1　酸素流量と吸入酸素濃度の目安

酸素流量 *l*/min	吸入酸素濃度の目安（%）		
	鼻カニューレ	簡易酸素マスク	リザバー付き酸素マスク
1	24		
2	28		
3	32		
4	36		
5	40	40	
6	44	50	60
7		60	70
8			80
9			90
10			90 以上

（第 V 章　酸素療法の実際．日本呼吸ケア・リハビリテーション学会酸素療法マニュアル作成委員会/日本呼吸器学会肺生理専門委員会編．酸素療法マニュアル．大阪：メディカルレビュー社；2017. p.31-54 より改変引用）

ただし、F_{IO_2} は患者の 1 回換気量に依存しているため[1]、F_{IO_2} を一定に保ちたい状況下では、後述するベンチュリーマスクなどのデバイスを選択する必要がありますね。また、リザバー付き酸素マスクは、酸素チューブから流れる酸素とリザバーバッグに溜まった酸素を吸入するため、高濃度の酸素吸入（F_{IO_2} が 60％以上を期待して使用）ができる利点があります[3]。逆に、酸素流量が少ないと呼気ガスをさらに蓄積させ、それを再呼吸する

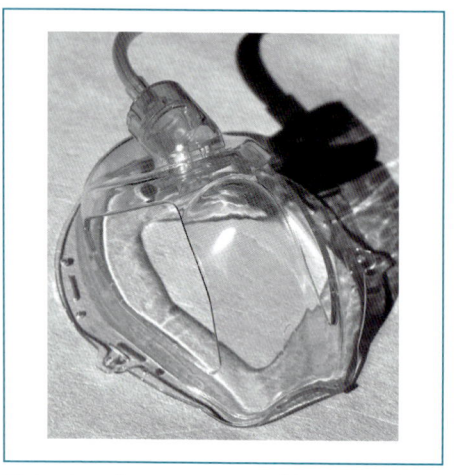

図1　オープンフェースマスク®（アトムメディカル株式会社）

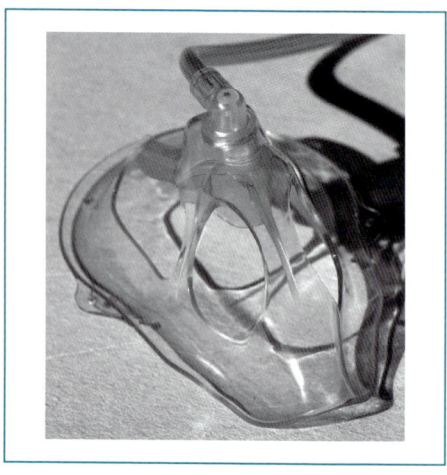

図2　オキシマスク®（コヴィディエンジャパン株式会社）

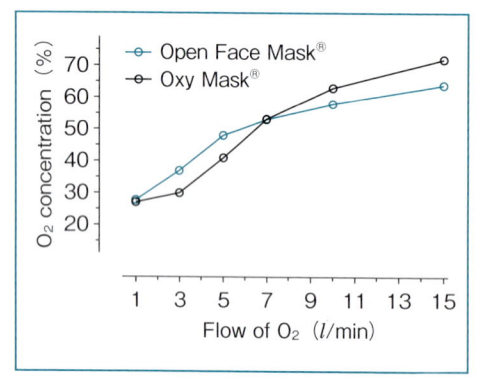

図3　シミュレーションによる酸素投与量と吸入酸素濃度（開放型酸素マスク）
《シミュレーション条件（マスクごとに異なる）》
オープンフェースマスク®：1回換気量 600 ml、換気回数 20 回／min、I：E 比 1：1
オキシマスク®：1回換気量 600 ml、換気回数 16 回／min、I：E 比 1：1

ことになる[2]ため、二酸化炭素が蓄積する可能性が簡易酸素マスクよりもさらに高くなります。リザバー付き酸素マスクを用いて 3 l/min の酸素を投与することは、絶対に避けなければなりませんね。

　ここで別のタイプのフェイスマスクの形状を見てみましょう。近年、開放型酸素マスクといわれる、本体が大きく解放されているタイプのマスクが使用されるようになってきました（**図1**、**図2**）。このタイプのマスクの特徴は、呼気を外に逃がしやすく二酸化炭素が蓄積しにくい、圧迫感が少なく飲水や会話がしやすいなどの特徴があります[1]。メーカーによって解放部の形状や大きさに差がありますが、二酸化炭素の貯留が起こりにくいため 3 l/min の酸素投与が許容されます（**図3**）。また、独自の酸素吹出口の構造で、鼻と口の両方に酸素を拡散し、少量の酸素流量で吸入酸素濃度を維持することを謳う商品もあります。

表2　ベンチュリーマスク（各社製品）における F_{IO_2} と推奨酸素流量の対応

		推奨酸素流量(l/min)				
		A 社製	B 社製	C 社製	D 社製	E 社製
吸入酸素濃度規格値	24%	3		2	4	2
	26%	3	3			
	28%	6	4	4	4	4
	30%	6				
	31%		6	6	6	6

空欄：製品規格設定なし

　また、カプノメーターに接続可能な二酸化炭素サンプリングラインが着いたタイプもあり、呼気終末二酸化炭素濃度をモニタリングしながら、より安全に酸素投与を行えるため、意識下鎮静時に有用であると考えられます。

　3 l/min の流量で簡易酸素マスクやリザバー付き酸素マスクを用いての酸素投与は、前述の理由から避けるべきであると考えられますが、投与する方法よっては有益であると考えられます。それはベンチュリーマスクの場合です。これは小さな出口から高圧の酸素を流してジェット流を作ると、その周囲が陰圧になるというベンチュリー効果を応用したマスクです[1]。酸素と空気を混ぜて大きな流量を作り、安定した濃度の酸素（F_{IO_2} 24–50％）を吸入させることが可能となります[3]。患者の呼吸状態や呼吸パターンに左右されず、また混合ガス流量が 30 l/min 以上を達成できるため、二酸化炭素の貯留がほとんどなくⅡ型呼吸不全のある患者に適してい

ます。酸素 3 l/min に対応する正しいデバイスを選択し、マスクの種類と酸素濃度の指示が追加されれば正しい指示になりますね。

　（理論上、酸素 3 l/min で混合ガス流量を 30 l/min 以上に保つためには、F_{IO_2} が 27％以下となります。各社製品における F_{IO_2} と推奨酸素流量の対応は表2のとおりです。）

──── 文　献 ────

1) 第Ⅴ章　酸素療法の実際. 日本呼吸ケア・リハビリテーション学会酸素療法マニュアル作成委員会/日本呼吸器学会肺生理専門委員会編. 酸素療法マニュアル. 大阪：メディカルレビュー社；2017. p.31–54.
2) Jensen AG, et al. Rebreathing during oxygen treatment with face mask. The effect of oxygen flow rates on ventilation. Acta Anaesthesiol Scand 1991; 35: 289–92.
3) Waldau T, et al. Evaluation of five oxygen delivery devices in spontaneously breathing subjects by oxygraphy. Anaesthesia 1998; 53: 256–63.

（早水　憲吾）

73 吸入酸素濃度の理想は？

➡ ～SSI と肺障害を考える必要があるのですね～

(Greif R, et al. N Engl J Med 2000 ; 342 : 161-7／Kurz A, et al. Br J Anaesth 2015 ; 115 : 434-43)

　1996 年に、周術期の体温低下が患者のアウトカムを悪化させることを示す無作為化比較試験〔randomized controlled trial：RCT（78項参照）〕を発表した Sessler らの理論的根拠は、体温低下に伴う末梢血管収縮により末梢組織への酸素供給が低下し、これが免疫機能の低下につながり、手術部位感染症（surgical site infection：SSI）などの合併症が増加し結果的に入院期間の延長などを招く、と考えたからです。彼らは、この考えをさらに一歩進めて、末梢血管の収縮により末梢組織への酸素供給が低下し、好中球のスーパーオキシド産生能力や殺菌能が低下するならば、周術期に高濃度酸素を投与して末梢組織の酸素張力を上げれば SSI 減少などのアウトカムの改善が得られる、との仮説を立てて RCT を行い、その結果が 2000 年に N Engl J Med に発表されました[1]。500 名の結腸直腸手術患者に術中および術後 2 時間 80％酸素を投与し、まず 80％酸素投与群では、30％酸素投与の対照群と比較して有意に動脈血および皮下組織での酸素張力が高かったことを確認したうえで、SSI が有意に減少する（13 名 vs. 28 名）ことを証明し、麻酔科領域において大きなトピックとなりました。

　しかし、当初の華々しい有意差とは裏腹に、その後に行われた RCT[2)~9)]では、肯定・否定の結果が乱立して著しい混乱が生じました（表1）。RCT は診療や治療の有効性や安全性を客観的に評価するもっとも確実な研究方法である、と evidence-based medicine（EBM）の世界では高い信頼性を得ている研究手段です。しかし、それぞれの研究者がより正確なデータを得ようと作成したプロトコールに従って行った主な RCT 9 件を見ると、高濃度酸素投与の有用性を認めたのが 5 件、有意差を認めなかったのが 3 件、そして逆に危険性を指摘したのが 1 件とまったくバラバラで、RCT にはまったく再現性がないことを示しています。また、複数の RCT が行われた場合には、あらゆるバイアスを排除してそれらを客観的に評価できるメタアナリシスが行われ、その結論はあらゆる医療情報の中でもっとも信頼性が高い、と EBM の教科書には記載されています。実は、これらの RCT をもとに 2 つのメタアナリシスが行われましたが、その結論も肯定・否定の 2 つに分かれ、その限界を露呈しています。science の定義が普遍性・再現性であることを踏まえると、EBM はいまだ science になっていない未熟な、そしてあまり信頼できない分野であることが分かるでしょう。

　この混乱の原因は、表1 の Anesthesiology 2007 の論文[5)]をメタアナリシスに採用したか否かにあります。この論文はそのタイトル（ENIGMA study）からも分かるように、亜酸化窒素の有害事象を調べるために亜酸化窒素使用群（70％亜酸化窒素、30％酸素）と亜酸化窒素非使用群とを比較した研究

表1　周術期高濃度酸素投与に関する臨床研究

雑誌（年）	総患者数	手術	O$_2$（%）	術後投与（h）	SSI（名）	有意差
N Engl J Med 2000	500	開腹 結腸直腸手術	80/30	2 h	13/28	あり
JAMA 2004	165	腹部手術（腹腔鏡含）	80/35	2 h	20/9	逆に増えた
JAMA 2005	300	開腹 結腸直腸手術	80/30	6 h	22/35	あり
Anesthesiology 2005	38	開腹 結腸直腸手術	80/30	2 h	2/3	なし
Anesthesiology 2007	2013	非心臓手術	80/30	なし	77/106	あり
JAMA 2009	1400 PROXI trial	腹部手術（腹腔鏡含）	80/30	2 h	131/141	なし
Arch Surg 2011	210	開腹 虫垂切除手術	80/30	2 h	6/14	あり
J Gastrointest Surg 2012	72	開腹 結腸直腸手術	80/30	6 h	5/10	あり
Anesthesiology 2012	434	開腹術、乳がん摘出術など	80/30	主治医任	15/15	なし

表2　酸素投与方法と可能な吸入酸素濃度

酸素投与方法	酸素流量（l/min）	吸入酸素濃度（%）
鼻カニューレ	1	24
	2	28
	3	32
	4	36
	5	40
	6	44
フェイスマスク	5-6	40
	6-7	50
	7-8	60
リザバー付きマスク	6	60
	7	70
	8	80
	9	>80
	10	>80

です。その亜酸化窒素非使用群が高濃度酸素を投与されていたのをデータ解析に流用しています。しかし、この亜酸化窒素非使用群では、酸素濃度25-50%、51-75%、76-85%、86-100%のどのサブグループにおいてもSSI発生率に有意差は認められていません。したがって、この致命的な間違いをAnesthesiology誌の複数のpeer reviewer、ならびにhandling editor、chief editorが見落としとしてaccept、掲載してしまったことが混乱に拍車をかけたといえます。EBMの世界では、査読も信頼性が低いように思えます。

　高濃度酸素投与のSSIへの有効性を最初に提唱したSesslerのグループ[10]が、2015年に、新たに555名の結腸直腸患者数を加えるとともに、結腸直腸患者に限定したメタアナリシスを行い、自ら高濃度酸素の有効性を否定しました。提唱者自らがその有用性を否定した以上、高濃度酸素投与のSSIへの有効性は2015年で完全に否定され、このお話は終わったといえるでしょう。

　しかし、この問題に関して混乱はまだまだ続きます。それは、ガイドラインです。

2016年11月に、世界保健機関（World Health Organization：WHO）がSSI予防ガイドラインを発表しましたが、周術期における26の推奨項目の中に、高濃度酸素投与が入っていました[11)12)]。全身麻酔で気管挿管を施行される成人手術患者には、SSIリスク低減のため術中に80%の酸素を投与し、可能なら術後2-6時間同濃度の酸素を投与する、と記載されており、WHOというブランド名によって学会や雑誌で紹介され、確立した真実として広まってしまいました。

これに対して最初の提唱者であるSesslerは、自分たちの2000年の有効性を認めたN Engl J Medの論文はガイドラインのエビデンスとして採用されているが、2015年に有用性を否定したBr J Anaesthの論文はエビデンスに採用されていない、と論文選択の作為性を非難しました。さらに、世界麻酔科学会連合（World Federation of Societies of Anaesthesiologists：WFSA）の代表の一人であるMellin-Olsenは、このWHOガイドラインの削除を提言しています。その理由として、以下の5点を挙げています。

1）Cochrane Database 2015においても、高濃度酸素投与の有効性は否定されている。

2）メタアナリシスのための論文選択に作為性が認められる。

3）発展途上国において酸素は高級品であり、global guidelineと銘打っている以上、世界中のどこでも実施可能な提言をするべきである。

4）世界中での、術後6時間もの酸素投与は環境破壊につながる。

5）WFSAとしては、術後はSp$_{O2}$＞93となる酸素投与を推奨する。

Mellin-Olsenは、毎年、休暇を使ってアフリカの発展途上国にボランティアとして医療支援を行っており、非常にまっとうな意見と思われます。

さらに驚くべきことは、WHOガイドラインを作成するにあたって、責任者のAllegranziらは、もっともSSIに関連する下腹部手術患者のデータをすべて除外しており、これは致命的な間違いであるといわざるをえません。Allegranziの反論は、

1）ガイドラインの作成締め切りが2014年4月だったので、2015年のBr J AnaesthやCochrane Databaseはエビデンスとして含めなかった。

2）発展途上国では実施が難しいと考えて、文中に"if feasible"と入れてあるので問題ない。

3）下腹部手術にはさまざまな術式があり、不均一性が大きいので除外した。

というbureaucraticな回答で、非常識極まりないといえます。Allegranziは、もともとはベローナ大学の感染症内科医で手術室での勤務経験はないようです。信頼度の高いエビデンスをもとにガイドラインが作成される、と私たちは信じていますが、ガイドラインも雨後の筍のように増えてくるとqualityに問題のあるものも含まれてくるので、これからは自らがその検証を行わなければならないでしょう。

さて、高濃度酸素を周術期とはいえ長時間投与する際には、酸素毒性も考慮する必要があります。酸素毒性は活性酸素の過剰産生（生体の除去能力を超える）によると考えられており、毒性の発現は、酸素分圧（濃度）とその投与時間に規定されます。1気圧下での酸素毒性は肺に限局して発現し、初発症状としては胸骨下の不快感・痛み・咳が知られています。100%酸素は12時間以上、80%

酸素は 24 時間以上、60％酸素は 36 時間以上の投与をすべきではないことが示されていますが、50％以下の酸素では長時間投与でも安全と考えられています。しかし、ブレオマイシンやマイトマイシン C のような抗腫瘍薬は、酸素中毒の発症閾値を下げることが知られており注意が必要です。

　術中に 80％の酸素を投与し、可能なら術後 2-6 時間同濃度の酸素を投与する、とガイドラインには記載されていますが、表 2 のように 80％の酸素を投与するためには現実問題として経鼻カニューレやフェイスマスクでは不可能です。リザバー付きマスクを使い、かつ 8 l/min 以上の酸素を流してようやく達成できるこのガイドラインを発展途上国で行うことは不可能であることが分かると思います。

　周術期高濃度酸素投与の問題は、EBM の再現性の欠如、メタアナリシスの普遍性の欠如、そしてガイドライン作成の不誠実さに翻弄されましたが、その有効性は完全に否定されたといえるでしょう。Mellin-Olsen が述べているように、$Sp_{O2} > 93$ となる酸素投与を行う、のが常識的な対応と考えます。

—————● 文　献 ●—————

1）Greif R, et al. Supplemental perioperative oxygen to reduce the incidence of surgical wound infection. N Engl J Med 2000; 342: 161-7.

2）Pryor KO, et al. Surgical site infection and the routine use of perioperative hyperoxia in a general surgical population. JAMA 2004; 291: 79-87.

3）Belda FJ, et al. Supplemental perioperative oxygen and the risk of surgical wound infection: A randomized control trial. JAMA 2005; 294: 2035-42.

4）Mayzler O, et al. Does supplemental perioperative oxygen administration reduce the incidence of wound infection in elective colorectal surgery? Minerva Anestesiol 2005; 71: 21-5.

5）Myles PS, et al. ENIGMA trial group. Avoidance of nitrous oxide for patients undergoing major surgery: A randomized controlled trial. Anesthesiology 2007; 107: 221-31.

6）Meyhoff CS, et al. PROXI trial group. Effect of high perioperative oxygen fraction on surgical site infection and pulmonary complications after abdominal surgery: The PROXI randomized clinical trial. JAMA 2009; 302: 1543-50.

7）Bickel A, et al. Perioperative hyperoxygenation and wound site infection following surgery after acute appendicitis: A randomized prospective controlled trial. Arch Surg 2011; 146: 464-70.

8）Schietroma M, et al. Colorectal infraperitoneal anastomosis: The effects of perioperative supplemental oxygen administration on the anastomotic dehiscence. J Gastrointest Surg 2012; 16: 427-34.

9）Thibon P, et al. Effect of perioperative oxygrn supplementation on 30-day surgical site infection rate in abdominal, gynecologic, and breast surgery: The ISO2 randomized controlled trial. Anesthesiology 2012; 117: 504-11.

10）Kurz A, et al. Effects of supplemental oxygen and dexamethasone on surgical site infection: A factorial randomized trial. Br J Anaesth 2015: 115: 434-43.

11）Allegranzi B, et al. Surgical site infection 1 : New WHO recommendations on preoperative measures for surgical site infection prevention: An evidence-based global perspective. Lancet Infect Dis 2016; 16: 276-87.

12）Allegranzi B, et al. Surgical site infections 2: New WHO recommendations on intraoperative and postoperative measures for surgical site infection prevention: An evidence-based global perspective. Lancet Infect Dis 2016; 16: 288-303.

（溝部　俊樹）

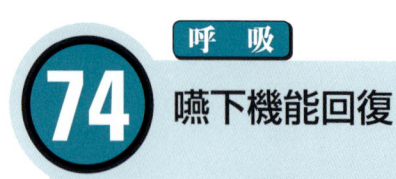

➡️ ～早く飲水できることに意味があるのですね～

(McKay RE, et al. Anesth Analg 2016 ; 122 : 393-401)

　まず初めに、McKay ら[1]の研究を見てみましょう。気管挿管による全身麻酔を受けた患者が、従命できるようなってから、一定時間経過後にどのくらいの割合で 20 ml の水を飲めたかを検討した研究です。デスフルラン群では、筋弛緩薬の影響がなければ、指示に従えるようになってから、2 分後には全員飲水が可能であり、セボフルランと比較し有意に高い結果となっています（**図1**）。

　McKay ら[2]は、同様の研究を、ラリンジ

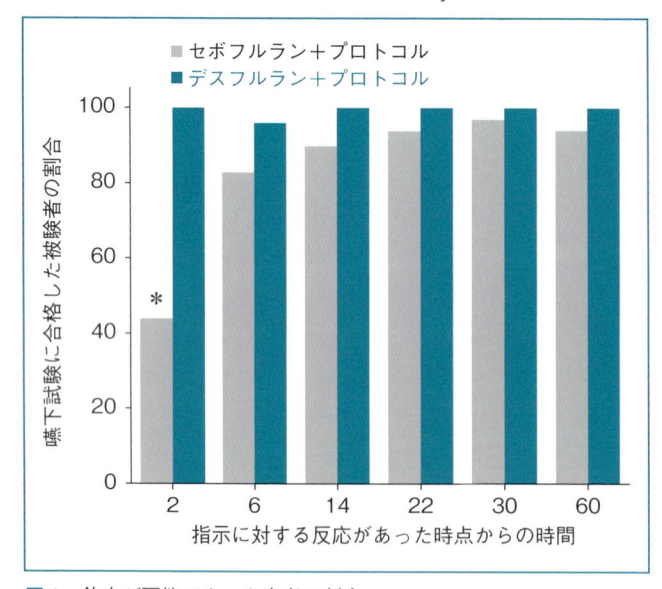

図1　飲水が可能であった患者の割合

麻酔後、初めの従名後に飲水試験を合格した被検者の割合を時間（分）ごとに示したもの。筋弛緩のプロトコルから逸脱した 66 症例は除外された。

過鎮静と判断された被検者は、この分析における失敗として分類された（2 分で n = 16）。筋弛緩プロトコルから逸脱した被検者を除き、デスフルランを投与された実質的にすべての患者は各時点で一貫して嚥下試験に合格した。

＊：P<0.01

〔McKay RE, et al. The effect of anesthetic choice（sevoflurane versus desflurane）and neuromuscular management on speed of airway reflex recovery. Anesth Analg 2016; 122: 393-401 より改変引用〕

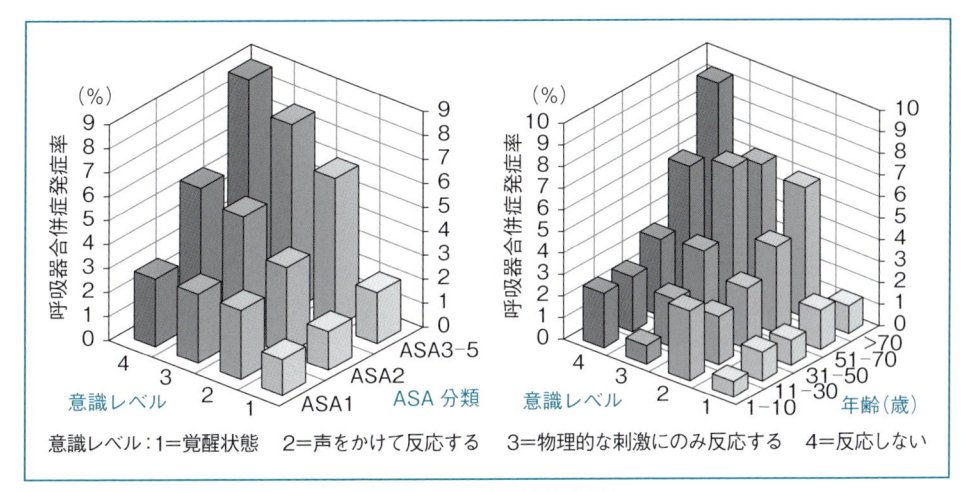

図2　意識レベルと全身状態、年齢に応じた呼吸器合併症発生頻度
ASA が高い患者、高齢者、意識レベルの低い患者において、呼吸器合併症の頻度の増加が見られる。
P＜0.001（意識レベル、ASA 分類、年齢）、P＜0.005（1−10 歳を除く意識レベル）
（Parr SM, et al. Level of consciousness on arrival in the recovery room and the development of early respiratory morbidity. Anaesth Intensive Care 1991; 19: 369−72 より改変引用）

アルマスクで管理した術後患者にも行い、デスフルランの優位性〔肥満患者で体型指数（BMI）による影響がとても少ない、MAC-hours が延長しても飲水可能時間に影響を及ぼさない〕を報告しています。これらの論文を初めて目にしたとき "抜管直後に飲水させることなどないし、そもそも危ないのでは？" と、思いました。読者の皆様も同様の印象を持たれたのではないでしょうか。そんな折、Parr ら[3]の論文を見る機会がありました。

　ASA 分類が高い患者、高齢者、意識状態が悪いと呼吸器合併症の発生率が高くなるという、考えてみれば当たり前の研究結果でした（**図2**）。しかし、飲水論文とセットで考えたときに、"飲水もできない状態で、抜管・帰室されていること自体かなり危険性が高く、抜管直後に飲水ができるまで覚醒できていることはきわめて重要で、術後呼吸器合併症を減らせるのではないか" というように考

え方が大きく変わりました。"ほとんどの症例で、セボフルランで問題となることはなく、むしろ、少しぼんやりして帰室したほうが本人にとっても医療者にとってもよいのでは？" という考えを、指導医から伺うことも多かったのですが、Eger ら[4]のシミュレーション結果（**図3**）を実際に眺めて見て、これだけの違いがあるなら、少しでも早く効果部位濃度が減少し、効果が減弱するほうがよいと感じました。

　これらを総合して、二段論法ではありますが、

❶意識レベルが高いと、呼吸器合併症が少ない

❷デスフルランの使用は、意識レベルの回復が早く、嚥下機能回復が早い

❸デスフルランの使用で、呼吸器合併症を減らせる可能性がある

と現在、考えています。特に肥満・高齢患者

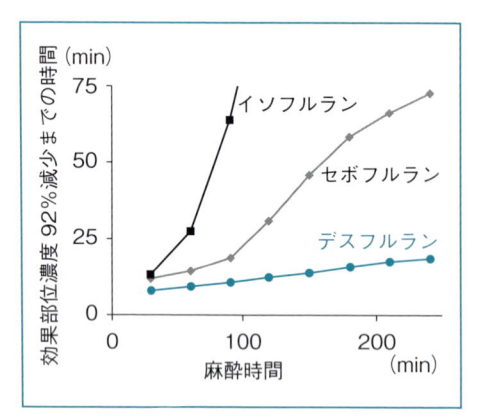

図3 麻酔持続時間と効果部位濃度（血流豊富組織）が維持濃度の92％減少までに必要な時間

92％の減少までの時間を麻酔時間ごとに比較すると、3種類の麻酔薬は麻酔時間30分以内のときのみ類似した結果となった。

イソフルランのグラフでは30分を超えた直後に大きく延長し、セボフルランも90分を超えると大きく延長した。デスフルランに関しては、すべての時点において短時間で、特に90分以上で、他の薬物と比較して顕著に短時間であった。

（Eger EI, et al. Tutorial: Context-sensitive decrement times for inhaled anesthetics. Anesth Analg 2005; 101: 688-96 より改変引用）

などでは、よりいっそう重要であることが分かりました。

──── 文　献 ────

1) McKay RE, et al. The effect of anesthetic choice（sevoflurane versus desflurane）and neuromuscular management on speed of airway reflex recovery. Anesth Analg 2016; 122: 393-401.

2) McKay RE, et al. Effect of increased body mass index and anaesthetic duration on recovery of protective airway reflexes after sevoflurane vs desflurane. Br J Anaesth 2010; 104: 175-82.

3) Parr SM, et al. Level of consciousness on arrival in the recovery room and the development of early respiratory morbidity. Anaesth Intensive Care 1991; 19: 369-72.

4) Eger EI, et al. Tutorial: Context-sensitive decrement times for inhaled anesthetics. Anesth Analg 2005; 101: 688-96.

（鈴木 真也、国沢 卓之）

75 術中、ストレスホルモン放出抑制は、意味がないのか？

➡ ～術後にも、いい影響があるのですね～

(Taniguchi H, et al. Int J Med Sci 2013 ; 10 : 1099-107)

　麻酔の三要素といえば、鎮痛、鎮静、筋弛緩ですね。超短時間作用型鎮痛薬のレミフェンタニルが使えるようになったことで、比較的簡単にバランス麻酔ができるようになりました。十分な鎮痛薬を投与することにより、術中の血行動態は安定しますが、患者にどのような利点があるのでしょうか。

　まず、ストレスホルモンについて解説しましょう。ストレスホルモンには、副腎皮質刺激ホルモン（adrenocorticotropic hormone：ACTH）、コルチゾール（cortisol：Co）、抗利尿ホルモン（antidiuretic hormone：ADH）、アドレナリン（adrenaline：Ad）、ノルアドレナリン（noradrenaline：NAd）、ドーパミン（dopamine：DOA）などが挙げられます。手術中の外科的侵襲により、これらのホルモンが放出されると、交感神経反応により心拍数、心収縮力、心係数が上昇します。また、代謝的にはタンパク質の異化とインスリン抵抗性が亢進することで、外科的糖尿病といわれる高血糖状態に陥ります。十分な麻薬性鎮痛薬の投与は、このような反応を回避できることが想像できますね。

　ここで、レミフェンタニルによるストレスホルモン放出抑制作用に関する報告をいくつか見てみましょう。Shinoda ら[1]は、ターニケットを使用する整形外科手術を受けた 20 名を対象に無作為化比較試験を行いました。レミフェンタニルの投与量を 0.25 μg/kg/min と 1.0 μg/kg/min に分けて比較すると、

ストレスホルモン（ACTH、Co、ADH、Ad、NAd）の分泌量が高用量群で有意に抑制されました。Weale ら[2]は、5 歳以下の小児心臓手術において、レミフェンタニルの投与量を 4 群 (0.25、1、2.5、5 μg/kg/min) に分け、血糖値の推移を比較しました。0.25 μg/kg/min の低用量群では、他の 3 群と比較して、人工心肺前の血糖値が有意に上昇することは分かりました（注：本邦の小児における投与量上限は、1.3 μg/kg/min ですので留意してください）。同様に Taniguchi ら[3]は、胃切除術を受ける 37 名を対象とし、レミフェンタニルの投与量を 0.5 μg/kg/min と 0.1 μg/kg/min に分けて無作為化比較試験を行いました。すると、低用量群では手術開始後 60 分と閉創時にストレスホルモン（ACTH、Co、Ad）が上昇した一方で、高用量群ではストレスホルモンの上昇を認めませんでした（**図1**）。

　さて、術中ストレスホルモン放出が抑制され、血糖値上昇が抑えられることは分かりましたが、これがアウトカムに影響を及ぼすのでしょうか。Taniguchi らの報告の興味深いところは、インスリン抵抗性の指標となる HOMA-IR（homeostasis model assessment of insulin resistance）の推移です。術後 12 時間の HOMA-IR は、両群ともに手術前と比較して有意に上昇しましたが、その値は低用量群で高用量群より高くなることが分かりました（**図2**）。つまり、術中に十

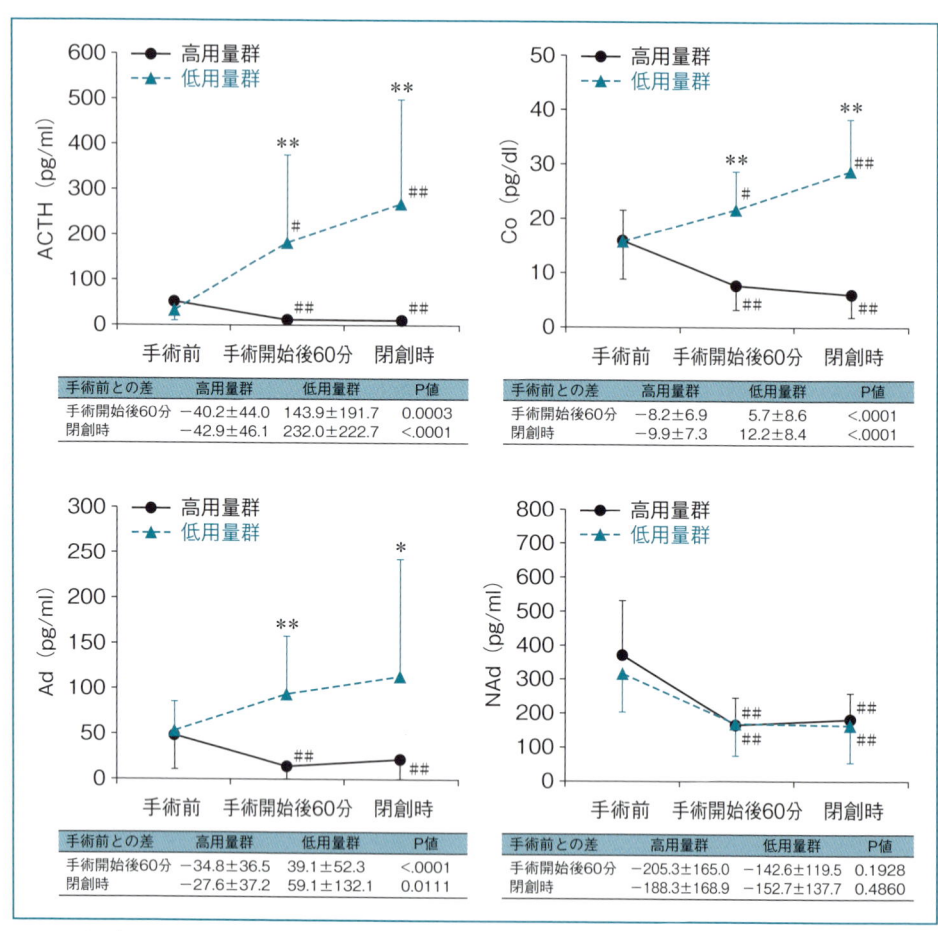

図1 副腎皮質ホルモン（ACTH）、コルチゾール（Co）、アドレナリン（Ad）、ノルアドレナリン（NAd）の変化

ACTH、Co、Ad は、術前値と比較して、手術開始後 60 分、閉創時のいずれにおいても術前値と比較して、群間・群内のいずれも高値となった。NAd は術前値と比較して低値となったが、群間に有意差は認めなかった。

データ：平均値±標準偏差で表示。術前値からの変化に両群間に有意差あり：＊ P＜0.05、＊＊ P＜0.01、同群内で平均値が術前値より有意に高値：# P＜0.05、## P＜0.01、基準値：ACTH 7.2－63.3 pg/ml、Co 4.5－21.1 pg/ml、Ad＜100 pg/ml、NAd 140－450 pg/ml

（Taniguchi H, et al. The effect of intraoperative use of high-dose remifentanil on postoperative insulin resistance and muscle protein catabolism: A randomized controlled study. Int J Med Sci 2013; 10: 1099–107 より改変引用）

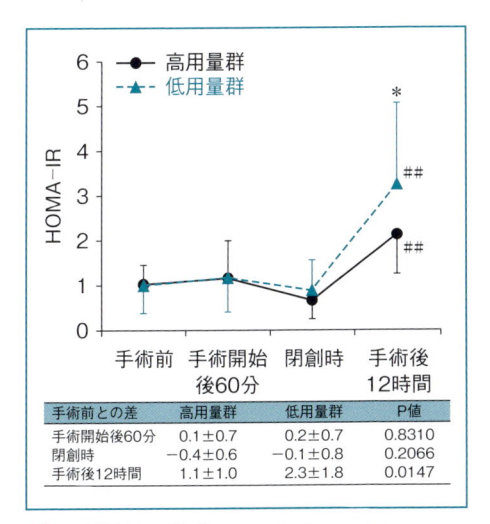

図2 HOMA‐IR（homeostasis model assessment of insulin resistance）の変化
HOMA‐IR は、術中変化を認めなかったが、術後12時間後に両群ともに有意に上昇したが、その値は低用量群で有意に高値となった。
データ：平均値±標準偏差で表示。術前値からの変化に両群間に有意差あり：＊ P＜0.05、＊＊ P＜0.01、同群内で平均値が術前値より有意に高値：# P＜0.05、## P＜0.01、基準値：HOMA‐IR＞2.5
（Taniguchi H, et al. The effect of intraoperative use of high-dose remifentanil on postoperative insulin resistance and muscle protein catabolism: A randomized controlled study. Int J Med Sci 2013; 10: 1099‐107 より改変引用）

分な麻薬を投与すると、術中ストレスホルモンの分泌を抑制するのみならず、術後のインスリン抵抗性の上昇を抑制できることが明らかになりました。

　では、術後のインスリン抵抗性の上昇を抑制すると、どのような利点があるのでしょうか。Székelys ら[4]は、冠動脈バイパスグラフト術後の死亡率における非糖尿病患者の周術期高血糖の影響について研究を行いま

した。すると、術後3日間の最高血糖値が 200 mg/dl 未満の患者と比較し、250‐300 mg/dl の患者では院内死亡率のオッズ比が 2.56（95％信頼区間 1.18‐5.57、P＝0.02）、300 mg/dl 以上の患者では院内死亡率のオッズ比が 2.74（95％信頼区間 1.22‐6.16、P＝0.01）と有意に高い結果となりました。術後高血糖予防がアウトカム改善に寄与することは、多くの報告で明らかになっています。

　この2編の論文から、二段論法ではありますが、術中に十分な麻薬を投与すれば、インスリン抵抗性の上昇を抑制し、高血糖を来しにくい状態を作れる可能性があり、結果的に術後アウトカム改善に効果がある可能性が期待されます。今後の術中麻薬投与量と予後の関係に関する報告が楽しみですね。

●───── 文　献 ─────●

1) Shinoda T, et al. Effect of remifentanil infusion rate on stress response in orthopedic surgery using a tourniquet application. BMC Anesthesiol 2013; 13: 4.

2) Weale NK, et al. Effect of remifentanil infusion rate on stress response to the pre-bypass phase of paediatric cardiac surgery. Br J Anaesth 2004; 92: 187‐94.

3) Taniguchi H, et al. The effect of intraoperative use of high-dose remifentanil on postoperative insulin resistance and muscle protein catabolism: A randomized controlled study. Int J Med Sci 2013; 10: 1099‐107.

4) Székelys A, et al. Impact of hyperglycemia on perioperative mortality after coronary artery bypass graft surgery. J Thoracic Cardiovasc Surg 2011; 142: 430‐7.

（宮澤　知穂、国沢　卓之）

76 輸液量の変遷

➡ ～たっぷり→制限↔自由？～

(Myles PS, et al. N Engl J Med 2018 ; 378 : 2263-74)

皆さま、術中輸液量はどのように決めていますか？ ミラー麻酔科学第6版（訳本最新版、2007年）では、術中輸液の総水分必要量＝血管拡張による代償水分＋絶飲食による欠乏水分＋維持輸液量＋出血などの喪失水分量＋水分再分布（サードスペース）の代償分とされています[1]。標準的な麻酔計画では、血管拡張による代償水分は5-7 ml/kg、維持輸液は4-2-1ルールに基づいて計算し、追加輸液として小切開（例えば、子宮摘出）による腹腔内操作では2 ml/kg/hr、大きな手術操作（腸切除など）では4-6 ml/kg/hrと記載されています。例えば、70 kgの患者さんで10時間の絶飲食を経て、4時間の腹腔鏡下胃切除術における出血量を100 mlとすると、合計4,130 mlを輸液することになります。はたして、それでよいのでしょうか。

たっぷりな過剰輸液を許容した結果、全身浮腫（腸管浮腫、肺水腫、末梢臓器の酸素化悪化）、創傷治癒遅延、合併症発生率上昇、生存率低下などの問題点が浮上してきました。Loboら[2]は、術後3 kg以上の体重増加が消化管機能回復遅延と在院日数延長に関与していることを報告し、過剰輸液の見直し、つまり制限輸液の有用性の検討が始まりました。そもそもサードスペース移行分に対する補液の効果を示す無作為化比較試験は行われてはおらず[3]、サードスペースに移行すると思われていた輸液は、血管内や間質に移行すると考えられており、その存在すらも否定的です[4]。

そこで、制限輸液の有用性が検討されました。Brandstrupら[3]によると、術前と同程度の体重を目指した制限輸液は、待機的結腸直腸切除術後の合併症を減らすとされました。また、Scholら[5]のメタアナリシスでは、待機的手術における制限輸液は、リベラルな非制限輸液（自由輸液）と比較して合併症の発生を35%減らすことから、制限輸液が望ましいと結論づけられました。一方、Jiaら[6]のメタアナリシスでは、制限補液は迅速な回復と短い在院日数と関連を認めるものの、制限補液も自由輸液も同様の合併症発生率を認めたため、制限輸液の優位性は認められませんでした。ただし、この内容も吟味が必要です。例えば、自由輸液と制限輸液の定義を見てみますと、腹部大動脈瘤に対する小開腹手術において、術中と術後の制限輸液は術後合併症、集中治療室滞在日数、全入院日数を減らすとしたPiljicら[7]の制限輸液は晶質液10 ml/kg/hrで、自由輸液は晶質液15 ml/kg/hrです。一方、周術期の制限輸液は術後7日間の術後回復能力強化プロトコールにおける在院日数短縮を認めないとしたAbraham-Nordlingら[8]においては、制限輸液は2.5%ブドウ糖加電解質輸液1 ml/kg/hrで、自由輸液は緩衝2.5%ブドウ糖加電解質輸液2 ml/kg/hrとなっています。同じ制限・自由輸液でも、定義が大きく異なることが分かります。

ほかにもThieleら[9]によるAmerican Society for Enhanced Recovery（ASER）と Perioperative Quality Initiative（POQI）の合意声明として、結腸直腸切除術における術後回復能力強化パスウェイの周術期輸液管理においては、低侵襲1回拍出量モニタリングを用いた目標指向型輸液療法（goal-directed fluid therapy : GDT）は潜在的利益があると結論づけています。また、ゼロバランスは受け入れ可能な代替案としつつも、▲ ml/kg/hr というレシピ本のような制限輸液は推奨しないとしています。なお、まだ日本語版のないミラー麻酔科学第8版（英語最新版、2015年）[10] でも▲ ml/kg/hr のプロトコールに基づいた輸液に警鐘を鳴らし、肺動脈カテーテルや経食道ドプラモニターなどを用いた GDT の有用性について述べています。

　さて、最新の報告を見てみましょう。Mylesら[11]は、多施設の大規模国際的無作為化比較試験を行い、腹部大手術において中等度以上の合併症リスクがある患者では、自由輸液（中央値 10.9 ml/kg/hr）と比較して制限輸液（中央値 6.5 ml/kg/hr）において高い無障害生存率との関連はなく、むしろ急性腎障害のリスクの増加と関連があると結論づけました。

　たっぷり輸液からスタートした術中輸液管理は、制限輸液・ゼロバランスなどが主流の時代を経て、現在はリベラルな非制限輸液（自由輸液）が注目されているようです。

●────── 文　献 ──────●

1）周術期の輸液療法 第46章 血管内液と電解質の生理・ナトリウムの生理．武田純三監訳．ロナルド D. ミラー編．ミラー麻酔科学．第6版．東京：メディカル・サイエンス・インターナショナル；2007. p.1406-8.

2）Lobo DN, et al. Effect of salt and water balance on recovery of gastrointestinal function after elective colonic resection: A randomised controlled trial. Lancet 2002; 359: 1812-8.

3）Brandstrup B, et al. Effects of intravenous fluid restriction on postoperative complications: Comparison of two perioperative fluid regimens: A randomized assessor-blinded multicenter trial. Ann Surg 2003; 238: 641-8.

4）Jacob M, et al. The 'third space' fact or fiction? Best Pract Res Clin Anaesthesiol 2009; 23: 145-57.

5）Schol PB, et al. Liberal or restrictive fluid management during elective surgery: A systematic review and meta-analysis. J Clin Anesth 2016; 35: 26-39.

6）Jia FJ, et al. Liberal versus restrictive fluid management in abdominal surgery: A meta-analysis. Surg Today 2017; 47: 344-56.

7）Piljic D, et al. Restrictive versus standard fluid regimen in elective minilaparotomy abdominal aortic repair-prospective randomized controlled trial. Thorac Cardiovasc Surg 2016; 64: 296-303.

8）Abraham-Nordling M, et al. Randomized clinical trial of fluid restriction in colorectal surgery. Br J Surg 2012; 99: 186-91.

9）Thiele RH, et al. American Society for Enhanced Recovery（ASER）and Perioperative Quality Initiative（POQI）joint consensus statement on perioperative fluid management within an enhanced recovery pathway for colorectal surgery. Perioper Med（Lond）2016; 5: 24.

10）Edwards M, et al. Chapter 59: Perioperative fluid and electrolyte therapy. In: Miller RD, editor. Miller's anesthesia. Vol 1. 8th ed. Philadelphia: Churchill Livingstone; 2015. p.1797-802.

11）Myles PS, et al. Restrictive versus liberal fluid therapy for major abdominal surgery. N Engl J Med 2018; 378: 2263-74.

（久良木 ルーテ彩来、国沢 卓之）

代謝・輸液・輸血

77 血糖管理の変遷

→ ～なるほど、厳密が良いわけではなかったのですね～

(Van Den Berghe G, et al. N Engl J Med 2001 ; 345 : 1359-67／Casaer MP, et al. N Engl J Med 2011 ; 365 : 506-17)

　高血糖が血管障害、神経障害、腎臓障害だけでなく、さまざまな臓器障害を引き起こすメカニズムは、すでに基礎研究で明らかにされていますので、血糖管理が重要であることには異論はないでしょう。しかし、高血圧症の患者さんの血圧を一気に正常域にまで下げると、さまざまな副作用が起きることを私たちは臨床で経験していますので、血糖に関しても 2000 年くらいまでは穏やかな管理が一般的でした。DIGAMI（Diabetes Mellitus, Insulin Glucose Infusion in Acute Myocardial Infarction）study[1]において、糖尿病合併の急性心筋梗塞（acute myocardial infarction : AMI）患者さんでは、急性期の血糖管理を 200 mg/dl 以下とすることでアウトカムが改善するとのエビデンスも得られていましたので、当時の ICU では血糖が 200 mg/dl を超えると、そろそろインスリン投与を考慮しましょうか、という考えが主流でした。

　生理的な条件では、血糖の上昇に対して細胞はグルコース輸送体をダウンレギュレーションすることで自らを守ろうとします。しかし、さまざまなストレス下（臨床的には重症病態下）では、細胞にインスリン非依存性のグルコース輸送体が過剰発現して、グルコースの過負荷が引き起こされてしまいます。そのためフリーラジカルが過剰産生され、ミトコンドリアの機能障害により、エネルギー産生が減少しアポトーシスが増加し、

多臓器不全へと進展します。

　このような基礎的な知見が増えてくると、普段から重症患者さんの治療に難渋している集中治療専門医たちの間では、糖尿病は血糖が高くなる病気だから、血糖を正常値にまで下げれば合併症も防げるはずだ、との考え方が暗黙の内に広まっていきます。

　そして 2001 年、このような集中治療専門医を勇気づける無作為化比較試験（randomized controlled trial : RCT）が、発表されました[2]。人工呼吸管理下の外科系重症患者に対して、血糖が 110 mg/dl を超えるとインスリンを使用（静注）して 80-110 mg/dl の正常域を維持する予防的治療を行う厳格血糖管理（intensive insulin therapy : IIT）群（783 名）と、180-200 mg/dl を目標とする従来型治療群（765 名）とで、アウトカムを比較したもので（Leuven I study）、ICU 死亡率、在院死亡率だけでなく、血流感染を含めた 8 項目すべてで有意差を認めました（**表 1**）。この Leuven I study は、冷静に考えれば、自らが勤める単一施設で、かつブラインド化すらされていない信頼度の低いエビデンスであったにもかかわらず、あまりにも美しい結果ゆえに潜在的に厳密な血糖管理に共感を抱いていた集中治療専門医たちに圧倒的に支持されました。この IIT は、アメリカ糖尿病学会をはじめ多くの学会のガイドラインに取り上げられ、またアメリカの医療キャンペーンの行動目標にも政策として採用

表1　Leuven I study

アウトカム	従来型と比較した減少率	P値
ICU死亡率	58%	<0.04
在院死亡率	66%	0.01
血流感染	46%	0.003
急性腎不全	41%	0.007
赤血球輸血量	50%	<0.001
重症多発神経障害	44%	<0.001
高ビリルビン血症	16%	0.04
長期人工呼吸器管理	37%	0.003

されたことから、あたかもすでにscienceとして確立された治療であるかのように学会などで紹介されました[3]。

　同じグループが自らの勤める病院で、今度は内科系重症患者を対象としたIITのRCT（Leuven II study）を行いましたが、未熟なプロトコールのためか脱落患者が1/3にもなったため、post-hoc解析によりIIT群では院内死亡率が対照群と比較して9.5％低くなった（P=0.009）と、その有効性を報告しました[4]。その後、Leuven I studyの結果を検証すべく、ほかのグループにより多くのRCTが推進されましたが、驚くことに、いずれのRCTにおいてもIITの有用性はまったく検証されませんでした[5]〜[7]。それどころか、2つのRCTは低血糖の危険性が高いとの安全解析結果のため中止となり、またNICE-SUGAR studyでは、低血糖の発生率も90日死亡率もIIT群のほうが高くなるという惨憺たる結果でした（**表2**）。これらの結果を受けて、2011年2月に発表されたアメリカ内科学会のガイドラインにおいて、ICU患者に対しては糖尿病の有無に関係なく、IITを行わないことが推奨されました。はっきり言えば、IITは禁忌であると宣告さ

れたわけです。

　まず、なぜLeuven I studyのみで、有意な結果が見られたのか考えてみましょう。このプロトコールでは、対照群の目標血糖を180-200 mg/dlとしながらも、インスリン投与は血糖が215 mg/dl以上となって初めて開始されるよう設定されており、実際には血糖200 mg/dl以上が持続して放置され、IIT群との差異が予想以上に大きくなっています。さらに、ICU入室と同時に、200-300 g/dayのグルコースを負荷する特異な栄養管理を行っています。なぜか、当時すでに広く行われていた経腸栄養（enteral nutrition：EN）を行わずに、経静脈栄養（parenteral nutrition：PN）のみでグルコース過負荷状態を意図的に作り出しています。結局のところ、IITは高用量グルコースの静注負荷による過剰エネルギー状況でのみ有効なのかもしれない、と考えられます。そこで、EPaNIC studyが行われました[8]。このRCTでは、重症患者において、PNをICU入室3日目から開始してENと併用した早期PN群（n＝2,312）と、ICU入室8日目でEN増量が目的投与量に達していない場合に初めてPNを導入してENと併用する後期PN群（n

表2 主な intensive glycemic control の臨床研究

	Leuven I 2001	VISEP 2008	Glucontrol 2009	NICE-SUGAR 2009
対象	外科 ICU	重症敗血症	外科 内科 ICU	外科 内科 ICU
患者数	1,548	537	1,078	6,022
目標血糖 (mg/dl)	80-110 180-200	80-110 180-200	80-110 140-180	81-110 144-180
実測血糖 (mg/dl)	103 173	112 151	110 139	118 145
低血糖 (%)	5.0 0.8	17.0 4.1	8.7 2.7	6.8 0.5
ICU 死亡率 (%)	4.6 8.0	—	17.2 15.3	—
院内死亡率 (%)	7.2 10.9	24.7 26.0	—	27.5 24.9
		中止	中止	

＝2,328）との間で、合併症を比較しました。この RCT の大きな特徴は、両群ともに IIT を行うことでした。結果は、両群間で死亡率に有意差は認められませんでしたが、感染症（P＝0.008）、人工呼吸期間（P＝0.006）、透析期間（P＝0.008）などが早期 PN 群で有意に大きくなっていました。両群ともに IIT によって血糖管理が行われていたことから、この合併症増加の原因は、高血糖状態ではなく、高用量グルコース負荷によるものであることが明らかとなり、IIT を最終的に否定する医学的根拠となりました。

次に、IIT はすでに 10 年近く前にその無効性どころか危険性が明らかになっているにもかかわらず、なぜ、いまだに IIT が有効であるかのような論文や講演が見られるのでしょうか。

それは、subgroup analysis の意図的な誤用です。実は、subgroup analysis に関するガイドラインは 2007 年にすでに発表され、

subgroup analysis の結果を新しいエビデンスであるかのように扱わないよう警告がなされていました。しかし、RCT で有意差が認められなかったにもかかわらず、その後の subgroup analysis により、ある因子に有意差が認められ医学雑誌に掲載されると、その結果があたかも新しいエビデンスとして証明されたかのように EBM の専門家たちが紹介し続けたのです。subgroup analysis で有意に出た結果は、次に行うべき RCT の仮説命題候補でしかなく、その仮説をもとにもう一度 RCT を行い、それで有意差を得て初めて新しいエビデンスとなれるのです。sub-group analysis の結果を結論の一つと見なすことが許されるのは、それが一次エンドポイントに基づく場合と、事前設定（prespeci-fied）されている場合（解析前に設定された仮説であること）のみです。事後設定（post-hoc）された subgroup analysis は信頼性に欠けます。subgroup analysis を 100 も行

えば、1 つくらい有意差は出るので意味がないのです。実は、Leuven II study には post-hoc subgroup analysis が多用されており、今では negative study とみなされています。

　内科領域において、HbA$_{1C}$ の目標値を 6.0 台とする IIT と、これまでの 7.0 台で良しとする RCT がいくつか行われましたが、3.5-5.6 年間もの追跡期間にもかかわらず、尿中アルブミン増加が抑制されただけで低血糖による重大な合併症を招くのみである、との結論で終わりました[9]。数年間の IIT でも何の治療効果をもたらさないものが、周術期の 1・2 週間だけで劇的に患者さんの予後が良くなるなんて考えるほうがあまりにも幼稚だったといわざるをえません。

　現在、多くの学会のガイドラインは、目標血糖域として 140-180 mg/dl を推奨しています。しかし、この数値こそが post-hoc subgroup analysis により求められたものです。そして、この血糖管理と、以前の 200 mg/dl 以下で良いとしていた血糖管理との比較を行った RCT はいまだにありませんし、誰も行おうとはしません。

—————— 文　献 ——————

1) Malmberg K. Prospective randomised study of intensive insulin treatment on long term survival after acute myocardial infarction in patients with diabetes mellitus. DIGAMI (Diabetes Mellitus, Insulin Glucose Infusion in Acute Myocardial Infarction) Study Group. BMJ 1997; 314: 1512-5.

2) Van Den Berghe G, et al. Intensive insulin therapy in critically ill patients. N Engl J Med 2001; 345: 1359-67.

3) 溝部俊樹. エビデンス，兵どもが夢の跡：2) 強化インスリン療法の迷走とサブグループ分析の危うさ. LiSA 2017; 24: 754-8.

4) Van Den Berghe G, et al. Intensive insulin therapy in the medical ICU. N Engl J Med 2006; 354: 449-61.

5) Brunkhorst FM, et al. Intensive insulin therapy and pentastarch resuscitation in severe sepsis. N Engl J Med 2008; 358: 125-39.

6) Preiser JC, et al. A prospective randomised multi-centre controlled trial on tight glucose control by intensive insulin therapy in adult intensive care units: The Glucontrol study. Intensive Care Med 2009; 35: 1738-48.

7) NICE-SUGAR Study Investigators; Finfer S, et al. Intensive versus conventional glucose control in critically ill patients. N Engl J Med 2009; 360: 1283-97.

8) Casaer MP, et al. Early versus late parenteral nutrition in critically ill adults. N Engl J Med 2011; 365: 506-17.

9) Hemmingsen B, et al. Targeting intensive glycaemic control versus targeting conventional glycaemic control for type 2 diabetes mellitus. Cochrane Database Syst Review 2013; CD 008143.

（溝部　俊樹）

78 周術期体温保持

➡ ～外科系雑誌を眺めてみると～

(Kurz A, et al. N Engl J Med 1996 ; 334 : 1209−15／Barone JE, et al. Am Surg 1999 ; 65 : 356−9)

N Engl J Med に 1996 年に発表された Sessler〔当時カリフォルニア大学サンフランシスコ校（UCSF）麻酔科〕らのグループ[1]による結腸手術後のアウトカム（n=200）に関する結果は、まさしく epoch-making でした。この多施設前向き無作為化比較試験（randomized controlled trial：RCT）において、積極加温を行った正常体温保持群と比べ、加温を行っていない低体温群では、手術部位感染症（surgical site infection：SSI）が多いだけでなく、経口摂取や抜糸の遅れから入院期間が延長することを示しました（**表 1**）。この理論的根拠として、体温低下に伴う末梢血管収縮により末梢組織への酸素供給が低下し、これが免疫機能などの低下につながり、アウトカムが悪化すると考えました。

同じく 1996 年、彼らは Lancet[2] に、人工股関節置換術において積極加温を行った正常体温保持群と比べ、加温を行っていない低体温群では、術後出血量が有意に多く、その結果、輸血量も有意に多くなることを発表し、体温低下に伴う血液凝固因子や血小板の機能低下によるものであると結論づけました（**表 1**）。

さらに 1 年後の 1997 年には、Johns Hopkins 大学麻酔科のグループ[3] が JAMA に、非心臓手術（消化器外科、胸部外科、血管外科）において、積極加温を行った正常体温保持群と比べ、加温を行っていない低体温群で

は、虚血変化などの心臓合併症や心室性頻拍症の発生率が有意に高いことを報告しました。

N Engl J Med、Lancet、JAMA という超一流と見なされている 3 つの医学雑誌に、前向き多施設 RCT で周術期加温の有無によりアウトカムが影響を受けると掲載されたインパクトは大きく、周術期の加温は必須の医療行為であると考えられるようになりました。さらに、さまざまな学術組織からのガイドラインに周術期の体温保持が取り入れられました。ヨーロッパ静脈経腸栄養学会では、術後の回復力強化プロトコールである enhanced recovery after surgery（ERAS®）に温風加温装置による体温管理が挙げられています。また、2007 年の米国心臓病学会（ACC）/米国心臓協会（AHA）の非心臓手術における合併心疾患の評価と管理に関するガイドラインにおいて、正常体温維持が周術期合併症予防の Class I の推奨度となっています。アメリカにおける医療の質改善委員会による SSI 予防のキャンペーンでは 4 つの行動目標のうちの一つとして、正常体温の維持、が採用されました。さらに 2008 年、イギリスの国立医療技術評価機構（the National Institute for Health and Clinical Excellence：NICE）の SSI 予防ガイドラインでも、周術期の体温保持が強く推奨されています。

さて、ここまで読むと、周術期の体温保持

表1　麻酔科医による術後体温とアウトカムの主な臨床研究

	鼓膜温	正常体温群	低体温群	P値
下腹部手術の術後体温とアウトカム：N Engl J Med 1996	患者数	104	96	
	手術終了時体温（℃）	36.6 ± 0.5	34.7 ± 0.6	＜0.001
	術後創部感染（人）	6	18	＜0.01
	入院期間（日）	12.1 ± 4.4	14.7 ± 6.5	＝0.001
人工股関節置換術の術後体温と出血量、輸血量：Lancet 1996	患者数	30	30	
	手術終了時体温（℃）	36.6 ± 0.4	35.0 ± 0.5	＜0.001
	出血量（l）	1.67 ± 0.4	2.15 ± 0.6	＜0.001
	輸血量（ml/pt）	10 ± 55	80 ± 154	＝0.02
非心臓手術の術後体温と心臓関連合併症：JAMA 1997	患者数	142	158	
	手術終了時体温（℃）	36.7 ± 0.1	35.3 ± 0.1	＜0.001
	心臓に関する合併症	2	7	＝0.04
	不整脈（心室頻拍）	3	8	＝0.03

が患者アウトカムの改善につながるとのエビデンスは広く医学界で認められ、すでに確立した真実であると思われるかもしれません。しかし、そうではありません。

1999年に、消化器外科医Baroneら[4]は、自分の勤める単一施設での後ろ向き研究で、150名の結腸手術患者において、正常体温群（35.3℃以上）と低体温群（35.3℃以下）のアウトカムに有意差はまったく認められなかったと外科系雑誌に報告しました。彼らはこの論文の中で、1996年にN Engl J Medに発表されたSesslerらのRCTのいくつかの矛盾点を鋭く追及しました。特に、多施設研究とはいえ、実際には3施設（The University of Vienna：155症例、The University of Graz：30症例、The Rudolfstiftung Hospital：15症例）からしかデータは取られておらず、そのうち1つの病院では、21カ月の研究期間に15症例しか結腸手術が行われていない（1カ月に1症例もない！）ことから、Baroneらはこのような病院の臨床レベル、そしてデータレベルに疑問を投げかけ、3施設ごとの感染者数が示されていな

いことに大きな不信感を述べています。さらに別の研究者からは、SSIが正常体温群で有意に少ない（P＜0.01）が、もし正常体温群の感染者があと2名多かったら（6名が8名だったら）有意差はなくなり、このようなギリギリの統計学的有意差をもって臨床的にも有意であるといえるのかとの懐疑も出されました。そして、この論文が呼び水となり、これ以降、周術期加温とアウトカムに関する論文が外科医らによって次々と外科系雑誌で発表されます（**表2**）。

2010年、Ann Surgに、周術期加温は"聖杯か、それとも偽の偶像か？"という仰々しい副題を付けた研究が報告されました[5]。SSIの独立危険因子としては、合併症としての糖尿病と手術部位が小腸である場合の2つのみが認められ、体温とSSIはなんら関係ない、という結果でした。2013年には、Meltonらが、現在Sesslerらが所属しているCleveland Clinicの麻酔データを使用して、SSIの危険因子を糖尿病と500 ml以上の輸血のみであると結論づけ、体温の関与を完全に否定しました[6]。2014年には、

表2 外科医らによる術後体温とアウトカムの主な臨床研究

雑誌（年）	方法	患者数	手術	測定部位	体温と SSI の有意差	他の有意差
Am Surg 1999	retro	150	結腸/直腸	食道、鼓膜	−	−
An Surg 2010	retro	469	消化器外科	食道、鼓膜	−	DM、小腸オペ
An Surg 2013	retro	1,008	結腸/直腸	食道、皮膚	−	DM、出血＞500
Surg 2014	retro	1,405	整外、消外など	データベース ＜35	−	死亡率、入院期間
Am Surg 2014	retro	365	結腸/直腸	データベース		高血糖、輸血＞5U
JAMA Surg 2015	retro	296	結腸/直腸	食道、膀胱	−	BMI

retro：後ろ向き研究、DM：糖尿病、BMI：体型指数

Billeter らは、周術期のデータベースで一度でも 35℃以下にチェックされた症例をそれ以外の症例と比較して、35℃以下の低体温症例では心筋合併症や敗血症の増加、入院期間の延長と高い死亡率を認めましたが、SSI は有意差がなかったと報告しています[7]。同じく 2014 年に、Shaffer らは、データベースを使った研究で、SSI 発生患者の独立危険因子は、がんの播種、5 単位以上の輸血（日本では約 10 単位に相当）、高血糖、外科医の経験（36 症例以下）であり、体温は関係ないと結論しています[8]。また、2015 年には、Baucom ら[9]の単一施設からの報告では、SSI の独立危険因子は、体型指数（BMI）だけでした。

さて、このように外科系雑誌に、周術期体温とアウトカムの関連を否定する報告が相次ぐ中、ようやく最初の提唱者である Sessler らが、2015 年に自らのデータベースを使い、Melton ら[6]と比べ症例数を飛躍的に増やして、体温のアウトカムに与える影響を調べ、低体温は輸血と入院期間を有意に増やすことを示しました[10]。しかし SSI は、信頼できるデータが得られないので調べなかったと、1996 年の N Engl J Med の論文と違って、

そっけない結論となっています。

1996 年から 2015 年までの 20 年間もかかって行われた evidence-based medicine（EBM）は、多くの時間、研究費、労働力を費やしただけで、明確な結論を出せていません。また、Sessler らは参考文献 10 において、自説に否定的な結論を示した外科医らによる論文を一つも自らの参考文献に含めていません。彼らのこのような姿勢が、外科医と麻酔科医との認識の違いを生んでしまった一因かもしれません。基礎研究と異なり、正確な評価を得るまでに膨大な年月を必要とすることを EBM の限界と取るか、あるいは体温による生理反応の多様性のためと解釈するかは、難しいところです。あえて結論づけるとすると、低体温群が 35℃以下となった研究では、体温と SSI の関連が認められることが多いことから、"麻酔中の 35℃以下の低体温では臨床的にアウトカムの悪化が認められる"との解釈が妥当でしょう。

最近では、SSI 予防は単一の予防策のみを講じるのではなく、複数の介入をまとめて行うこと、すなわちバンドリング（bundling）が重要であると考えられるようになりました。しかし、バンドリングによりアウトカム

の改善が認められた場合でも、個々の介入項目とアウトカムとの関連が統計学的に認められたことはありません。言い換えると、"なんだか分からないけど、良くなったからまあいいか"というのが EBM の本質なのでしょう。

──── 文　献 ────

1) Kurz A, et al. Perioperative normothermia to reduce the incidence of surgical-wound infection and shorten hospitalization. N Engl J Med 1996; 334: 1209-15.

2) Schmied H, et al. Mild hypothermia increases blood loss and transfusion requirements during total hip arthroplasty. Lancet 1996; 347: 289-92.

3) Frank SM, et al. Perioperative maintenance of normothermia reduces the incidence of morbid cardiac events. JAMA 1997; 277: 1127-34.

4) Barone JE, et al. Hypothermia does not result in more complications after colon surgery. Am Surg 1999; 65: 356-9.

5) Lehtinen SJ, et al. Normothermia to prevent surgical site infections after gastrointestinal surgery. Holy Grail or false idol. Ann Surg 2010; 252: 696-704.

6) Melton GB, et al. Continuous intraoperative temperature management and surgical site infection risk. Analysis of anesthesia information system data in 1008 colorectal procedures. Ann Surg 2013; 258: 606-13.

7) Billeter AT, et al. Unintentional perioperative hypothermia is associated with severe complications and high mortality in elective operations. Surgery 2014; 156: 1245-52.

8) Shaffer VO, et al. Improving quality of surgical care and outcomes: Factors impacting surgical site infection after colorectal resection. Am Surg 2014; 80: 759-63.

9) Baucom RB, et al. Association of perioperative hypothermia during colectomy with surgical site infection. JAMA Surg 2015; 150: 570-5.

10) Sun Z, et al. Intraoperative core temperature patterns, transfusion requirement, and hospital duration in patients warmed with forced air. Anesthesiology 2015; 122: 276-85.

（溝部　俊樹）

79 古い輸血は危ない？

→ ～あっさりと逆の報告が～

(Koch CG, et al. N Engl J Med 2008 ; 358 : 1229-39／Saager L, et al. Anesthesiogy 2013 ; 118 : 51-8)

心臓外科手術を受けたような重症患者さんでは、輸血によって予後が悪化するとの報告が数多くあります。また、保存によって赤血球の機能や形態に変化が生じて、輸血後の赤血球の生存率が低下することが多くの基礎研究で明らかにされています。アメリカでの献血による濃厚赤血球（red cells concentrate：RCC）の保存期間は、最長 42 日までと定められており、平均保存期間は 15 日です。そこで 2008 年に、Cleveland Clinic 単一施設で、輸血を受けた心臓外科手術患者約 6,000 名を対象とした無作為化比較試験（randomized controlled trial：RCT）が行われました。その結果、保存期間が 14 日以上の RCC を輸血された患者群（平均保存期間 20 日）のほうが、14 日以内の RCC を輸血された患者群（平均保存期間 11 日）と比較して、予後（敗血症、腎不全、人工呼吸期間、院内死亡率、1 年死亡率のすべてに有意差あり、表）が悪いことが判明し[1]、医療従事者だけでなく、輸血を管轄する米国食品薬品局（FDA）をも驚かせました。

その後、数多くの RCT が行われ、2011 年までに発表された 21 の論文を採用したメタアナリシスが行われ[2]、古い輸血を受けたほうが有意に死亡率が高い、と結論づけました。この結果は、単に医療行為に影響を与えるだけでなく、献血バンクの運営にも影響を与えかねない医療政策的な意味合いを持つことから、学会だけでなく、社会的にも大きな問題となりました。

この結果を受けて、重症患者、心臓手術患者、一般患者、それぞれを対象とした多施設での RCT が 3 つ行われました。カナダとヨーロッパの 102 の ICU での重症患者約 2,400 名を対象とした RCT[3]では、対照群（平均保存期間 22 日）と新鮮赤血球輸血群（平均保存期間 6 日）の間に、90 日死亡率だけでなく、合併症、人工呼吸期間、病院滞在期間など、すべての項目に有意差を認めませんでした。アメリカの 33 の病院での心臓手術患者約 1,000 名を対象とした RCT[4]では、RCC の短期間保存群（10 日以内：平均保存期間 7 日）と長期間保存群（21 日以上：平均保存期間 28 日）の比較を行いましたが、いずれの測定項目にも有意差を認めませんでした。また、4 か国の 6 つの病院で行われた約 20,000 名の一般入院患者を対象とした RCT[5]でも、短期間保存群（平均保存期間 13 日）と長期間保存群（平均保存期間 23 日）の間で、院内死亡率に有意差を認めませんでした。そして、2015 年に、上記 3 つの RCT を含む 64 の論文（8 RCT と 56 observation study）を使ったメタアナリシスにおいて、RCC の保存期間と患者予後にはなんら関係を認めない、と結論しました[6]。

それでは、なぜこのような混乱が起きたのかを考えていきましょう。まず 2008 年の最初の報告は、evidence-based medicine

表　濃厚赤血球の保存期間とアウトカム

	New RCC	Old RCC	P
敗血症	2.8%	4.0%	0.01
腎不全	1.6%	2.7%	0.003
人工呼吸 >72 h	5.6%	9.7%	<0.001
院内死亡率	1.7%	2.8%	0.004
1 年後死亡率	7.4%	11.0%	<0.001

RCC：濃厚赤血球

（EBM）としては信頼性の低い単一施設での後ろ向き研究だったにもかかわらず、掲載された雑誌が N Engl J Med という権威ある学術雑誌であったため、学会などで広く紹介されたことでしょう。また、その後のメタアナリシスで有意差が認められたことも混乱に拍車をかけました。EBM の世界では、メタアナリシスは複数の RCT から、あらゆるバイアスを排除したもっとも信頼性の高いエビデンスであるとみなされていますが、採用する論文によって結論が変わることは容易に想像できます。

次に、RCT においては、サンプル数の多い研究ほど評価が高くなることから、少しでも多くの患者数を集めるためにプロトコールを簡潔にする傾向があります。例えば、最初にエビデンスを発表した Cleveland Clinic の研究では、回帰分析を使って、古い輸血を受けた患者ほど予後が悪い（the older、the worse）と結論しています[1]。しかし、appendix をよく読むと、複数パックの輸血を受けた場合は、もっとも古い日付で代表する、となっています。このプロトコールだと、15 日の RCC を 4 単位、31 日の RCC を 1 単位輸血された患者のほうが、30 日の RCC を 5 単位受けた患者よりも古い輸血を受けた患者と、判定されることになります。

これは臨床的には受け入れられない判断です。また、この研究では、輸血のタイミングが術中なのか術後なのかが不明、輸血単位数は把握しているが出血量のデータは取っていない、セルセーバー® 使用の有無も不明など、このような不備なプロトコールにもかかわらず、すべての測定項目で有意差を認めたことは不思議としか思えません（**表**）。実はこのグループは、2013 年には同じく Cleveland Clinic 単一施設での約 7,000 名の非心臓手術患者を対象とした後ろ向き RCT で、RCC の保存期間（今回は、複数パックの場合は中央値で代表する、と定義を変更）と術後死亡率にはなんら関連を認めなかったと、患者背景や保存期間の決定方法こそ違え、まったく逆の結果を発表しています[7]。以前行った RCT との結果の齟齬については、統計方法が違えば異なる結論になるのは当たり前であると、他人事のように述べています。さらに、EBM では初期の発表では有意差を認めることが多いが、その後の発表では認めないことが多いのは興味深い、とも述べています。

結局のところ、RCC 保存期間に関するエビデンスは、風評被害をまき散らしただけでした。

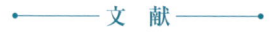
● ──── 文　献 ────●

1) Koch CG, et al. Duration of red-cell storage and complications after cardiac surgery. N Engl J Med 2008; 358: 1229-39.
2) Wang D, et al. Transfusion of older stored blood and risk of death: A meta-analysis. Transfusion 2012; 52: 1184-95.
3) Lacroix J, et al. Age of transfused blood in critically ill adults. N Engl J Med 2015; 372: 1410-8.
4) Steiner ME, et al. Effects of red-cell storage duration on patients undergoing cardiac surgery. N Engl J Med 2015: 372: 1419-29.
5) Heddle NM, et al. Effects of short-term vs. long-term blood storage on mortality after transfusion. N Engl J Med 2016: 375: 1937-45.
6) Ng MSY, et al. Effects of packed red blood cell storage duration on post-transfusion clinical outcomes: A meta-analysis and systematic review. Intensive Care Med 2015; 41: 2087-97.
7) Saager L, et al. Erythrocyte storage duration is not associated with increased mortality in noncardiac surgical patients. Anesthesiogy 2013; 118: 51-8.

（溝部　俊樹）

循 環

80 心臓に良いのは？

➡ 〜プレコンのみならず、ポスコンもなのですね〜

(Lemoine S, et al. Br J Anaesth 2016 ; 116 : 456-75)

　麻酔薬が各臓器に与える影響については、以前より数多くの議論がなされています。特に、心臓血管外科手術の周術期については、全静脈麻酔（total intravenous anesthesia : TIVA）より揮発性麻酔薬を用いた吸入麻酔のほうが、より良好な結果を得られたとする報告が多いのが現状です。Landoni ら[1]は、心臓手術で吸入麻酔と TIVA を比較した 35 件の研究をメタ解析したところ、術後死亡率、心筋梗塞発症率、人工呼吸期間、ICU 滞在期間、入院期間およびトロポニン I 濃度について、揮発性麻酔薬群で有利であったとしています（表）。また、揮発性麻酔薬の中では、特にセボフルランまたはデスフルランの使用が、長期死亡率の減少に寄与する可能性が示唆されております。

　ではどうして、そのような結果がもたらされたのでしょうか？　その理由の一つとして、揮発性麻酔薬には、心臓に対して虚血プレコンディショニング（ischemic preconditioning : IPC）に似た効果があることが以前から知られており、それにより心保護効果がもたらされることで、良好な結果が得られたと考えられています。

　プレコンディショニング（preconditioning : PreC）とは、Murry らにより提唱された概念で "先行する短時間の虚血で耐性を獲得し、あとの長時間虚血による虚血再灌流傷害の軽減が得られる現象" です。Murry ら[2]は、先行する 5 分間 4 回の虚血により、40

分間の冠動脈閉塞による心筋梗塞サイズが対照群の 25％に縮小することをイヌの実験で明らかにしました。物理的な虚血操作により誘発される IPC に対し、薬物を用いても同様の現象が誘発されることが知られています。薬理学的、特に麻酔薬による PreC は、麻酔薬プレコンディショニング（anesthetic preconditioning : APC）と呼ばれ、揮発性麻酔薬はこの APC をもたらすといわれています。この APC の発現のためのトリガーの一つとして、心筋細胞内のミトコンドリアで産生される活性酸素種（reactive oxygen species : ROS）が挙げられます。ROS は、本来であれば虚血再灌流傷害が生じた際にミトコンドリアから大量に放出されて、結果的に心筋細胞は傷害を受けます。しかし、PreC 適用時に発生する ROS は少量で、これがトリガーとなり、prosurvival signaling pathways と呼ばれる細胞内情報伝達系を活性化させ、心筋細胞内のミトコンドリア上に存在するミトコンドリア膜透過性遷移孔（mitochondrial permeability transition pore : mPTP）の開口を抑制することで心筋細胞のアポトーシス抑制、ひいては心筋保護効果を示すと考えられています。

　さらに最近では、揮発性麻酔薬によるポストコンディショニング効果も明らかになり注目されています。ポストコンディショニング（postconditioning : PostC）とは "再灌流の早期に冠血流を間欠的に遮断することで、

表　心臓手術における吸入麻酔と TIVA の比較

	Number of included studies	Events in the volatile group	Events in the TIVA group	OR (all in favour of volatile agents)	95%CI	P-value for effect	NNT	I^2
Mortality								
Overall analysis	35	25/1994 (1.3%)	43/1648 (2.6%)	0.51	0.33−0.81	0.004	74	0%
Sensitivity analysis on mortality								
Low risk of bias studies	18	17/1380 (1.2%)	32/998 (3.2%)	0.42	0.24−0.73	0.002	50	0%
Without the largest study (6)	34	12/1725 (0.7%)	25/1503 (1.7%)	0.63	0.36−1.11	0.11		
More than 100 patients	16	22/1590 (1.4%)	39/1309 (3.0%)	0.43	0.25−0.72	0.002	63	0%
CABG surgery studies	28	22/1746 (1.3%)	39/1402 (2.8%)	0.48	0.30−0.78	0.003	66	0%
CPB-CABG surgery	22	21/1597 (1.3%)	37/1259 (2.9%)	0.45	0.27−0.75	0.002	62	0%
OPCABG surgery	6	1/149 (0.7%)	2/143 (1.4%)	0.83	0.19−3.74	0.8		
Non-CABG surgery	7	3/248 (1.2%)	4/246 (1.6%)	0.82	0.23−2.89	0.8		
Myocardial infarction	27	44/1879 (2.3%)	74/1560 (4.7%)	0.56	0.38−0.82	0.003	42	0%
Inotropes use	21	309/1186 (26%)	426/1115 (38%)	0.42	0.31−0.59	<0.001	8	45%

Continuous outcomes

	Number of included studies	Patients in the volatile group	Patients in the TIVA group	Standardized mean difference (all in favour of volatile agents)	95%CI	P-value for effect	I^2
Mechanical ventilation (h)	21	1353	1097	−0.23	−0.38 to −0.08	0.003	65%
ICU stay (h)	19	1387	1133	−0.30	−0.50 to −0.11	0.003	81%
Hospital stay (days)	21	1656	1296	−0.30	−0.45 to −0.15	<0.001	70%
Troponin I (ng ml^{-1})	17	1189	954	−0.53	−0.82 to −0.24	<0.001	90%

死亡率をはじめ、人工呼吸および ICU 滞在時間、入院日数などで吸入麻酔が有利であった。
(Landoni G, et al. Anaesthetic drugs and survival: A Bayesian network meta-analysis of randomized trials in cardiac surgery. Br J Anaesth 2013; 111: 886−96 より引用)

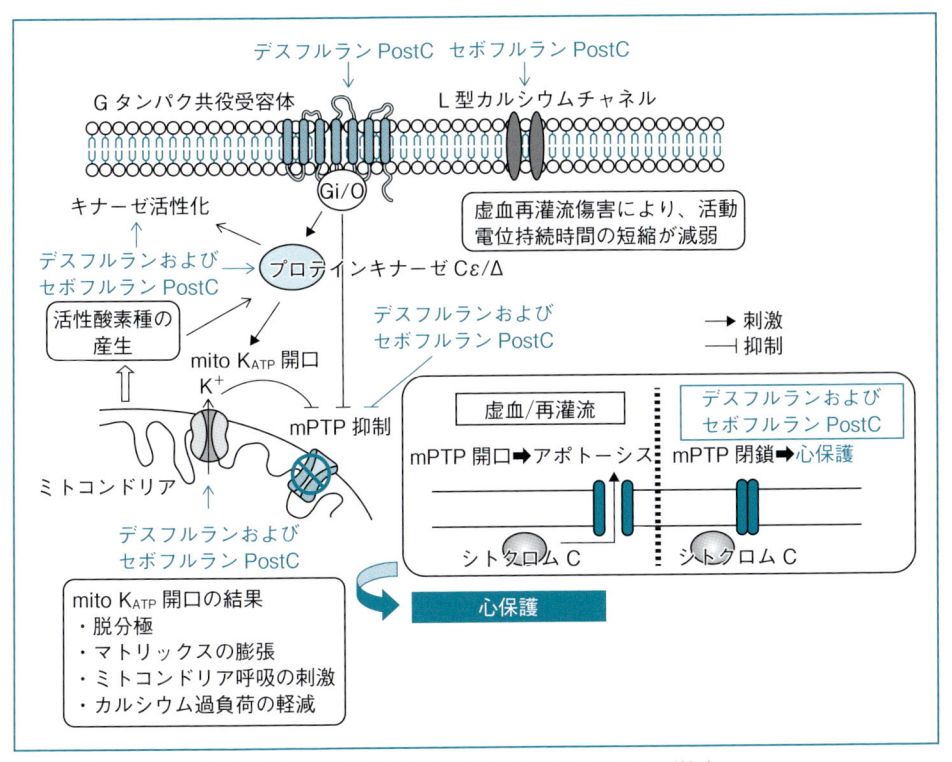

図1　デスフルランおよびセボフルランによるポストコンディショニング機序
揮発性麻酔薬が細胞保護シグナリング経路を活性化させ、ミトコンドリア上に存在する mPTP の開口を阻止することで、心筋細胞のアポトーシスを阻止する。
mito K$_{ATP}$：ミトコンドリア アデノシン三リン酸感受性カリウムチャネル、mPTP：ミトコンドリア透過性遷移孔、PostC：ポストコンディショニング
（Lemoine S, et al. The mechanisms of cardio-protective effects of desflurane and sevoflurane at the time of reperfusion: Anaesthetic post-conditioning potentially translatable to humans? Br J Anaesth 2016; 116: 456–75 より改変引用）

再灌流傷害の軽減が得られる現象"です。Zhao ら[3]はイヌの実験で、60 分の虚血による心筋梗塞サイズが、30 秒間の冠動脈遮断と 30 秒間の再灌流を 3 回繰り返すことで有意に縮小し、この心保護作用が虚血 10 分前の 5 分間虚血による IPC と同等であることを報告しています。また、Chiari ら[4]の報告では、ウサギの実験で、30 分間虚血後の再灌流時に投与した 1MAC 5 分間のイソフル

ランにより、心筋梗塞サイズは対照群の約半分へ縮小しました。この麻酔薬による PostC は、麻酔薬ポストコンディショニング（anesthetic postconditioning：APoC）と呼ばれています。APoC の発現機序は Lemoine ら[5]によると、APC と類似しており心筋細胞保護シグナリング経路を活性化させミトコンドリア上の mPTP の開口を阻止することで、心筋細胞のアポトーシスを抑制すると

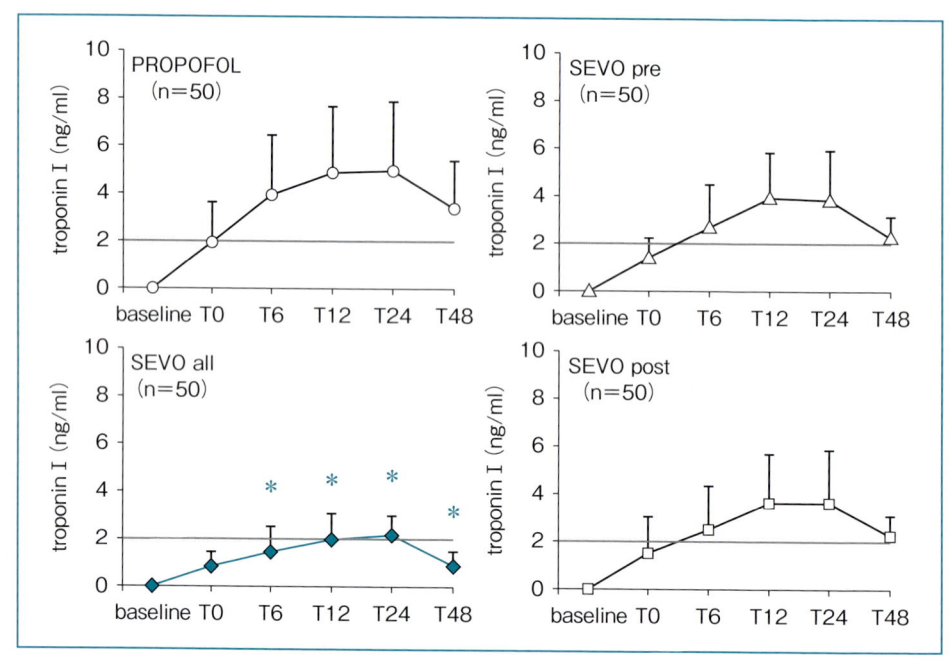

図2 CPB を用いた冠動脈バイパス術後のトロポニン I 推移

CPB 中も揮発性麻酔薬を使用することで、術後トロポニン I 値が有意に減少した。

T0：ICU 入室、T6、12、24、48：ICU 入室後 6、12、24、48 時間

PROPOFOL：手術開始－終了までプロポフォール使用、SEVO all：手術開始－終了までセボフルラン使用

SEVO pre：手術開始－CPB 開始前までセボフルラン使用、CPB 開始－手術終了までプロポフォール使用

SEVO post：手術開始－血管吻合前までプロポフォール使用、血管吻合開始－手術終了までセボフルラン使用

＊：PROPOFOL 群と比較して有意差あり。

（De Hert SG, et al. Cardioprotective properties of sevoflurane in patients undergoing coronary surgery with cardiopulmonary bypass are related to the modalities of its administration. Anesthesiology 2004; 101: 299-310 より改変引用）

考えられています（**図1**）。*in vitro* では、APoC はヒト心筋細胞にも有効であるとされています。

臨床的に興味深い点として、特に人工心肺（cardiopulmonary bypass：CPB）中の吸入麻酔薬の使用の利点が挙げられます。De Hert ら[6]は、CPB 中も継続してセボフルランを使うことで、術後トロポニン I がプロポフォール群と比較して有意に低下することを示しています（**図2**）。この結果は、CPB 前後に吸入麻酔薬を使うくらいでは効果は不十分とも読み取れますが、虚血前後の吸入麻酔薬の心保護効果は良く示されていると考えられます。

現状では、心臓外科手術の麻酔は、揮発性麻酔薬による吸入麻酔に軍配が上がります。その要因としては、PreC だけではなく PostC も大きな役割を担っている可能性が

あると考えられるでしょう。非心臓手術では、麻酔薬の選択が予後改善に寄与しなかったと報告[7]されていますが、心臓手術については、現在 Landoni ら[8]が 1 年後死亡率についての大規模研究を施行中であり、結果が気になるところです。

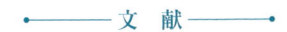

1) Landoni G, et al. Anaesthetic drugs and survival: A Bayesian network meta-analysis of randomized trials in cardiac surgery. Br J Anaesth 2013; 111: 886-96.

2) Murry CE, et al. Preconditioning with ischemia: A delayed of lethal cell injury in ischemic myocardium. Circulation 1986; 74: 1124-36.

3) Zhao ZQ, et al. Inhibition of myocardial injury by ischemic postconditioning during reperfusion: Comparison with ischemic preconditioning. Am J Physiol Heart Circ Physiol 2003; 285: 579-88.

4) Chiari PC, et al. Isoflurane protects against myocardial infarction during early reperfusion by activation of phosphatidylinositol-3-kinase signal transduction: Evidence for anesthetic-induced postconditioning in rabbits. Anesthesiology 2005; 102: 102-9.

5) Lemoine S, et al. The mechanisms of cardio-protective effects of desflurane and sevoflurane at the time of reperfusion: Anaesthetic post-conditioning potentially translatable to humans? Br J Anaesth 2016; 116: 456-75.

6) De Hert SG, et al. Cardioprotective properties of sevoflurane in patients undergoing coronary surgery with cardiopulmonary bypass are related to the modalities of its administration. Anesthesiology 2004; 101: 299-310.

7) Lurati Buse GA, et al. Randomized comparison of sevoflurane versus propofol to reduce perioperative myocardial ischemia in patients undergoing noncardiac surgery. Circulation 2012 4; 126: 2696-704.

8) Landoni G, et al. Volatile anesthetics to reduce mortality in cardiac surgery: A multicentre randomized controlled study. Ongoing clinical trial. https://clinicaltrials.gov/ct2/show/study/NCT02105610

（呉　健太）

81 AKI 予防は尿量確保 !!

➡ 〜予防目的に投与を推奨される薬物はないのですね〜

(Mizota T, et al. Br J Anaesth 2017 : 119 : 1127-34)

周術期の急性腎障害（acute kidney injury：AKI）が合併症や死亡率を増やすことから、患者にとって良くないことは、いわば常識です。したがって、私たち麻酔科医は、AKI を起こさないような周術期管理を目指す必要があります。しかし、非常に数多くの AKI に関する臨床・基礎研究が行われているにもかかわらず、AKI の予防や治療に特異的、かつ高いエビデンスレベルをもって有効であると証明されたものは、残念ながら現時点ではありません。一方で、興味深い新しい報告も出てきています。本稿では、2018 年 9 月現在での情報をもとに話を進めます。しかし、これ以降に本稿で述べることを覆すものが出てくる可能性もありますので、そのことを念頭に置いたうえで読み進めてください。

まず、AKI について復習しておきましょう。AKI とは、急激な腎機能低下に対して、血清クレアチニン（creatinine：Cr）と尿量を用いた診断基準で定義される症候群であり、幅広い疾患スペクトラムを有します。AKI の早期診断による早期介入の実現を目指して、これまでに国際的な統一された診断基準が 3 つ提唱されてきました。2004 年の RIFLE（Risk・Injury・Failure・Loss・End Stage Renal Disease）基準、2007 年の AKIN（the Acute Kidney Injury Network）基準、そして 2012 年の KDIGO（Kidney Disease Improving Global Outcomes）基準です。2016 年に日本腎臓学会など 5 学会が合同作成した "AKI（急性腎障害）診療ガイドライン 2016"[1]（以下、ガイドライン 2016 と記載）では "生命予後予測能観点から RIFLE、AKIN 基準と比較し、KDIGO 基準が有用と考えられる" と述べられています。したがって、これから臨床・研究を行ううえでは、KDIGO 基準（**表**）をもとに進めていくのがよいでしょう。一方で、私たちは、これまで出版された論文を読み進めるうえでは、AKI の診断がどの基準を用いて述べられているものなのかを常に見ておく必要があります。

では、AKI を予防するためにはどのような周術期管理を行えばよいのでしょうか？ 上記のとおり、高いエビデンスレベルを持って証明されたものはありません。薬剤に関しては、ガイドライン 2016[1]では、これまで経験的に使用されてきた低用量ドパミン、ループ利尿薬、マンニトールについては予防目的のために使用しないことが推奨されています。また、低用量心房性ナトリウム利尿ペプチドに関しては、ガイドライン作成時点で AKI の治療と予防に関する有用性を示すエビデンスは不十分であるとされています。

では、術中尿量はどうでしょうか？ "術中尿量は 0.5 ml/kg/hr 以上を保つように輸液を行う" というのが標準的なやり方として広く知られています。この考え方は、1950 年代に出てきたものです。しかし、この考え

表　KDIGO 診断基準による AKI 病期

病期	血清クレアチニン（Cr）	尿量
1	基礎値の 1.5-1.9 倍 または ≧ 0.3 mg/dl の増加	＜0.5 ml/kg/hr（6-12 時間持続）
2	基礎値の 2.0-2.9 倍	＜0.5 ml/kg/hr（12 時間以上持続）
3	基礎値の 3 倍 または ≧ 4.0 mg/dl の増加 または 腎代替療法開始 または 18 歳未満の患者では eGFR＜35 ml/min/1.73 m^2 の低下	＜0.3 ml/kg/hr（24 時間以上持続） または 無尿（12 時間以上持続）

eGFR：estimate glomerular filtration rate（推定糸球体濾過量）
AKI は、血清 Cr 値が ≧ 0.3 mg/dl 上昇は 48 時間以内に、基礎 Cr より ≧ 1.5 倍の増加は 7 日以内に判断する。

の妥当性を検討した研究は少なく、最近になってようやく改められようとしているところです。

Mizota ら[2]は、後ろ向きコホート研究において、腹部大手術を受けた 3,560 名（末期腎不全患者は除外）の術中尿量と術後 AKI（KDIGO 基準で診断）の発生との関係を調査しました。そして、術中尿量が 0.3 ml/kg/hr 未満の患者では、AKI リスクが 2.7 倍に増大することを示しました〔調整オッズ比 2.65、95％信頼区間（confidence interval：CI）1.77-3.97、P＜0.001、図〕。なお、研究集団における AKI 発生率は 6.3％でした。

Puckett ら[3]は、結腸切除術を受ける AKI 発症リスクの低い 40 名を対象として、低尿量許容（L）群（n＝23、最小尿量 0.2 ml/kg/hr）と通常管理（S）群（n＝17、同 0.5 ml/kg/hr）に分けて検討しました。すると、L 群では S 群と比較して、腎障害バイオマーカーである尿中 NGAL（neutrophil gelatinase-associated lipocalin）、および腎機

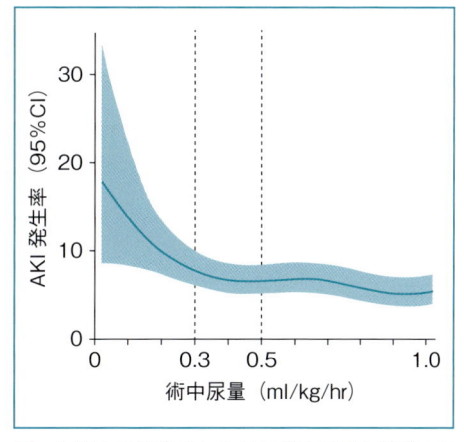

図　腹部大手術患者における術中尿量と術後 AKI 発生率の関係
（Mizota T, et al. Intraoperative oliguria predicts acute kidney injury after major abdominal surgery. Br J Anaesth 2017; 119: 1127-34 より改変引用）

能の指標である血清シスタチン C、Cr、糸球体濾過量（GFR）のそれぞれの値において、非劣勢であることが示されました。また、麻酔導入から術 2 日後の朝までの総輸液量

は、L 群は 3,170 ml（95%CI 2,380-3,960）であり、S 群の 5,490ml（95%CI 4,570-6,410）と比較して有意に少ない結果（P<0.001）となりました。

これらの研究結果からいえることは、どうやら術中尿量を 0.5 ml/kg/hr 以上に保つことだけのために輸液を投与することの意義は少ない、ということです。しかしながら、0.3 ml/kg/hr 未満の乏尿では AKI リスクは上昇しますので、この値以上に保つ周術期管理が求められるでしょうし、この値が今後の指標の一つとなってくるでしょう。予防投与が推奨される薬物がないことから、適切な輸液と血圧管理というような抽象的な目標しか現在は挙げられないのかもしれません。加えて、これらの研究では、もともと腎機能が悪い患者に対しての検討は不十分です。さらに、術中乏尿の要因は腎前負荷の低下のみが原因ではなく、抗利尿ホルモンを含む侵襲に対するストレス反応、侵襲の大きさ、術前合併症などの患者背景によっても大きく変わってきますので、一律に語ることはできません

ので注意が必要です。

そのほかの AKI 予防法に関しては、低血圧を避ける、高血糖を避ける、生理食塩液の大量投与を避ける、輸血を避ける、アンギオテンシン変換酵素阻害薬やアンギオテンシン II 受容体拮抗薬を中止しない、などの有用性が報告されています。

周術期に AKI を起こさないテーラーメイド的な管理が可能となるように、さらなる研究に期待したいと思います。

● —— 文　献 —— ●

1) AKI（急性腎障害）診療ガイドライン 2016：https://cdn.jsn.or.jp/guideline/pdf/419-533.pdf （参照 2018 年 9 月）
2) Mizota T, et al. Intraoperative oliguria predicts acute kidney injury after major abdominal surgery. Br J Anaesth 2017: 119: 1127-34.
3) Puckett JR, et al. Low versus standard urine output targets in patients undergoing major abdominal surgery: A randomized noninferiority trial. Ann Surg 2017; 265: 874-81.

（辛島　裕士）

82 ランジオロールは良さも短時間？

➡ 〜投与終了後も良い影響があるなら素晴らしいですね〜

(Sakamoto A, et al. Adv Ther 2014；31：440-50)

❿項でβ遮断薬について歴史を振り返りましたね。β遮断薬によるアウトカム改善は明らかですが、経口薬の報告が多く、今回取り上げる注射薬であるランジオロールはいかがでしょうか？　2002年の承認時の適用は手術中の頻脈性不整脈でしたが、2006年に手術後の頻脈性不整脈、2013年に手術と無関係に低心機能症例の頻脈性不整脈も追加承認され、大きな期待が寄せられます。ランジオロールは、血中半減期4分と非常に短く、速効性と調節性に優れ、血圧低下が少ないため循環変動の大きい周術期患者や重症患者に有効と報告されています。本邦多施設共同研究 JL-KNIGHT study において、ランジオロールはジルチアゼムより開心術後心房細動（postoperative atrial fibrillation：POAF）を有意に洞調律へ復帰させ、血圧低下が少なかったことが報告され、本邦多施設共同研究 J-Land study においてジゴキシンより低心機能患者の頻脈性不整脈を有意に徐拍化させ、血圧低下が少なかったことが報告されました。ランジオロールの心拍数低下作用の速効性、確実性、安全性が分かりますね。

さて、ランジオロールは半減期が短いために速効性を有し、徐脈や低血圧など副作用出現時も投与を中止すれば、すぐに効果が消失するのでした。それでは、ランジオロールの利点は、投与中のみに発揮され、投与終了後の利点は存在しないのでしょうか。

POAF になると脳梗塞、心不全、腎不全、気管切開、感染が増加し、ICU 滞在期間・入院期間の延長や医療費の増加につながるので予防が大切と考えられています。特に開心術後は 30-60％と高率に発症しやすいため、さまざまな予防法が模索されてきました。2009年におけるランジオロールを短期間投与されたオンポンプ冠動脈バイパス手術患者の POAF 発症率が低いという後ろ向き研究の報告[1]を口切りに、より質の高い前向き研究が盛んに行われ、オフポンプ冠動脈バイパス手術、弁膜症手術においてもランジオロールの POAF 予防効果が確認されたのです。ここで、既存6つの前向き無作為比較試験をメタ解析した Sakamoto ら[2]の研究を紹介します（図1）。合計患者数は 560名で、ランジオロール投与期間は研究によって多少の違いはあるものの、術中または術後に開始して術後3日以内に投与が終了されました。ランジオロール投与群では、対照群より開心術後7日以内の POAF 発生率が有意に少ないことが示されました〔39/302（12.9％）vs. 94/258（36.4％）、オッズ比 0.26；95％信頼区間 0.17-0.40〕。

このように術中から術後短期間のランジオロール投与によって、心臓手術における POAF 予防効果がもたらされるということが確立されました。さて、2016年になると、ランジオロールの POAF 予防効果は、肺手術においても報告され始め、同時期に2つの論文が発表されました。

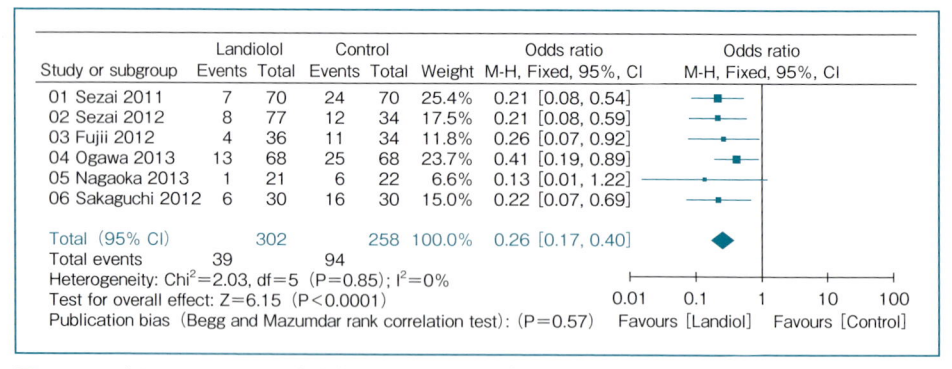

Study or subgroup	Landiolol Events	Total	Control Events	Total	Weight	Odds ratio M-H, Fixed, 95%, CI	Odds ratio M-H, Fixed, 95%, CI
01 Sezai 2011	7	70	24	70	25.4%	0.21 [0.08, 0.54]	
02 Sezai 2012	8	77	12	34	17.5%	0.21 [0.08, 0.59]	
03 Fujii 2012	4	36	11	34	11.8%	0.26 [0.07, 0.92]	
04 Ogawa 2013	13	68	25	68	23.7%	0.41 [0.19, 0.89]	
05 Nagaoka 2013	1	21	6	22	6.6%	0.13 [0.01, 1.22]	
06 Sakaguchi 2012	6	30	16	30	15.0%	0.22 [0.07, 0.69]	
Total (95% CI)		302		258	100.0%	0.26 [0.17, 0.40]	
Total events	39		94				

Heterogeneity: Chi^2=2.03, df=5 (P=0.85); I^2=0%
Test for overall effect: Z=6.15 (P<0.0001)
Publication bias (Begg and Mazumdar rank correlation test): (P=0.57)　Favours [Landiol]　Favours [Control]

図1 ランジオロールによる開心術後心房細動（POAF）予防に関するメタ解析
（Sakamoto A, et al. Perioperative landiolol administration reduces atrial fibrillation after cardiac surgery: A meta-analysis of randomized controlled trials. Adv Ther 2014; 31: 440-50 より改変引用）

　Aoyama ら[3]は、50 名の肺手術患者を対象に麻酔中のみランジオロールを投与した群と対照群とに割り付け、術後 7 日以内の POAF 発生率を比較しましたが、有意差を認めませんでした〔5/25（20%）vs. 4/25（16%）、P=0.81（log-rank test）、**図2**〕。

　対する Yagi ら[4]の報告は、45 名の肺手術患者を対象に麻酔中のみランジオロールを投与した群と対照群とで、術後 3 日以内の POAF 発生率を比較し、ランジオロール群で有意に少ない発生率を示すものでした〔1/22（4.5%）vs. 6/21（28.6%）、P=0.03〕。

　相反する結果ではありますが、Aoyama らの研究も術後 3 日目くらいまでなら、POAF の発生率を下げている可能性も図からはうかがえます。いずれにせよ、開心術ほど発生率の高くない肺手術においても、術中のみの短時間投与でも術後数日間の AF 発生率を抑制する効果がありそうであることが示され、今後に期待が寄せられます。同様に 2017 年には、食道手術で同様の研究が報告されました。Ojima ら[5]によると、100 名の食道手術患者を対象に、術翌日から 3 日間

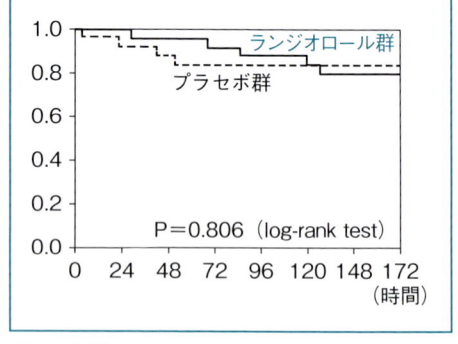

図2 各群における肺手術後心房細動（POAF）非発生率の推移
（Aoyama H, et al. Landiolol infusion during general anesthesia does not prevent postoperative atrial fibrillation in patients undergoing lung resection. Gen Thorac Cardiovasc Surg 2016; 64: 735-41 より改変引用）

ランジオロール投与群と対照群とで術後 7 日以内の POAF 発生率を比較し、ランジオロール群で有意に少ない発生率を示しました〔5/50（10%）vs. 15/50（30%）、P=0.012〕。

　開心術で証明されたランジオロールの POAF 予防効果は、肺・食道手術でも同様の効果が報告され始め、その効果が作用時間よ

りも明らかに長いことが報告されています。どうやら周術期のもっとも不安定な時期にランジオロールを投与することによって、交感神経系抑制、抗炎症、抗虚血再灌流、リモデリング抑制効果がもたらされ、不整脈抑制につながると考えられているようです。"良さは短時間ではない"ことが分かり、安心しました。

─── 文　献 ───

1）Fujiwara H, et al. Effect of low-dose landiolol, an ultrashort-acting beta-blocker, on postoperative atrial fibrillation after CABG surgery. Gen Thorac Cardiovasc Surg 2009; 57: 132−7.
2）Sakamoto A, et al. Perioperative landiolol administration reduces atrial fibrillation after cardiac surgery: A meta-analysis of randomized controlled trials. Adv Ther 2014; 31: 440−50.
3）Aoyama H, et al. Landiolol infusion during general anesthesia does not prevent postoperative atrial fibrillation in patients undergoing lung resection. Gen Thorac Cardiovasc Surg 2016; 64: 735−41.
4）Yagi K, et al. Perioperative landiolol infusion reduces the incidence of atrial fibrillation after pulmonary lobectomy: Postoperative randomized controlled study. Open J Anesth 2016; 6: 119−23.
5）Ojima T, et al. Randomized clinical trial of landiolod hydrochloride for the prevention of atrial fibrillation and postoperative complications after oesophagectomy for cancer. Br J Surg 2017; 104: 1003−9.

（鷹架 健一、国沢 卓之）

83 ヘパリンブリッジは有効か？

➡ 〜そもそも抗凝固薬と抗血小板薬がありますよね〜

(Douketis JD, et al. N Engl J Med 2015 ; 373 : 823-33)

[1] ヘパリンブリッジ

抗凝固薬を内服している患者や心血管イベント発生のリスクが高い抗血小板薬内服患者に対して、術前の血栓予防を目的としたヘパリンによる抗凝固ブリッジ療法が慣習的に行われてきました。これは抗凝固薬中止に伴う血栓リスクを回避するために、半減期の短いヘパリンでつなぐことを目的とし、ガイドライン[1]にも記載されています。しかし近年、ヘパリンブリッジを行わなくとも抗血栓作用は変わらないばかりか、出血が増えてしまう事実が報告され始めています[2]。

[2] 抗凝固薬と抗血小板薬とは？

そもそも血栓症とは、本来血液が凝固するべきでない部位において凝血塊が生じ、血流が途絶した病態です。血栓は、動脈系の速い血流にできる場合と、静脈系の遅い血流にできる場合で成因が異なります。動脈系においては、速い血流の中でフォンウィルブランド因子に血小板が付着した血小板由来の血栓となる心筋梗塞や脳梗塞などが代表例です。一方、静脈系においては、停滞した血液中のフィブリンが主体となってフィブリン血栓を形成し、深部静脈血栓症や心房細動に伴う心原性塞栓症などを発症します。そのため、動脈系血栓には抗血小板薬を、静脈系血栓には抗凝固薬を使用することが一般的となりました。ただし、これらの使い分けは、あくまで基本的な考え方となりますので、合併疾患や個々の病態に応じて異なり、抗凝固薬と抗血小板薬を併用している患者も増えてきています。

[3] 手術を前にこうした薬剤の中止は危険な血栓症を引き起こすと考えられてきました──本当にそうなのでしょうか？

文献 2 では、慢性心房細動によってワルファリンを内服し、プロトロンビン時間国際標準化比（prothrombin time-international normalized ratio : PT-INR）が 2.0-3.0 の指摘範囲内に管理されている 18 歳以上の患者において、侵襲的処置のためワルファリンを中止する患者を対象とし、ヘパリンブリッジの有効性を調べました。ブリッジには低分子ヘパリン（ダルテパリン 100 IU/kg を 2 回/日）を使用し 5 日前にワルファリンを中止、手術の 3 日前から 24 時間前まで低分子ヘパリンもしくはプラセボを投与しています。ただし、機械弁装着、最近の血栓症や大出血の既往や血小板低下、心臓・脳・脊髄などの手術部位や高リスクの処置を除いています。

手術当日の夕方もしくは翌日からワルファリンの投与を再開したうえで、低分子ヘパリンもしくはプラセボを投与しています。ヘパリンの再開は、小手術で術後 12-24 時間、大手術で術後 48-72 時間とし、PT-INR＞2 になるまで投薬されました。

結果として、動脈血栓塞栓症の発生におい

表1　血栓リスク分類

リスク分類	機械弁	抗凝固の適用 心房細動	深部静脈血栓
高	僧帽弁機械弁 大動脈弁機械弁 CVA/TIA（6カ月以内）	$CHADS_2$ スコア 5-6 CVA/TIA（3カ月以内） リウマチ性弁疾患	VTE（3カ月以内） 重度の血栓素因*
中	大動脈弁機械弁とほか のリスク因子**合併	$CHADS_2$ スコア 3-4	VTE（3-12カ月以内） 中等度以下の血栓素因* 再発 VTE 活動性のあるがん
低	ほかのリスク**のない 大動脈弁機械弁	$CHADS_2$ スコア 2、もしく は CVA/TIA の既往なし	VTE（12カ月以前）、かつ ほかのリスク因子がない

＊：プロテイン C・S 欠損症、抗リン脂質抗体症候群、アンチトロンビンⅢ欠乏症、＊＊：CVA リスク因子：心房細動、CVA/TIA の既往、高血圧、糖尿病、75 歳以上の高齢者
$CHADS_2$：慢性心不全、高血圧、75 歳以上、糖尿病、脳血栓塞栓症、CVA: cerebrovascular accident, TIA: transient ischemic attack, VTE: venous thromboembolism
(Douketis JD, et al. Perioperative management of antithrombotic therapy: Antithrombotic therapy and prevention of thrombosis, 9th ed: American College of Chest Physicians evidence-based clinical practice guide-lines. Chest 2012; 141: e326S-50S より改変引用)

て、非ブリッジ群〔4/918（0.4％）〕のブリッジ群〔3/895（0.3％）〕に対する非劣性が証明されました（P＝0.01）。また、大出血イベントにおいても、ブリッジ群 29/895（3.2％）に対して非ブリッジ群 12/918（1.3％）と、有意に少ない結果が示されました（P＝0.005）。

[4] この結果を受け、ヘパリンブリッジは不要としてよいのでしょうか？

上記の論文では、以下のような疑問点が残ります。
- 塞栓症リスクが高い患者がほとんどいない。
- $CHADS_2$ スコアが低い（半数以上が 2 点以下）。
- 塞栓症リスクが高い手術が除外されている。
- 両群とも 60％ の患者で周術期のアスピリ

ン内服を継続しているため、抗凝固薬と抗血小板薬の併用による影響を受けた。

いくつかの批判的な吟味が必要ですが、どうやら周術期の血栓リスクが低い患者に対するヘパリンブリッジは、出血を増やすという観点から不要と考えられます。

[5] 一方、塞栓症のリスクが高い患者に対するヘパリンブリッジは不要なのでしょうか？

ヘパリンブリッジは、血栓リスクと出血リスクを考慮し個々人に合わせて決める必要があると考えられます。一般的な周術期における血栓症のリスク分類と、出血のリスク分類は、**表1** および **表2** のようになります。

《まとめ》

ここまでの内容をまとめると、**図**のようになります。出血のリスクが低い場合は、抗凝

表 2　手術・処置の出血リスク分類

大手術⇒出血リスク高	小手術⇒出血リスク低
腹腔内手術	消化管内視鏡検査
胸腔内手術	心臓カテーテル検査・治療
整形外科手術	歯科手術・処置
末梢動脈手術	皮膚科手術・処置
泌尿器科手術	白内障・眼科手術
ペースメーカ、除細動器植え込み術	1 時間以内の手術・処置
大腸ポリープ切除	
腎・前立腺生検	
1 時間以上の手術・処置	

(Spyropoulos AC, et al. How I treat anticoagulated patients undergoing an elective procedure or surgery. Blood 2012; 120: 2954–62 より改変引用)

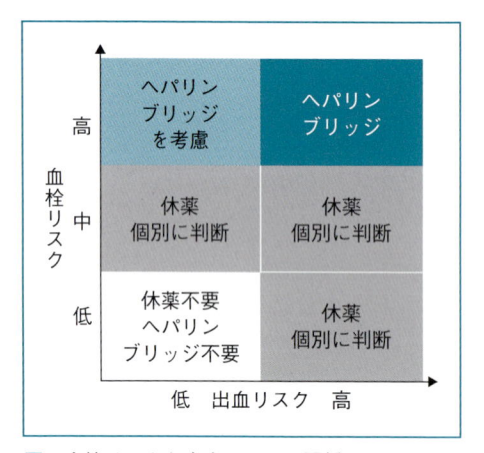

図　血栓リスクと出血リスクの関係

固療法を中止する必要はありません。出血リスクが低くても高い血栓リスクを有する場合には、ヘパリンブリッジを考慮する必要があります。ただし、血栓リスクが低い場合には、ブリッジする必要はありません。中等度のリスクを有する場合には、個別に対応する必要があります。

日本における患者の血栓リスクと手術・処置の出血リスクを層別化したガイドラインの必要性とともに、新たな抗凝固薬や抗血小板薬内服併用患者への対応が必要となりそうですね。

── 文　献 ──

1) 2008 年度合同研究班報告．循環器疾患における抗凝固・抗血小板療法に関するガイドライン（2009 改訂版）．2009.
2) Douketis JD, Perioperative bridging anticoagulation in patients with atrial fibrillation. N Engl J Med 2015; 373: 823–33.
3) Douketis JD, et al. Perioperative management of antithrombotic therapy: Antithrombotic therapy and prevention of thrombosis, 9th ed: American College of Chest Physicians evidence-based clinical practice guide-lines. Chest 2012; 141: e326S–50S.
4) Spyropoulos AC, et al. How I treat anticoagulated patients undergoing an elective procedure or surgery. Blood 2012; 120: 2954–62.

（杉浦　孝広）

血栓・抗凝固

84 アスピリン継続は安心・安全
➡ ～あれれ、脊髄くも膜下麻酔をしても よかったのでは？～

(Gogarten W, et al. Eur J Anaesthesiol 2010 ; 27 : 999-1015／Vela Vasquez RS, et al. Br J Anaesth 2015 ; 115 : 688-98)

[1] アスピリンと脊髄くも膜下麻酔

　2010 に発表されたガイドライン[1]では、単剤で処方されている場合は、アスピリンの内服は脊髄くも膜下麻酔の禁忌とはされていませんでした。しかし、脊髄くも膜下麻酔における血腫は 1/220,000 症例とまれな合併症である一方、発生すると大きな傷跡を残してしまいます。近年、この合併症が増加傾向であるとされています[2]。今まで、アスピリンの内服は脊髄くも膜下麻酔の施行に影響を及ぼさない、とされていましたが本当なのでしょうか？

[2] 日本のガイドライン

　日本でも区域麻酔学会から抗凝固・抗血小板薬の日本版ガイドライン[3]が出されています。このガイドラインでは、アスピリン内服中の脊髄くも膜下麻酔は禁忌でないとされています。ただし、リスク分類を行い、その分類に応じた休薬期間が必要です。高リスク群で 7 日、中リスク群ではブロック手技により症例ごとに決定します。

[3] どのような場合には休薬が必要なのでしょうか？

　高リスクとは、血小板低下や出血性素因を有する患者とされています。具体的には、血小板数が 5 万/μl 未満での脊髄くも膜下麻酔は推奨されていません。また、出血傾向のエピソード、重度の肝機能障害、肝硬変、慢性腎臓病、重症の大動脈弁狭窄症などを有する患者は、高出血リスク群であることから出血素因として取り扱います。加えて、先天性または後天性の凝固異常かが疑われ、活性化部分トロンボプラスチン時間（activated partial thromboplastin time : APTT）やプロトロンビン時間国際標準化比（prothrombin time-international normalized ratio : PT-INR）などの凝固検査に異常値を認める場合には、高リスク群や中リスク群へのブロック手技を行わないことが推奨されています.

[4] アスピリンについて少し復習しましょう！

　アスピリンは、シクロオキシゲナーゼ（cyclooxygenase : COX)-1 の不可逆的なアセチル化によって血小板凝集を抑制します。強力な血小板凝集作用を有するトロンボキサン（tromboxane : TXA)2 を阻害します。血小板は脱核体であるため、血小板が置換されるまでの 7-10 日間は作用が持続します。巨核球もアスピリンによる影響を受けますが、12 時間以内に COX-1 を再生できます。一方、COX-2 の阻害はプロスタサイクリンの阻害によって抗血栓効果を減弱します。これをアスピリンジレンマといいましたね。

　一般的に低用量アスピリンとは 75-325 mg/day、高用量アスピリンは 500 mg 以上のものを示し、その目的に応じて使用されますが、低用量は主に COX-1 を、高用量は COX-2 も阻害すると考えられています。

表1　アスピリンの休薬期間

薬剤	血小板機能の抑制機序	半減期	休薬期間		
			高リスク	中リスク	低リスク
アスピリン	TXA_2 阻害	2 h	7d（5d）	To be discussed	なし

不可逆な阻害であるため半減期は関係しない。また、冠動脈ステント留置患者や血栓塞栓症の二次予防などの理由で服用している場合には、5日間程度の短い休薬期間も考慮される。中リスク群の手技においては症例ごとに決定する。

表2　区域麻酔、神経ブロック手技に際する出血リスク分類

高リスク	中リスク	低リスク
血小板数低下時における硬膜外麻酔	硬膜外麻酔	体表面の神経ブロック
出血性素因を有する患者への硬膜外麻酔	脊髄くも膜下麻酔	
血小板数低下時における脊髄くも膜下麻酔	深部神経ブロック	
出血性素因を有する患者への脊髄くも膜下麻酔	血小板数低下時における体表面の神経ブロック	
出血性素因を有する患者への深部神経ブロック	出血性素因を有する患者への体表面の神経ブロック	

（日本ペインクリニック学会・日本麻酔科学会・日本区域麻酔学会合同ワーキンググループ．抗血栓療法中の区域麻酔・神経ブロックガイドライン．2016 より引用）

実は、高用量アスピリンが血栓傾向を作り出す十分な根拠はまだ示されていません。ただし、以下の3つの理由から、そのように考えられています。

❶ COX-2 選択性の高い、もしくは高用量の非ステロイド性抗炎症薬（NSAIDs）によって血栓性の血管イベントが増加すること。

❷血小板の活性化や血栓症の感受性を増加させることがマウスによる実験で示されていること。

❸メタ解析を比較した少数の無作為化比較試験によって観察されていること。

覚えておくべきことは、COX-1 を阻害する、すなわち抗血小板作用を有するアスピリンの量は低用量で十分だということです。

《まとめ》

アスピリンは"低用量であれば安全"でないということは上述のとおりです。血腫の発生は、永続的な神経障害へつながります。下肢の筋力低下、感覚障害や膀胱直腸障害が出現した場合には、一刻も早く外科的処置を必要とする場合があります。異常所見は絶対に見逃さないようにしましょう！

——— ● 文　献 ● ———

1) Gogarten W, et al. Regional anaesthesia and antithrombotic agents: Recommendations of the European society of anaesthesiology. Eur J Anaesthesiol 2010; 27: 999-1015.

2) Vela Vasquez RS, et al. Aspirin and spinal haematoma after neuraxial anaesthesia: Myth or reality? Br J Anaesth 2015; 115: 688-98.

3) 日本ペインクリニック学会・日本麻酔科学会・日本区域麻酔学会合同ワーキンググループ．抗血栓療法中の区域麻酔・神経ブロックガイドライン．2016.

（杉浦　孝広）

85 NOAC・DOAC、さあ大変

➡ ～穿刺・抜去・再開……たくさん覚えなくては～

(Levy JH, et al. Anesthesiology 2013 ; 118 : 1466-74)

[1] NOAC・DOAC とは？

ワルファリンは、長い間、唯一の経口抗凝固薬として、心房細動や静脈性の血栓症に対して使用されてきました。2011 年以降、トロンビンを阻害するダビガトラン、Ⅹa 阻害のリバーロキサバン、アピキサバン、エドキサバンなどの新薬が登場しました。これらは、新規経口抗凝固薬（novel oral anticoagulants : NOAC）と呼ばれましたが、現在では直接経口抗凝固薬（direct oral anticoagulants : DOAC）という新名称への変更が国際血栓止血学会より提唱[1]されています。

ワルファリンの内服は、食物や併用薬の相互作用に対する制限が多かった一方、DOAC は服薬後速やかに安定した効果を発揮し、頭蓋内出血が少ないといった利点から広く使用されるようになってきました。

[2] 各薬剤について

トロンビンを阻害するダビガトランは、生体内利用率が低く大部分が腎臓を介して排出されるため、腎障害がある場合には注意が必要といわれています。

Ⅹa 阻害薬は、リバーロキサバン、アピキサバン、エドキサバンの 3 剤が発売されており、エドキサバンは唯一、深部静脈血栓症に対して承認を得ているため、術後に使用される機会が多く、麻酔科医が目にする機会も多いのではないでしょうか。また、DOAC の中で唯一の特異的中和剤（アンデキサネッ

ト）が存在します。

[3] DOAC を内服している患者が手術を受ける場合

前項❽❹でも話しましたが、DOAC を内服している患者が手術を受ける場合には、どうしたらよいのでしょう？

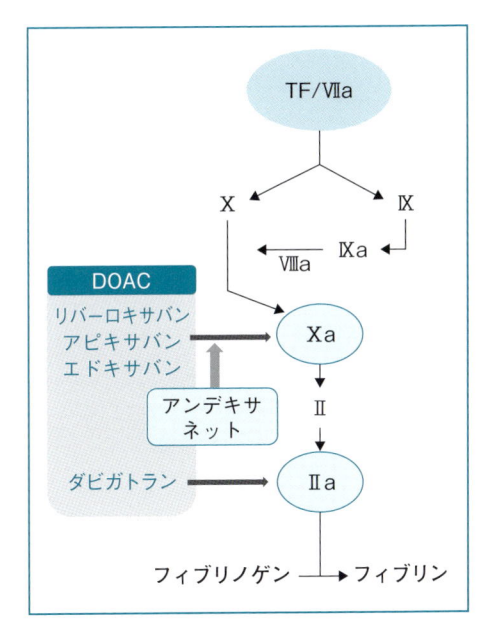

図　DOAC と効果部位

凝固カスケードの中で第Ⅱa 因子（トロンビン）と第Ⅹa 因子を阻害し抗凝固作用を発揮する。一方、アンデキサネットはⅩa 阻害薬を拮抗する。

(Levy JH, et al. Managing new oral anticoagulants in the perioperative and intensive care unit setting. Anesthesiology 2013; 118: 1466-74 より改変引用)

表1　各DOACと血液凝固検査値

検査項目	治療域に対する薬剤血中濃度	ダビガトラン	リバーロキサバン	アピキサバン	エドキサバン
APTT					
	以下	正常 or 延長[A]	正常	正常	正常
	適性範囲内	延長	正常 or 延長[B]	正常 or 延長[B]	正常
	以上	延長	正常 or 延長[B]	延長	正常 or 延長[C]
PT-INR					
	以下	正常	正常	正常	正常
	適性範囲内	正常 or 延長[D]	正常 or 延長	正常 or 延長[E]	正常 or 延長[F]
	以上	正常 or 延長[D]	正常 or 延長	正常 or 延長[E]	正常 or 延長[F]

[A]：低濃度（<70 ng/ml）では正常範囲内、[B]：100 ng/ml 以上では正常範囲内、[C]：APTT を2倍に延長させるには 300-600 ng/ml が必要、[D]：高濃度（100-400 ng/ml）で正常範囲内を示す、[E]：50 ng/ml まで正常範囲内を示す、[F]：低い治療域では低感度、PT を2倍に延長するには 163-406 ng/ml が必要（Samuelson BT, et al. Laboratory assessment of the anticoagulant activity of direct oral anticoagulants. A systematic review. Chest 2017; 151: 127-38 より改変引用）

表2　各DOACと推奨される休薬もしくは再開までの時間

薬剤	半減期	休薬期間	再開までの時間
ダビガトラン	12-17 h 28 h（腎障害あり）	4d 5-6d	24 h
リバーロキサバン	9-13 h	65 h（3d）	24 h
アピキサバン	15.2 ± 8.5 h	75 h（3d）	24 h
エドキサバン	9-14 h	70 h（3d）	24 h

〔Narouze S, et al. Interventional spine and pain procedures in patients on antiplatelet and anticoagulant medications（second edition）: Guidelines from the American Society of Regional Anesthesia and Pain Medicine, the European Society of Regional Anaesthesia and Pain Therapy, the American Academy of Pain Medicine, the International Neuromodulation Society, the North American Neuromodulation Society, and the World Institute of Pain. Reg Anesth Pain Med 2018; 43: 225-62 より改変引用〕

　ワルファリンは、プロトロンビン時間国際標準化比（prothrombin time-international normalized ratio：PT-INR）をモニタリングすることで治療効果を評価していますが、DOAC はモニタリングが不要とされています。しかし、本当に必要十分な投与量と効果が得られているのでしょうか？　また、手術に際して、どのくらいの休薬期間を設けたらよいのでしょうか？　その評価は？

　各 DOAC における血液凝固検査データは表1のようになります。一般的な検査項目である活性化部分トロンボプラスチン時間（activated partial thromboplastin time：APTT）と PT-INR のみを記載しました。緊急手術時には、トロンビン阻害薬では APTT を、Ⅹa 阻害薬は PT-INR がスクリーニングの目安になると考えられますが、明確な目標値を設定することはできません。そのた

め、薬剤の半減期を基にした休薬期間の目安が示されています。

[4] 休薬期間

Levy ら[2]は、硬膜外カテーテルを挿入してから抗凝固薬の内服再開までは 4-6 時間の間隔を空けること、抗凝固薬を内服したのち 22-30 時間はカテーテルの抜去を行わないこと、カテーテルの抜去後 4-6 時間は抗凝固薬を内服しないことを推奨しています（DOAC 別の詳細は ESRA® 推奨時間を参照）。

一方、2018 年に発表されたペインクリニック領域の手技に対する ESRA のガイドライン[4]では、硬膜外穿刺までの日数や、薬剤再開までの時間が**表 2** のとおりに示されました。

《まとめ》

DOAC に関する情報は、まだまだ改訂されていくと考えられます。より良い鎮痛を求めることは麻酔において重要なことですが、同時に重大な合併症を引き起こす可能性があることを理解し、患者の内服薬やその休薬期間が十分であることを確認するようにしましょう！

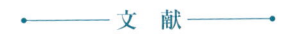

文　献

1) Barnes GD, et al. Recommendation on the no-menclature for oral anticoagulants: Communi-cation from the SSC of the ISTH. J Thromb Haemost 2015; 13: 1154-6.
2) Levy JH, et al. Managing new oral anticoagu-lants in the perioperative and intensive care unit setting. Anesthesiology 2013; 118: 1466-74.
3) Samuelson BT, et al. Laboratory assessment of the anticoagulant activity of direct oral anti-coagulants. A systematic review. Chest 2017; 151: 127-38.
4) Narouze S, et al. Interventional spine and pain procedures in patients on antiplatelet and an-ticoagulant medications（second edition）: Guidelines from the American Society of Re-gional Anesthesia and Pain Medicine, the Eu-ropean Society of Regional Anaesthesia and Pain Therapy, the American Academy of Pain Medicine, the International Neuromodulation Society, the North American Neuromodula-tion Society, and the World Institute of Pain. Reg Anesth Pain Med 2018; 43: 225-62.

（杉浦　孝広）

索　引

数字・ギリシャ文字・英文

一歩進んだ麻酔管理
〜常識は常に真実か？〜 ＜検印省略＞

2019 年 5 月 1 日　第 1 版第 1 刷発行

定価（本体 6,500 円＋税）

編集者　国　沢　卓　之
発行者　今　井　　　良
発行所　克誠堂出版株式会社
〒 113-0033　東京都文京区本郷 3-23-5-202
電話　(03)3811-0995　振替 00180-0-196804
URL　http://www.kokuseido.co.jp
印刷　株式会社双文社印刷

ISBN978-4-7719-0516-0　C3047　¥6500E
Printed in Japan ©Takayuki Kunisawa, 2019